Nina Pfister

So klein,
und doch so stark

Tagebuch eines
viel zu früh geborenen Babys

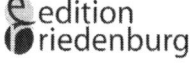

edition
riedenburg

Bibliografische Information der Deutschen Nationalbibliothek:
Die Deutsche Nationalbibliothek verzeichnet diese Publikation in der Deutschen Nationalbibliografie;
detaillierte bibliografische Daten sind im Internet über http://dnb.d-nb.de abrufbar.

Hinweis:

Die Ortsangaben sowie Namen – mit Ausnahme der Namen der Familie Pfister – sind fingiert. Übereinstimmungen mit lebenden oder toten Personen sind rein zufällig und nicht beabsichtigt.

Das persönliche Erleben und die schriftlichen Ausführungen der Autorin sind subjektiv. Das vorliegende Buch versteht sich nicht als medizinischer Ratgeber, die Autorin hat keine medizinischen Fachkenntnisse und berichtet über Begebenheiten, die sich in ihrer Erinnerung so zugetragen haben.

Alle Angaben erfolgen ohne Gewähr. Weder Autorin noch Verlag können für eventuelle Nachteile oder Schäden, die aus den im Buch vorliegenden Informationen resultieren, eine Haftung übernehmen. Befragen Sie im Zweifelsfall bitte Hebamme, Stillfachpersonal, Arzt oder Apotheker.

1. Auflage	November 2009
© 2009	edition riedenburg
Verlagsanschrift	Anton-Hochmuth-Straße 8, 5020 Salzburg, Österreich
Internet	www.editionriedenburg.at
E-Mail	verlag@editionriedenburg.at
Lektorat	Dr. Heike Wolter, Regensburg

Autorin und Verlag danken

• Hebamme Martina Eirich, Braunsbach, sowie Hebamme und Ärztin Anna Rockel-Loenhoff, Unna, für die aufmerksame Begleitung

• Frau Prof. Dr. Christina Kohlhauser-Vollmuth für das wertschätzende Vorwort

• Herrn Prof. Dr. med. Andreas Schulze für das differenzierte Nachwort

• Herrn Priv. Doz. Dr. med. Andreas W. Flemmer für die Abfassung des Glossars

Ninas Forenbeiträge sind im Buch *kursiv* gesetzt.
Wir danken den Forenbetreibern von www.9monate.de für die Erlaubnis, die Original-Beiträge von Nina im vorliegenden Buch abdrucken zu dürfen.

Wer sich direkt mit Nina Pfister in Verbindung setzen möchte, kann unter folgender E-Mail-Adresse Kontakt zu ihr aufnehmen: Nina.Pfister@editionriedenburg.at

Satz und Layout	edition riedenburg
Herstellung	Books on Demand GmbH, Norderstedt

ISBN 978-3-902647-22-1

Für Elias

~ Damit du dich immer daran erinnerst, wie stark du bist
und was du bereits in deinem Leben geleistet hast ~

. . . .

Ich möchte mich an dieser Stelle bedanken:

Bei Rudi, dem starken Mann an meiner Seite, meinem Fels in
der Brandung, der mich bedingungslos liebt, so wie ich bin.
Mit all meinen Ecken und Kanten. Ich bin stolz auf uns, wie
wir die schwere Zeit gemeinsam bewältigt haben, noch enger
zusammengerückt sind, anstatt uns voneinander zu entfernen.

Bei meinem großen Sohn Max, der trotz seiner jungen
Jahre so viel Geduld und Verständnis gezeigt hat. Der die
Gegebenheiten klaglos hingenommen und seinen kleinen
Bruder nie für die erduldeten Entbehrungen verantwortlich
gemacht hat, sondern ihn aufrichtig und von ganzem Herzen
liebt. Du bist der beste große Bruder auf der ganzen Welt.

Bei meiner Mutter, die uns in der harten Zeit immer treu
zur Seite gestanden und nach Leibeskräften unterstützt
hat. Die ihre eigenen Belange so lange hintenan gestellt hat
und immer für uns da war. Ohne deine Hilfe wäre unser
Schicksal noch um einiges schwerer zu ertragen gewesen. Ich
bin so froh, dass wir wieder zueinander gefunden haben!

Bei unseren Familien, Freunden und Bekannten, die immer an
Elias geglaubt und nie an ihm gezweifelt haben. Eure Zuversicht,
die Hoffnung und emotionale Unterstützung haben uns getragen.

Ich möchte mich auch bei all den anderen Frühcheneltern bedanken,
mit denen wir unsere Erfahrungen geteilt haben und es immer
noch tun. Zu wissen, dass man nicht alleine ist, hilft ungemein.

Und nicht zuletzt danke ich dem medizinischen Personal,
das Elias während der Zeit im Krankenhaus und auch nach
seiner Entlassung so wundervoll betreut und begleitet
hat. All die Ärzte, Schwestern und Therapeuten. Ohne
euch wäre Elias heute nicht dort, wo er jetzt ist!

Inhalt

Vorwort

Die Geschichte einer ganz normalen Familie. Der Traum vom zweiten Kind geht in Erfüllung – und wird zum Alptraum, als der kleine Elias „vier Tage vor der offiziellen Lebensfähigkeit in seiner kompletten Fruchtblase auf die Welt flutscht".

Ab diesem Zeitpunkt ist nichts mehr normal: nicht für die Familie und nicht für die Umwelt.

Die Autorin hat diese Situation mit der ihr eigenen Sensibilität und Sensitivität wahrgenommen, akzeptiert und mit bewundernswerter Kraft und Konsequenz durchkämpft, durchlitten und schreibend bewältigt. Wir können ihr zu ihrer anrührenden, stilistisch gelungenen, feinfühligen und authentischen Darstellung der wohl schwersten Wochen im Leben einer Mutter und ihrer jungen Familie nur gratulieren.

Damit könnten wir es bewenden lassen und diesem Buch viele Leser und Leserinnen, der Autorin und ihrer Familie viel Glück wünschen. Doch das wäre zu wenig und eine vertane Chance.

Nein! Dieses Buch hat uns mehr zu sagen, als über ein individuelles Einzelschicksal zu berichten.

Dieses Buch sollte ein Lehrbuch besonderer Art sein: Ein Lehrbuch für die „Profis": Ärzte, Schwestern, Berater. Gar nicht oft genug können sich alle, die mit „Frühchen" und deren Eltern zu tun haben, in deren Situation versetzen. Viele Äußerungen und Handlungen, die eingespielte Routine zu sein scheinen, wirken auf die Patienten und deren Angehörige oft bedrohlich – vielleicht gerade wegen der routinierten Professionalität der Ausführung. Dabei sind rein medizinisch-technische Erläuterungen alleine nicht immer hilfreich, wenn das Ziel erreicht werden soll, ein Gefühl der Solidarität zu vermitteln.

Im Mittelpunkt steht der kleine Patient, der viel zu früh um sein Leben kämpfen muss und diesen Kampf ohne seine Mutter, den Vater und die Familie nicht gewinnen kann. Ohne gegenseitiges Vertrauen und die gemeinsame Hoffnung auf einen guten Ausgang bleibt der kleine Patient im Kampf um sein Leben allein auf Apparate und seinen Willen angewiesen. Immer wieder hat uns die Autorin sehr eindrucksvoll dargestellt, wie Solidarität und Zuwendung sie motiviert und getragen haben.

Die zweite Gruppe, an die sich dieses „Lehrbuch" wendet, sind alle Menschen, die in einer solchen Situation sind, waren oder in ihrem Umfeld mit einem solchen Schicksal konfrontiert werden. Die „Außenstehenden" können erkennen, wie – meist gedankenlose – Äußerungen über das „sensationell" kleine Frühgeborene und die schlechte Prognose oder die ausgefeilte apparative Technik den Eltern Salz in die offene Wunde ihrer Nicht-Normalität reiben.

Die Betroffenen und deren Angehörige aber sollten die Botschaft der Hoffnung hören, die aus diesem Buch zu uns und den viel zu früh ins Leben „geflutschten" kleinen Menschen spricht: Nur gemeinsam, in gefühlter und gelebter Solidarität, werden wir es schaffen, dem zu früh begonnenen Leben eine Perspektive zu geben, die lebenswert ist.

Christina Kohlhauser-Vollmuth

Prof. Dr. med. Christina Kohlhauser-Vollmuth wurde in Leoben/Steiermark (Österreich) geboren. Studium der Humanmedizin und Promotion zum Dr. med. univ. in Wien, Ausbildung zur Fachärztin für Kinder-und Jugendheilkunde, Neonatologie und pädiatrische Intensivmedizin an der Universitätskinderklinik Wien.

Ab 1994 Aufbau und Leitung der Nachsorgeambulanz für Frühgeborene und ab 1997 Leitende Oberärztin des Perinatalzentrums.

Forschungsaufenthalt am Karolinska Institut in Stockholm und Habilitation zum Thema „Auswirkungen der perinatalen Asphyxie (Sauerstoffmangel um die Geburt) auf das kindliche Gehirn".

Seit 2002 Chefärztin der Kinderklinik am Mönchberg, Abteilung für Kinder- und Jugendmedizin der Missionsärztlichen Klinik Würzburg.

„Alles ist möglich, dem der da glaubt."
(Markus 9,23)
Taufspruch von Elias

Erinnerungen

Unser Sohn Elias kam viel zu früh, nach nur 23+3 Schwangerschaftswochen, zur Welt. Dieses Buch enthält meine ganz persönlichen, gesammelten Erinnerungen an die komplikationsreiche Schwangerschaft und die schwere Zeit nach der Geburt. Die Prognosen der Ärzte und des medizinischen Fachpersonals waren teilweise sehr entmutigend. Einige dieser Aussagen hallen noch heute in meinen Gedanken nach:

„Sie können genauso gut nach Hause gehen, denn wo dieses Kind zur Welt kommt, spielt keine Rolle, sterben wird es so oder so." (Ein Chefarzt der Gynäkologie, 22. Schwangerschaftswoche)

„Der Elias wird niemals selbstständig ohne Sauerstoff atmen können." (Eine Krankenschwester)

„Das muss jetzt nicht zwangsläufig heißen, dass er vollständig taub ist, aber ..." (Ein Oberarzt)

Andere Gespräche wiederum habe ich noch sinngemäß in Erinnerung:

... Wenn Ihr Kind überhaupt überlebt, dann nur mit an Sicherheit grenzender Wahrscheinlichkeit mit schweren, bleibenden Schäden. ...

... Elias kann die Darm-OP nicht überleben, er ist zu klein, zu schwach, und wenn doch, dann mit über 90%iger Wahrscheinlichkeit mit einem Stoma. ...

... Nach über neun Wochen Vollbeatmung wird er an den Augen operiert werden müssen. ...

... Er wird Defizite in der Entwicklung haben, sowohl motorisch als auch neurologisch. ...

Elias ist heute 18 Monate alt und hat sich gegen viele Statistiken durchgesetzt. Nichts von dem oben Erwähnten hat sich bewahrheitet.

Ich weiß, dass eine so positive Entwicklung nicht selbstverständlich ist. Wir sind dem Schicksal und dem heutigen Stand der Technik unglaublich dankbar und wissen um das Glück, welches uns und Elias widerfahren ist.

Leider erleben längst nicht alle Kinder, die viel zu früh ins Leben starten, einen ähnlich guten Verlauf. Ich denke oft an all die Sternenkinder, die Kinder mit Behinderungen und ihre Familien.

Gemeinsam mit meinen Kindern habe ich für sie eine Kerze gebastelt, die ich abends anzünde und ans Fenster stelle, damit sie sehen können, dass wir in Gedanken bei ihnen sind. Und damit ich mich daran erinnere, dass dies auch unser Schicksal hätte sein können.

Schwarz auf weiß

5. Schwangerschaftswoche

Bereits seit vier Monaten wünschen wir uns sehnlich ein Baby. Deswegen habe ich die Pille abgesetzt und wir haben uns jeden Monat um den Eisprung herum ganz besonders lieb.

Da ich bei meinem großen Sohn Max erst nach gut 18 Monaten schwanger wurde, weiß ich, dass es durchaus noch länger dauern könnte, bis sich die ersehnte Schwangerschaft einstellt. Nichtsdestotrotz fiebere ich jeden Monat aufs Neue, ob sich wohl eine kleine Seele zu uns auf den Weg macht. Die Tage vor den Tagen werden für mich jeden Monat zur Geduldsprobe.

Ich hibbele auch diesen Monat. Genaugenommen weiß ich schon, dass ich schwanger bin, bevor irgendein Test dies belegen könnte. Ich spüre es einfach. Um es aber Rudi auch schwarz auf weiß zu belegen, freue ich mich darauf, ihm möglichst bald einen positiven Schwangerschaftstest zu zeigen. Wie romantisch ich mir ausgemalt habe, ihm die frohe Botschaft zu überbringen. Die Realität sieht völlig anders aus. Da ich schon Tage vorher ein nervöses Wrack bin und von nichts anderem als einer möglichen Schwangerschaft rede, weiß er genau, ab wann eine Schwangerschaft nachweisbar ist. Außerdem verkünde ich bereits stolz, dass ich mir sehr sicher bin, dass es diesmal geklappt hat. Eine Überraschung ist es also ohnehin nicht mehr. Fehlt nur noch der Beweis.

Bereits neun Tage nach meinem Eisprung wage ich den ersten Schwangerschaftsfrühtest, der, wie sollte es auch anders sein, negativ ausfällt. Was habe ich erwartet? Ich schaffe es irgendwie noch zwei weitere Tage auszuhalten, nur um elf Tage nach meinem Eisprung, morgens um halb sechs, einen weiteren Frühtest zu machen. Rudi und Max schlafen noch und so stehe ich mit dem Test in der Hand am Fenster und versuche, in der Morgensonne einen zweiten Streifen zu erkennen.

Die Wartezeit ist abgelaufen und ich will den Test schon enttäuscht zur Seite legen, da kann ich, wenn ich den Test drehe und wende, eine hauchzarte zweite Linie im Testfenster erkennen. Und ein bisschen schwanger gibt es nicht.

Hurra, es hat geklappt! Alle guten Vorsätze, Rudi die frohe Botschaft erst mit dem ersten Ultraschallbild zu überbringen oder in Form eines hübsch verpackten Schnullers, sind nun restlos über Bord geworfen. Ich stürme ins Schlafzimmer, wecke den armen Kerl und frage ihn wieder und wieder, ob er auch die zweite Linie sehen könne oder ob sie nur in meinem Wunschdenken existiere. Das tut sie nicht. Rudi grinst mich an, tätschelt mich noch kurz, dreht sich um und schläft weiter. Ich sitze da, wie bestellt und nicht abgeholt. An Schlaf ist nicht mehr zu denken.

Nun sind wir schwanger. Das Abenteuer beginnt.

Mit Blaulicht durch die Stadt

8. Schwangerschaftswoche

Da ich immer wiederkehrende Schmierblutungen habe, bin ich krank geschrieben und soll mich schonen. Allerdings rät mir mein Frauenarzt, nicht ausschließlich zu liegen, da sonst die Gefahr einer Thrombose zu groß sei. An einem Donnerstagnachmittag beschließe ich, kurz außer Haus zu gehen und meiner Seele etwas Gutes zu tun. Wenn schon kein richtiger Sommer da ist, kann ich mich doch wenigstens im Solarium bräunen. Durch die UV-Strahlen werden bekanntermaßen Endorphine, Glückshormone, ausgeschüttet, und die kann ich momentan sicherlich gut brauchen. Das Solarium ist mit dem Auto nur fünf Minuten von unserer Wohnung entfernt. Gesagt, getan.

Ich liege seit etwa dreißig Sekunden auf der Sonnenbank, als ich bemerke, dass irgendeine Flüssigkeit aus mir herausläuft.

Ich bin nicht sonderlich beunruhigt, ein etwas verstärkter Ausfluss in der Schwangerschaft ist schließlich völlig normal. Ich fasse trotzdem zwischen meine Beine, um nachzusehen.

Als ich mir die Hand vor die Augen halte, bekomme ich Panik. Sie ist voller hellrotem, frischem Blut. Ich stehe hektisch auf und weiß im ersten Moment überhaupt nicht, was ich tun soll. Als ich mich aufrichte, sprudelt das Blut richtiggehend aus mir heraus.

Ich habe in meinem ganzen Leben noch nie so geblutet.

Auf einmal merke ich, dass dem Blut auch kleinere Gewebebrocken beigemengt sind. Nun bin ich einem Nervenzusammenbruch nahe, da ich befürchte, mein Baby könnte dabei sein.

Ich traue mich überhaupt nicht mehr, irgendetwas anzusehen und bin schockiert. Ich versuche mich kurz zu sortieren, paradoxerweise wische ich noch schnell die Blutspuren weg, klemme mir ein Tuch zwischen die Beine, öffne splitternackt die Tür und rufe lautstark um Hilfe.

Eine Besucherin des Fitnessstudios, in dessen Keller sich das Solarium befindet, wird ziemlich schnell auf mich aufmerksam und kommt zügig angelaufen. Ich schreie völlig aufgelöst, dass sie einen Krankenwagen rufen soll, ich sei schwanger und hätte starke Blutungen.

Dann setze ich mich aufs Solarium und fange an zu weinen. „Jetzt ist alles vorbei", ist mein einziger Gedanke. Nicht noch ein Sternchen… Warum? Ich habe mich doch geschont. Was habe ich falsch gemacht?

Innerhalb kurzer Zeit sind viele Menschen bei mir und kümmern sich rührend um mich. Irgendjemand legt Handtücher auf mich, ich bekomme etwas zu trinken und jemand hält meine Hand. Ich möchte unbedingt Rudi anrufen, um ihm zu sagen, was passiert ist. Telefonieren kann ich jedoch nicht, weil ich keinen Handy-Empfang habe. Ich bitte eine der Umstehenden, dies für mich zu tun. Ich hätte ihn jetzt so gerne hier bei mir. Ich bin hilflos und fühle mich trotz der vielen Menschen sehr allein. Sobald ich die Hand zwischen meinen Beinen kurz wegnehme, läuft das Blut. Ich bin fassungslos. Es hört einfach nicht auf.

Kurz darauf kommen drei Feuerwehrmänner. Einem von ihnen stehen bei meinem Anblick und beim Erspüren meiner Verzweiflung die Tränen in den Augen. Er erzählt mir, dass seine Frau kürzlich eine Fehlgeburt hatte und dass es ihm unglaublich leid tue. Alle scheinen das Gleiche zu denken: Diese Frau hat gerade ihr Baby verloren. Niemand weiß, was er sagen soll. Schließlich werde ich gebeten, aufzustehen und mich vorsichtig auf die bereitgestellte Liege zu setzen. Dann lege ich mich hin und die Feuerwehrmänner tragen mich die enge Treppe hinauf ins Erdgeschoss.

Oben angekommen ist Rudi schon da. Er ist innerhalb weniger Minuten durch die ganze Stadt gefahren. Ich bin so froh und fühle mich ein bisschen geborgen und nicht mehr so einsam. Ich werde in den Rettungswagen gebracht. Rudi ist immer an meiner Seite, ganz nah bei mir, und hält meine Hand. Im Krankenwagen sehen wir uns an und weinen. Es ist alles klar und so unendlich traurig. Einen Tag zuvor haben wir unser Würmchen doch noch auf dem Ultraschall gesehen und es war alles in Ordnung. Wir waren so stolz und glücklich.

Die Fahrt ins Krankenhaus dauert nur wenige Minuten. Dort werde ich in die gynäkologische Abteilung gebracht. Als der behandelnde Arzt sieht, wie viel Blut ich verliere, bricht Hektik aus. Er will unbedingt meinen Mutterpass sehen. Da mein regulärer Frauenarzt aber im Urlaub ist, habe ich noch gar keinen. Ständig fragt mich jemand nach meiner Blutgruppe, nun bekomme ich auch Angst um mich selber. Auf dem Untersuchungsstuhl fängt der Arzt an, das Blut regelrecht aus mir heraus zu schaufeln. Der mitleidige, vielsagende Blick des Arztes – einfach fürchterlich. Bei der Untersuchung kann er nicht feststellen, woher das Blut kommt. Er bittet mich anschließend auf eine Liege und möchte einen Ultraschall machen. Ich traue mich nicht auf den Bildschirm zu sehen. Zu nah ist noch die Erinnerung an ein regloses Baby auf dem Monitor. Vor zwei Jahren erst hatte ich eine Fehlgeburt in der elften Schwangerschaftswoche. Die Gefühle von damals sind seit dem Anblick des Blutes langsam und stetig in mir hochgekrochen. Nun ist der Moment der Entscheidung da. Schlägt das Herz? Ist unser Baby noch da? Ich habe unendliche Angst, nur eine leere Fruchthülle oder unser Baby ohne einen Herzschlag zu sehen. Alles ist still, niemand sagt etwas. Ich blicke auf den Bildschirm…

Das Baby ist da! Und es bewegt sich! Das kleine Herzchen schlägt brav und gleichmäßig. Alles sieht herrlich normal aus. Als ob unser Krümelchen sagen will: „Mama, Papa, ich bin hier und mir geht es gut. Macht euch nicht verrückt. Ich bin stark und wir schaffen das."

Rudi und ich sind unglaublich erleichtert und weinen noch einmal. Diesmal sind es Tränen der Rührung und des Glückes. Nicht einmal der Arzt kann fassen, dass der Zwerg noch da ist und es ihm offensichtlich gut geht. Ab diesem Moment sind wir uns beide sicher, dass unser Baby leben will.

Ich muss natürlich noch für einige Tage im Krankenhaus bleiben. Wirklich helfen können uns die Ärzte allerdings nicht. Ich nehme hoch dosiertes Magnesium, Gelbkörperhormone und krampflösende Medikamente ein und muss strenge Bettruhe halten. Den Rest muss unser kleines Würmchen alleine schaffen.

Wir bangen und hoffen. Die Chancen, dass unser Krümelchen alles unbeschadet übersteht, stehen fünfzig zu fünfzig.

Am nächsten Tag ist die Blutung schon etwas schwächer. Es wird kein Ultraschall gemacht, um die gestresste Gebärmutter samt Muttermund nicht noch mehr aus der Ruhe zu bringen. Wenn die Blutung nicht aufhört, müssen die Ärzte mich wahrscheinlich operieren, um die Ursache zu finden. So kann ich nur auf unser Baby vertrauen und all meine Hoffnung auf das kleine Wesen in meinem Bauch setzen.

Einen Tag später hört die Blutung vollständig auf. So plötzlich, wie sie angefangen hat, ist sie wieder verschwunden. Es wird noch einmal geschallt und unser kleines Wunder ist nun schon beinahe zwei Zentimeter groß! Das heißt, es ist sogar größer als der Durchschnitt in dieser Schwangerschaftswoche.

Einen weiteren Tag später darf ich wieder nach Hause, muss mich allerdings weiterhin sehr schonen. Niemand kann sich vorstellen, wie gern ich das tue. Beim Entlassungsgespräch sagt der Arzt zu uns, dass ein Baby, das so etwas schafft, ein Kämpfer sei und sich nicht so leicht unterkriegen ließe. Außerdem teilt er mir sehr einfühlsam mit, dass die Situation für mich sogar lebensbedrohlich hätte werden können. Der Blutverlust war wohl nicht unwesentlich und wäre die Blutung nicht weniger geworden, hätte ich eine Bluttransfusion gebraucht. Deswegen auch die häufigen Fragen nach meiner Blutgruppe.

Leider kann mir keiner sagen, woher die Blutung kam und somit weiß auch keiner, ob es nicht noch einmal passieren kann. Es werden allerhand Vermutungen bezüglich der Ursache der Blutung angestellt. Eine Theorie ist, dass es eventuell eine Zwillingsschwangerschaft war und ein Zwilling abgegangen ist. Ich persönlich glaube aber nicht daran, denn auf dem Ultraschall war immer nur ein Krümelchen zu sehen. Und wegen den vorangegangenen Schmierblutungen wurden schließlich schon allerhand Fotos von unserem Zwerg geschossen. Auch mein Gefühl spricht gegen eine anfängliche Zwillingsschwangerschaft. Eine andere Möglichkeit sei, dass ich eine tiefliegende Plazenta habe und dadurch die Blutung ausgelöst wurde. Am wahrscheinlichsten allerdings ist, dass einfach eine Ader oder Vene geplatzt ist, das Blut sich daraufhin durch das viele Liegen gestaut hat und dann auf einmal rausgeschwappt ist. Sicher waren sich die Ärzte aber nicht.

Ich gelte jetzt offiziell als „Risikoschwangere" und wurde im Krankenhaus als „drohender Abort" deklariert.

Nach einer Kontrolluntersuchung einige Tage später bei einem Vertretungs-Frauenarzt bekomme ich erneut eine leichte Schmierblutung. Ich habe sofort wieder Panik. Allerdings ist dies, laut Arzt, lediglich eine Kontaktblutung nach der Untersuchung mit dem Spekulum am Muttermund. Offensichtlich bin ich dort sehr empfindlich und solange die Blutung nicht stärker wird, ist das völlig unbedenklich. Dem Baby geht es weiterhin blendend.

Langsam macht sich Erleichterung breit und ich versuche, mich wieder zu entspannen und mich auf die kommenden Monate zuversichtlich zu freuen.

Dass die Blutung ein Trauma in mir ausgelöst hat, stelle ich erst in den folgenden Tagen fest. Emotional war das Erlebte doch sehr anstrengend und ich habe irrsinnige Angst, dass ich noch einmal eine solche, starke Blutung bekomme. Jedes Mal, wenn ich auf die Toilette gehe, habe ich ein mulmiges Gefühl. Befürchte immer, eine erneute Blutung zu entdecken. Immer wieder muss ich an die vergangenen Tage denken, frage nach dem Warum. Woher so eine Blutung so plötzlich kommen kann. Ob ich nicht vielleicht doch irgendetwas falsch gemacht habe.

Ich durchforste immer wieder das Internet, werde aber nicht fündig. Nirgends steht etwas Konkretes. Ich finde lediglich den Hinweis, bei einer stärkeren, hellroten Blutung das nächstliegende Krankenhaus aufzusuchen. Das allerdings, weiß oder spürt jede Schwangere auch ohne Hinweis im WWW.

Leider finde ich keinerlei Erfahrungswerte, was ich tun kann, oder eben nicht, damit so etwas nicht noch einmal passiert. Das ist alles sehr zermürbend und ich werde ein gewisses Schuldgefühl einfach nicht los.

Endlich ist mein regulärer Frauenarzt aus dem Urlaub zurück. Bei ihm fühle ich mich sehr gut aufgehoben und mit meinen Ängsten ernst genommen. Bei einer erneuten Untersuchung macht er nach einer Schilderung des Vorfalles meinerseits einen sehr gründlichen Ultraschall. Dabei stellt er eine Plazenta Praevia fest, das heißt, dass mein Mutterkuchen direkt vor dem Gebärmutterhals liegt. Laut seiner Aussage können selbst eine kleine Reibung und/oder ein Stoß so eine Blutung auslösen. Seine Worte waren: „Das blutet dann wie Sau..."

Laut meinem Arzt besteht jedoch in so einer frühen Schwangerschaftswoche noch eine relativ hohe Wahrscheinlichkeit, dass die Plazenta mit dem Wachstum der Gebärmutter nach oben, also weg vom Gebärmutterhals, wächst. Wäre dem nicht so, müsste ich mich die gesamte Schwangerschaft schonen und eine normale Entbindung ist auch nicht möglich, ich bräuchte dann einen Kaiserschnitt. Er weist mich noch einmal eindringlich darauf hin, dass ich, zumindest vorerst, liegen bleiben muss. Außerdem darf ich nicht schwer heben, keinen Geschlechtsverkehr haben und so weiter. Keine so rosigen Aussichten für die nächsten Wochen.

Am Ende der Untersuchung meint der Arzt dann: „So, jetzt nehmen wir mal Blut für den Mutterpass ab und tun einfach so, als wäre das eine ganz normale Schwangerschaft."

Na danke, sehr beruhigend. Ab sofort muss ich wöchentlich zur Kontrolle.

Die körperliche Nähe zu meinem Freund fehlt mir momentan sehr. Nicht zuletzt wegen der nicht zweifelsfrei geklärten Ursache der Blutung müssen wir derzeit gezwungenermaßen auf unser Sexualleben beinahe komplett verzichten. Geschlechtsverkehr wurde uns vom Frauenarzt ausdrücklich untersagt, aber selbst zärtliche Streicheleinheiten sind ein sehr heikles Thema. Ich habe Angst vor jeder Berührung. Ich möchte nicht einmal kuscheln, weil ich Angst davor habe, doch Lust auf mehr zu bekommen und dann noch mehr unter der Situation zu leiden. Komisch, oder?

Ich habe Angst davor, noch einmal so eine starke Blutung zu bekommen und ich habe sehr große Angst davor, unser kleines Baby doch noch zu verlieren. Diese Angst geht sogar so weit, dass ich mich bei der kleinsten Streicheleinheit sofort versteife und Panik in mir hoch kriecht. Ich hoffe sehr, dass ich mich in dieser Hinsicht bald wieder entspannen kann und wir wieder zueinander finden. Zumindest in der Weise, dass mich Rudi wieder in den Arm nehmen kann, ohne dass ich gleich befürchten muss, wieder im Krankenhaus zu landen.

Dieser Gedanke ist wohl für Außenstehende augenscheinlich absurd, aber das Trauma des Erlebten sitzt scheinbar doch sehr tief.

Ich werd verrückt

13. bis 16. Schwangerschaftswoche

Für viele ist das sicherlich unglaublich, nicht nachvollziehbar, Einbildung. Aber ich weiß, dass ich unser Baby seit einigen Tagen spüren kann. Nicht oft, sehr selten und sehr, sehr zaghaft, aber deutlich genug, um es wahrzunehmen. Ich kann kaum beschreiben, welche Gefühle das in mir auslöst. Anfängliche Verwunderung, Skepsis und Zweifel wandeln sich in Gewissheit, Faszination. Ich bin überwältigt von dem spürbar werdenden Leben in mir.

Es ist so schön, ab jetzt nicht mehr auf die Ultraschalluntersuchungen beim Arzt warten zu müssen, um zu wissen, dass unser Baby lebt und dass es ihm gut geht.

Ich weiß, dass diese erste, zarte Kontaktaufnahme sich langsam, aber stetig zu kräftigen Tritten und Stößen entwickeln wird und freue mich schon sehr darauf.

Guten Morgen,

ich hoffe, ihr erklärt mich jetzt nicht für verrückt, aber wenn ich nicht spinne, kann ich unseren Floh schon spüren ...

Das ist echt unglaublich. Schon vorgestern dachte ich, Moment mal, dieses "Flattern" kennst du doch. Nee, kann gar nicht sein. Dann hab ich nicht mehr drauf geachtet. Nach dem Termin beim Frauenarzt am Montag weiß ich, dass in mir schon unglaublich aktives Leben ist. Und siehe da, ich sitze hier grade auf der Couch und da ist es wieder. So zart und leicht. Hab wirklich erst gedacht, ich bilde mir das ein, aber dann war's noch mal da. HURRA!!!

Hab den Gynäkologen am Montag extra gefragt, was der frühest mögliche Zeitpunkt ist, um die Bewegungen des Babys wahrzunehmen, weil ich es ja schon geahnt hatte. Er meinte dann, beim zweiten

Kind so ca. ab der 16. SSW. Tja, dann sind wir wohl eine Ausnahme
freu.

Bestätigt mir doch bitte mal, dass ich mir das nicht einbilde ...

GGLG

Nina

...

Rudis und meine Beziehung gestaltet sich recht schwierig. Zwar ist die Schwangerschaft jetzt stabil und die Gefahr einer erneuten Blutung weitestgehend gebannt, doch die stetige, unterschwellige Angst bleibt. Laut meinem Frauenarzt ist das Sex-Verbot jetzt sogar aufgehoben. Immer unter der Vorraussetzung, sehr vorsichtig zu sein und bei den geringsten Beschwerden sofort wieder bei ihm vorstellig zu werden. Das Problem ist jetzt nur, dass ich überhaupt keine Lust mehr habe. Alles in mir ist derzeit sehr widersprüchlich. Wenn Rudi nicht bei mir ist, habe ich Sehnsucht nach ihm und wenn wir die Möglichkeit zum Schmusen haben, finde ich immer einen Grund, um ihm dann doch auszuweichen. Ich fürchte, dass die Unlust von der Angst vor einer erneuten Blutung kommt. Nur, was kann ich tun, um sie zu überwinden? Rudi und mich noch sechs Monate oder länger in einer Zwangsabstinenz leben zu lassen, scheint mir keine nennenswerte Alternative.

Rudi leidet jetzt schon sehr unter der Situation. Wir reden zwar viel und ich versuche ihm zu erklären, was ich fühle und denke. Aber das ändert wenig. Er ist sehr verständnisvoll und wir einigen uns vorerst darauf, einfach abzuwarten, ob die Lust nicht von alleine kommt und die Angst nachlässt. Bis dahin werden wir eben nur kuscheln. Durch diese Vereinbarung bin ich ein bisschen entspannter, vielleicht hilft das ja schon.

Hallo ihr Lieben,

habe mich die letzten Tage nicht so viel gemeldet, weil ich ja wieder arbeiten gehe und abends einfach immer völlig erschöpft, k.o. und müde bin.

War am Montag beim Arzt und unserem Baby geht es prima (es hat schon eine SSL von 8,2 cm). Aber jetzt mach ich mir langsam Sorgen um mich bzw. meine Umwelt. Vor allem aber um meinen Freund.

Ich bin normalerweise überhaupt keine Zicke und ich denke, man(n) kann sehr gut mit mir auskommen. Aber eben nur normalerweise. Momentan bin ich eigentlich nur noch gestresst. In der Arbeit geht's, da kann ich mich noch irgendwie verstellen. Aber sobald ich dann nach Hause komme, bin ich ein richtiges Ekel. Nur noch schlecht gelaunt, zickig und nichts kann der arme Kerl mir recht machen. Obwohl er sich richtig viel Mühe gibt, mich im Haushalt unterstützt, einkaufen geht, Wäsche macht, usw. Entdecke ich den kleinsten Fehler, ist der Tag gelaufen und ich werde einfach nur ätzend und abweisend. Mittlerweile ist es so schlimm, dass ich seine Nähe fast gar nicht mehr ertragen kann. An Sex ist sowieso nicht zu denken... Aber allein seine Anwesenheit ist mir zuweilen richtig unangenehm. Kein Umarmen, kein Kuscheln, kein Küsschen, kein Ich-liebe-dich mehr. Was um Himmels willen ist nur los mit mir?

Das ist der Mann, den ich liebe, dessen Kind ich unter dem Herzen trage... Ich weiß überhaupt nicht mehr, was ich machen soll, ich kann einfach nicht aus meiner Haut und mein armer Schatz leidet darunter noch viel mehr als ich. Er ist sehr sensibel und anhänglich. Auf Sex zu verzichten, fällt ihm schon wahnsinnig schwer, aber dass ich ihm jetzt weitestgehend aus dem Weg gehe, versteht er nicht. Wie auch? Er fühlt sich ungeliebt und hat tatsächlich Angst, dass ich ihn verlassen könnte. Absurd, aber aus seiner Sicht derzeit irgendwie verständlich.

Jetzt sitz ich hier und weine, bin mir meiner Fehler mehr als bewusst und weiß überhaupt nicht, wie ich aus diesem Teufelskreis wieder rauskomme.

Bin total verzweifelt. Sind das „nur" die Hormone?

Was ist los mit mir?

Traurige Grüße

Nina

...

Ich bekomme auf diesen Beitrag im Internet sehr viele Antworten. Vielen Frauen geht es in der Schwangerschaft wohl ähnlich und die Hormone scheinen wirklich verrückt zu spielen. Zu wissen, dass ich nicht alleine mit meinen Sorgen und Problemen bin, nimmt mir ein Stück weit das schlechte Gewissen und ich führe noch einmal ein ausführliches Gespräch mit meinem Liebsten. Er ist sehr erleichtert und uns beiden fällt ein riesiger Stein vom Herzen. Im Nachhinein betrachtet, hätten wir schon viel eher darüber sprechen sollen, aber ich hätte es bis dahin nicht in die richtigen Worte fassen können. Ich denke, er versteht jetzt, was mit mir los ist, und zweifelt nicht mehr an sich selber. Es liegt nicht an ihm, sondern an mir oder vielmehr an meinen Hormonen. Sicher wird auch diese Hürde bald überstanden sein und ich bin wieder ganz die Alte.

In der 16. Schwangerschaftswoche haben wir wieder einen Termin beim Gynäkologen. Auf meine Nachfrage, ob er das Geschlecht des Babys erkennen könne, äußert der Arzt, dass es mit recht hoher Wahrscheinlichkeit ein Mädchen werden wird. Das sei zwar noch unsicher in so einer frühen Schwangerschaftswoche, aber bis dato kann er nichts entdecken, was auf einen Jungen hindeuten würde. Wie bitte? Das kann doch gar nicht sein. Täusche ich mich so? Ich bin völlig verwirrt. Ich bin mir doch so sicher, dass wir einen kleinen Buben erwarten. Schon seit Beginn der Schwangerschaft habe ich immer nur von ‚ihm' gesprochen. Nein, ich weigere mich einfach den Vermutungen des Arztes zu glauben.

Noch am gleichen Tag fahren Rudi und ich in ein Babygeschäft, um eine Spieluhr zu kaufen. Ich kann unser Baby nun schon sehr deutlich spüren. Wenn ich merke, dass er aufgeregt ist, möchte ich ihm gerne die Spieluhr auf den Bauch legen. Vielleicht beruhigt er sich damit und kann sich schon einmal an die Melodie der Spieluhr gewöhnen. Im Laden gibt es unwahrscheinlich viele Spieluhren in vielen Farben und Formen. Da wir beide, trotz der Mädchen-Hypothese des Frauenarztes, fest davon überzeugt sind, dass ich einen Jungen bekommen werde, entscheiden wir uns schließlich für ein hellblaues Exemplar in Form eines Schäfchens. Es spielt ein Lied von Mozart, welches angeblich beruhigend auf Babys wirken soll.

Ab diesem Tag lege ich die Spieluhr jeden Abend auf meinem Bauch. Das kleine Würmchen reagiert auch immer prompt darauf. Es wird ruhiger, wenn es besonders aktiv ist. Aber sofern ich es einmal nicht so intensiv spüre, kann ich es mit der Spieluhr auch wecken, es fängt dann an sich zu bewegen und somit beruhigt die Spieluhr mich, weil ich weiß, dass es ihm gut geht.

Eine Woche später korrigiert der Frauenarzt seine erste Vermutung, denn unser Baby gibt sich bei einer Ultraschalluntersuchung ganz eindeutig als Junge zu erkennen. Zwischen den kleinen Beinchen können wir etwas sehen, das bei einem Mädchen definitiv nicht existieren dürfte. Der Kleine ist sogar so nett und lässt sich einschlägig fotografieren. Mein Gefühl bestätigt sich also und ich bin sehr froh darüber. Die Farbe der Spieluhr passt nun auch.

Huhu,

da ich heute morgen eine Mini-Schmierblutung hatte, war ich kurz zum Abklären beim Frauenarzt. Er konnte keine Ursache finden, ist also vermutlich harmlos. Muss mich 2 Tage schonen, dann sollte es wieder in Ordnung sein. Da er dann sowieso geschallt hat, bat ich ihn zu schauen, ob er vielleicht erkennen könnte, auf was wir uns freuen. Und was soll ich sagen: Es ist absolut eindeutig ein...

Na? Klar, ein Junge!!!! Der Arzt wollte grade nachsehen, da dreht er uns den Popo zu, macht die Beine auseinander und zum Vorschein *kommt ein Mini-Schniedel *g*. Der Frauenarzt sagte, er hätte das selten so schön gesehen.*

Ich freu mich so und bin völlig aus dem Häuschen. Vor allem weil mir mein Gefühl das sagte und der Gynäkologe letzte Woche, nachdem er nichts gefunden hat, auf ein Mädchen getippt hat. Nicht dass ich mich nicht auch über ein Mädchen gefreut hätte, aber ich war mir so sicher, dass es ein Junge wird.

So, auf geht's zur fröhlichen Namenssuche ...

GGLG

Nina

...

Nachdem wir jetzt ganz sicher das Geschlecht unseres Babys wissen, möchten wir unseren Krümel nicht namenlos lassen und machen uns Gedanken, wie der kleine Mann heißen wird.

Also schreiben Rudi und ich, jeder für sich, eine Liste mit den Namen, die uns gefallen würden. Anschließend gleichen wir ab und stellen fest, dass nur ein einziger Name auf beiden Listen steht: Elias. Es gibt keine große Diskussion, wir finden Elias beide sehr schön und passend. Er fühlt sich einfach richtig an. Ich schlage im Internet nach, woher der Name kommt und was er bedeutet. Die hebräische Bedeutung ist ‚von Gott auserwählt' und die griechische Bedeutung ist ‚Sonne'. Das gefällt uns auch und wir haben das Gefühl, dass dieses Kind etwas ganz Besonderes ist. Ein Geschenk, ein kleiner starker Mensch, eben von Gott auserwählt.

Damit ist es beschlossene Sache: Unser Kind wird Elias heißen und wird von diesem Moment an auch mit seinem Namen angesprochen.

Erst sehr viel später, nämlich nach Elias' Geburt, führen wir ein Gespräch mit einer Pfarrerin. Diese erklärt uns, wer Elias in der Bibel ist. Es handelt sich um einen Propheten aus dem alten Testament namens Elija. Unter anderem hat Elija einem tot geglaubten Kind das Leben zurückgegeben. Als ich das höre, läuft es mir eiskalt den Rücken herunter und ich bekomme überall Gänsehaut. Außerdem habe ich einen Kloß im Hals. Von dieser Geschichte haben wir beide nichts gewusst. Kann es Zufall sein, dass Elias' Namenspatron ausgerechnet eine solche Tat vollbracht hat? Ich glaube mittlerweile nicht mehr daran. Warum hatten wir ausgerechnet bei diesem Namen das Gefühl, dass dieser und kein anderer der richtige Name sei? Viele Bekannte und Verwandte haben uns kritisiert, fanden den Namen unpassend, altmodisch. Uns konnte aber keiner von diesem Namen abbringen. Ich glaube, dass Elias einen ganz besonderen Schutzengel hat, der gut über ihn wacht.

Wer weiß, vielleicht heißt er ja Elija.

Und es geschah nach diesen Dingen, da wurde der Sohn des Weibes, der Hauswirtin, krank; und seine Krankheit wurde sehr schwer, so dass kein Leben mehr in ihm blieb. Da sprach sie zu Elija: Was haben wir miteinander zu schaffen, Mann Gottes? Du bist zu mir gekommen, um meine Ungerechtigkeit ins Gedächtnis zu bringen und meinen Sohn zu töten! Und der sprach zu ihr: Gib mir deinen Sohn her. Und er nahm ihn von ihrem Schoße und brachte ihn hinauf in das Obergemach, wo er wohnte, und legte ihn auf sein Bett. Und er rief zu Jahwe und sprach: Jahwe, mein Gott, hast du gar an der Witwe, bei der ich mich aufhalte, übel getan, ihren Sohn zu töten? Und er streckte sich dreimal über das Kind, und rief zu Jahwe und sprach: Jahwe, mein Gott, lass doch die Seele dieses Kindes wieder in dasselbe zurückkehren! Und Jahwe hörte auf die Stimme Elijas, und die Seele des Kindes kehrte wieder in dasselbe zurück, und es wurde lebendig. Da nahm Elija das Kind und brachte es von dem Obergemach in das Haus hinab und gab es seiner Mutter; und Elija sprach: Siehe, dein Sohn lebt! Und das Weib sprach zu Elija: Nunmehr erkenne ich, dass du ein Mann Gottes bist, und dass das Wort Jahwes in deinem Munde Wahrheit ist.
(1. Buch der Könige, 17,17–24)

Ein Stein vom Herzen

(17. bis 19. Schwangerschaftswoche)

Hallo ihr,

gestern habe ich, bitte nicht schimpfen, 16,5 Std. gearbeitet. Ging irgendwie nicht anders. War zwar nicht sonderlich anstrengend, bin bloß am Schreibtisch gesessen, aber ich war trotzdem total erledigt. Bin dann erst um 1 Uhr ins Bett und heute um kurz nach sieben wieder raus.

Um neun war ich bei der Krankengymnastin wegen meinem Ischiasnerv. Die hat mir nach der Gymnastik eine Wärmepackung zum Entspannen verpasst. Ich lag da also und was passiert? Ich bekomme eine Wehe, aber gleich was für eine! Ich hab's richtig kommen gemerkt, wie der Bauch von außen nach innen steinhart wurde, ca. 1 Min. so geblieben ist und sich dann wieder entspannt hat. Und das, obwohl ich sowieso die Maximaldosis Magnesium nehme. Hab ich mich erschreckt! Dachte schon, das geht weiter, aber Gott sei Dank ist's bei dieser einen Wehe geblieben!

Drückt mir mal die Daumen, dass keine Wehe mehr kommt. Jetzt lieg ich auf der Couch und versuche zu relaxen. Mein Großer ist grad neben mir eingeschlafen.

GGLG

Nina, heute 16+0

...

Schon seit einigen Wochen habe ich keine Blutungen mehr und auch sonst keinerlei Beschwerden. Im Gegenteil, ich beginne allmählich die Schwangerschaft zu genießen. Mittlerweile bin ich in der 17. Schwangerschaftswoche und fühle mich pudelwohl in meiner Haut und mit dem immer rundlicher werdenden Bauch. Diesen zeige ich ganz stolz und trage sogar enge Kleidung, damit auch jeder meine kleine Kugel sehen kann.

Nur mein Ischiasnerv ärgert mich ab und an. Dies dient allerdings eher der Belustigung von Rudi, als das es wirklich eine Beeinträchtigung wäre. Wenn ich lange liege oder sitze, fährt mir beim Aufstehen ein Schmerz ins Steißbein und ich krümme mich kurz zusammen, wie eine alte Oma. Allerdings muss ich darüber selber lachen, denn es sieht bestimmt ziemlich komisch aus. Der Schmerz hält immer nur sehr kurz an, wenn ich aufrecht stehe, ist er sofort wieder verschwunden. Rudi lacht sich jedenfalls immer schlapp, auch wenn ich ihm eigentlich leid tue.

Nachdem ich leider viel zu viel gearbeitet habe, gehe ich wieder einmal zu meiner Krankengymnastin, die sich ausgiebig meinem irritierten Ischiasnerv widmet. Das tut unheimlich gut. Sie massiert meinen Rücken und macht einige Übungen mit mir. Als sie dann fertig ist, verpasst sie mir noch eine gemütliche Wärmepackung und verlässt den Raum Da das Ganze sehr entspannend ist, das Licht gedämpft, döse ich auf der Liege schon beinahe ein. In dieser Ruhe wird plötzlich zu meinem Erschrecken mein Bauch von außen nach innen steinhart. Das bleibt etwa eine Minute so, dann entspannt sich alles wieder. Mir ist sehr deutlich bewusst, was da soeben passiert ist. Ich hatte eine Wehe – in der 17. Schwangerschaftswoche! Ich befürchte schon, dass noch weitere Wehen folgen, aber in meinem Bauch bleibt alles ruhig. An Entspannung ist nun nicht mehr zu denken. Meine Gedanken rasen. Bereits in meiner ersten Schwangerschaft musste ich wegen vorzeitigen Wehen im Krankenhaus behandelt werden. Aber nur nicht verrückt machen. Ich schiebe alles auf die gestrige Arbeit. Es war wohl zu viel und ich muss zukünftig kürzer treten. Wenn ich das beherzige, sollte das Problem gelöst sein. Vermutlich handelt es sich lediglich um eine der in Büchern immer wieder zitierten Übungswehen und ist somit völlig harmlos. Ein ungutes Gefühl lässt mich aber nicht los. Ich bin verunsichert. Ich habe schon ein Kind entbunden und weiß genau, wie sich eine 'echte' Wehe anfühlt. Diese hier war schon nah dran.

Am nächsten Tag habe ich einen Termin bei meinem Frauenarzt, um mich von ihm beruhigen zu lassen. Er schreibt mich vorerst krank, damit ich das mit der Schonung doch wieder ernster nehmen kann. Darüber bin ich erleichtert und nehme mir fest vor, seinen Rat zu befolgen. Am Muttermund hat sich glücklicherweise nichts verändert. Die Wehe hatte also keine Wirkung auf die Cervix, was aber bei einer einzigen Wehe auch sehr unwahrscheinlich wäre. Trotzdem werte ich sie als Warnsignal meines Körpers.

Nach dem Besuch bei meinem Gynäkologen gehe ich noch in eine Hebammenpraxis, die sich ganz in der Nähe befindet. Ich erhoffe mir von den Hebammen dort etwas Zuspruch und vielleicht noch den einen oder anderen Tipp, mit dem die Wehen noch möglichst lange und möglichst ohne Medikamente wegbleiben. Zu meiner Enttäuschung werde ich dort nicht ernst genommen. Im Gegenteil, ich werde belächelt. Das sei keine Wehe gewesen, sondern lediglich eine Übungskontraktion. Das sei völlig normal und absolut unbedenklich, solange es das übliche Maß nicht übersteigt. Dieses liegt laut Hebamme bei mehr als zehn Übungswehen am Tag. Mein Gefühl sagt mir allerdings etwas völlig anderes. Ich hatte schon vor Wochen das Empfinden, dass irgendetwas mit dieser Schwangerschaft nicht stimmt. Eines Nachts träume ich von meinem Baby und bin im ersten Moment sehr erschrocken, weil ich das Baby als gefahrvoll empfinde. Ich kann das alles nicht wirklich benennen, bin aber maßlos enttäuscht, dass gerade eine Hebamme meinen Ahnungen nicht mehr Beachtung schenkt. Sie gibt mir sogar das Gefühl, hysterisch zu sein. Um nicht unhöflich zu erscheinen, gibt sie mir noch eine Atemübung für zu Hause mit und bittet mich wiederzukommen, wenn es schlimmer wird. Ich verabschiede mich kurz und bündig. Vor der Tür weiß ich jetzt schon ganz genau, dass ich hierher sicher nicht mehr kommen werde. Wütend und frustriert gehe ich zu meinem Auto und fahre nach Hause. Die Frage, warum sie mir nicht glaubt, beschäftigt mich noch einige Zeit. Ich ärgere mich auch über mich selbst, weil ich nicht vehementer darauf bestanden habe, dass es eine ,echte' Wehe war. Aber das hätte vermutlich auch nichts geändert. Durch die Ruhe zu Hause und auch den fehlenden Arbeitsstress beruhigt sich die Situation wieder und die Wehen bleiben weg. Ich versuche so viel wie möglich zu liegen, mache lange Spaziergänge mit Kind und Hund, lese viel und konzentriere mich ganz bewusst auf mein Baby. Dabei halte ich oft gedankliche Zwiesprache. Häufig habe ich das Gefühl, dass ich eine Antwort bekomme. Mal in Form eines Trittes, oder – genau gegenteilig – dass sich Elias, sofern er aufgeregt ist, durch meine Gedanken und Streicheleinheiten beruhigt. In den kommenden eineinhalb Wochen habe ich zwar immer mal wieder vereinzelte Wehen, aber es werden nicht deutlich mehr. Ich versuche mich auszuruhen, wobei das mit einem vierjährigen Wirbelwind zu Hause nicht immer ganz einfach ist. Rudi unterstützt mich, wo er kann und kümmert sich ganz rührend um mich.

In der 19. Schwangerschaftswoche habe ich wieder einen Kontrolltermin beim Frauenarzt. Seit Tagen habe ich keine einzige Wehe mehr. Das ist zwar prima fürs Baby, aber leider habe ich drei schlaflose Nächte hinter mir. Ich habe richtige Angst, dass mein Arzt mich nun wieder in die Arbeit schickt. Allein der Gedanke überfordert mich. Erst durch das konsequente Liegen und viel Ruhe haben die Wehen nachgelassen und schließlich ganz aufgehört. Kurzfristig überlege ich sogar, dem Arzt zu verschweigen, dass die Wehen weg sind. Nur, damit er mich wieder krankschreibt. Diese Sorge frisst mich auf und beschäftigt mich Tag und Nacht. Immer wieder überlege ich mir Argumente, die gegen das Arbeiten in dieser Schwangerschaft sprechen. Ich spüre einfach, dass das zu viel für mich ist.

Schon als ich im Wartezimmer sitze, bin ich ganz aufgeregt. Als ich in den Untersuchungsraum gehe, scheint mein Arzt das zu spüren und schaut mich ganz eigenartig an. Er fragt mich nach meinem Befinden und ich antworte ehrlich, dass die Wehen weg sind und ich mich an und für sich ganz gut fühle. Er macht einen Ultraschall und bekommt nun einen besorgten Gesichtsausdruck. Zwar ist Elias laut seiner Berechnung nun schon stolze 261 Gramm schwer und misst gute 20 Zentimeter. Allerdings hat sich der Gebärmutterhals von knapp fünf Zentimeter auf weniger als drei Zentimeter verkürzt. Nach der Untersuchung schaut mich mein Arzt ganz ernst an und verlängert die Krankschreibung. Sollte sich die Cervix trotz vermehrter Ruhe nicht wieder stabilisieren, wird er ein Beschäftigungsverbot aussprechen müssen. Vermutlich werde ich in dieser Schwangerschaft keinen Fuß mehr in die Arbeit setzen. Mir fällt bei diesen Worten ein Stein vom Herzen, ich bin unglaublich erleichtert.

In der Arbeit konnte ich ohnehin nur noch schwangerschaftstaugliche Arbeiten verrichten und das sind nicht gerade viele oder spannende. Ich habe trotzdem versucht, sie so gut wie möglich auszuführen. Trotzdem bin ich mir in den letzten Wochen völlig überflüssig vorgekommen und das hat mich erst recht gestresst. Schließlich bin ich kein Mensch, der sich gerne auf die faule Haut legt. Also habe ich mir Arbeit gesucht, wo keine war. Von Zeit zu Zeit ist diese selbst auferlegte Last dann doch recht anstrengend geworden. Nun muss ich mich lediglich um meinen Max, Rudi, den Haushalt, den Bauchzwerg und meinen Hund kümmern. Ich schöpfe Hoffnung, dass sich die ganze Situation doch wieder entspannt und ich die Schwangerschaft genießen kann.

Als ich die Praxis verlasse, bin ich, trotz der verkürzten Cervix, sehr beruhigt und blicke positiv auf die kommenden Wochen. Rudi hat heute Geburtstag und ich fahre gut gelaunt nach Hause, denn in wenigen Tagen werden wir ein Wochenende in einem Wellnesshotel verbringen. Das ist mein Geschenk an ihn. Dort werden wir noch einmal Zeit ohne neugeborenes Baby, nur zu zweit, genießen. Ein richtiges Kuschelwochenende. Die gemeinsame Zeit kam nämlich in letzter Zeit deutlich zu kurz.

Ich passe nicht ins Raster

(21. Schwangerschaftswoche)

Hallo,

ich habe seit vorgestern richtig deutliche, immer wiederkehrende Vor-, Übungs- oder Was-auch-immer-Wehen. Heute sind sie irgendwie stärker und häufiger geworden. Es steigert sich auch, sobald ich mich bewege.

Langsam wird mir echt mulmig. Nachdem die Cervix vor 2 Wochen ja schon von 5 auf 2,9 cm geschrumpft ist, mag ich jetzt nimmer bis nächste Woche (da wäre die nächste Vorsorge) warten. Hab seit gestern Abend mit mir gekämpft, dass ich nicht schon wieder zum Arzt renne, aber jetzt kann ich nimmer. Morgen früh geh ich gleich hin und hoffe, dass sich kein Trichter gebildet hat und die Cervix nicht noch kürzer geworden ist. Und wenn ich schon dort bin, sollen sie mich gleich mal ans CTG hängen.

Also, ich glaub ja nicht, dass unser Krümel schon geboren werden will, aber beunruhigend ist das doch alles... Geburtswehen sind das keine, aber warum dann so häufig und so deutlich? Je mehr ich drüber nachdenke, desto unruhiger werde ich. Obwohl ich auch weiß, dass der Frauenarzt außer Schonung und Magnesium nicht viel verordnen kann. Außerdem ist auch Klein-Elias sehr unruhig und ständig in Bewegung. Vielleicht passt irgendwas nicht da drinnen? Oh je, jetzt fang ich an und mach mich verrückt. Hoffentlich kann ich heute Nacht schlafen und es ist bald morgen früh und ich kann zum Arzt.

GGLG

Nina, die doch eigentlich heute über den Berg ist...

* * *

Ich kann tatsächlich die ganze Nacht nicht schlafen. Ich mache mir ununterbrochen Sorgen um unseren Bauchzwerg. Das Gefühl, dass etwas nicht stimmt, lässt mich beinahe nachts noch in eine Klinik fahren. Ich kann kaum erwarten, bis die Praxis meines Frauenarztes öffnet. Er wird kontrollieren, ob es unserem Baby wirklich gut geht und die immer wiederkehrenden Wehen noch nicht muttermundswirksam sind.

Punkt halb neun Uhr stehe ich beim Arzt. Nach der Untersuchung kann er mich zumindest teilweise beruhigen. Die Cervix hat sich nicht weiter verkürzt und momentan wird auch kein Druck auf den Muttermund ausgeübt. Puh, was für ein Glück. Trotzdem muss ich mich auch weiterhin sehr schonen, die doppelte Dosis Magnesium nehmen und leider auch wieder

Tabletten mit Gelbkörperhormonen, um die Schwangerschaft zu stabilisieren. Außerdem spricht mein Frauenarzt auch die Möglichkeit einer oralen Einnahme von Wehenhemmern an. Die Wirksamkeit sei zwar, vor allem in einer so frühen Schwangerschaftswoche, umstritten, aber versuchen könne man es. Nachdem ich aber von den nicht unwesentlichen Nebenwirkungen höre, entscheide ich mich vorerst dagegen und baue auf das hoch dosierte Magnesium und viel Ruhe. Falls die Wehen nicht weniger werden, soll ich nach zwei Tagen wiederkommen, ansonsten eine Woche später.

Was ich besonders toll finde: Der Gynäkologe lenkt von sich aus das Gespräch auf eine Haushaltshilfe. Er bescheinigt mir auf einem Attest, dass eine Haushaltshilfe für vier Stunden täglich unerlässlich ist. Als ich die Bescheinigung in den Händen halte, steht dort als Diagnose ‚aufgrund drohender Frühgeburt‘. Das hört sich ziemlich dramatisch an und ich bin froh, dass er mir das Schreiben noch in der Praxis gibt. Hätte ich so etwas auf dem Postweg bekommen, ich hätte mich sicherlich sehr erschrocken.

Ich frage ihn auch, ab wann das Baby eine reelle Chance hat, außerhalb meines Bauches zu überleben.

„Momentan noch nicht", meint mein Arzt. Frühestens ab der 23. oder 24. Schwangerschaftswoche. Allerdings haben die kleinen Mäuse dann immer noch erst circa 500 Gramm und es ist alles noch sehr kritisch. Besser wäre es, mindestens bis zur 28. Schwangerschaftswoche durchzuhalten. Da liegt das Gewicht schon bei knapp 1000 Gramm. Aber daran mag ich momentan noch überhaupt nicht denken. Ich werde einfach die Beine zusammenzwicken und mich schonen. Allein den Gedanken, dass ich zu den nullkommafünf Prozent der Schwangeren gehören könnte, die eine extreme Frühgeburt erleiden, finde ich völlig absurd.

So habe ich mir das nicht vorgestellt.

So etwas passiert nur den Anderen, aber doch nicht mir.

Ich gehöre auch nicht zu den genannten Risikogruppen.

Ich bin weder psychisch instabil, noch sonderlich belastet oder gestresst.

Ich rauche nicht, ich trinke nicht, ich bekomme auch keine Mehrlinge.

Ich und das Baby sind körperlich völlig gesund.

Wir sind auch familiär nicht vorbelastet.

Außerdem bin ich älter als 18, aber noch nicht über 35 Jahre alt.

Ich passe also überhaupt nicht ins Raster und damit basta!

Einen Tag später liege ich abends um halb zehn auf der Couch und mich erfasst eine fürchterliche, innere Unruhe. Ich habe schon den ganzen Tag immer mal wieder Wehen und langsam kommt es mir so vor, als würden diese regelmäßig.

„Alles nur Einbildung", versuche ich mir einzureden und denke mir noch nicht großartig etwas dabei. Schließlich war ich erst gestern wegen eben diesen Beschwerden beim Arzt und dieser konnte keine negative Veränderung feststellen.

Dann allerdings schaue ich bei der nächsten Wehe auf die Uhr und bei der nächsten und wieder bei der nächsten. Der Abstand ist immer exakt zehn Minuten. Jetzt wird mir dann doch sehr mulmig und ich bekomme es mit der Angst zu tun. Um mich und Rudi zu beruhigen, beschließe ich, zur Kontrolle ins Krankenhaus zu fahren. Es ist nur wenige Straßen entfernt und schließlich sollen sie mir dort nur bestätigen, dass es sich um Übungswehen handelt, die keinerlei Einfluss auf den Muttermund haben. Mein großer Sohn Max liegt friedlich schlafend im Bett und somit muss ich alleine fahren, damit Rudi bei ihm bleiben kann. Ich verabschiede mich mit den Worten: „Mach nicht so ein Gesicht, ich bin in einer halben Stunde wieder da."

Auf dem Weg ins Krankenhaus gehen mir tausend Gedanken durch den Kopf.

Es werden doch keine echten Wehen sein?

Er will doch bestimmt noch nicht geboren werden?

Oder vielleicht doch?

Wenn ja, warum?

Stimmt irgendwas nicht?

Momentan ist es noch so früh, dass Elias überhaupt keine Chance hätte zu überleben. Ach nein, es ist bestimmt alles in Ordnung. So kreisen meine Überlegungen. Glücklicherweise dauert die Fahrt nicht lange.

Im Krankenhaus angekommen, schildere ich der diensthabenden Hebamme meine Beschwerden. Sie schenkt mir einen Blick, der mir sagt, dass sie mir nicht glaubt. Wie immer also. Sie versucht mich zu beschwichtigen.

„Das sind bestimmt bloß Kontraktionen, mit denen sich die Gebärmutter langsam auf die Geburt vorbereitet, sicher nichts Dramatisches", meint sie.

Nichtsdestotrotz ruft sie natürlich die Ärztin dazu. Diese macht umgehend einen Vaginalultraschall und wird dabei ganz blass. Als ich das sehe, bekomme ich richtig Angst und kämpfe mit den Tränen. Die Ärztin kann mir gar nicht richtig ins Gesicht sehen und murmelt irgendetwas Unverständliches zur Hebamme, die daneben steht. Auch diese sieht nun auf den Monitor des Ultraschallgerätes.

Da auch mir die Bilder mittlerweile recht geläufig sind, schaue auch ich auf den Bildschirm. Was ich sehe, beruhigt mich nicht. Im Gegenteil, wenn ich das richtig deute, steht es gar nicht gut um unseren kleinen Keks. Da die Ärztin immer noch nichts gesagt hat und nun eine Untersuchung mit dem Speculum beginnen will, frage ich einfach nach, was sie denkt. „Gleich", sagt sie, „ich möchte nur noch schnell einen Abstrich machen." Als sie fertig ist, bittet sich mich, mich wieder anzuziehen. Anschließend soll ich mich auf ein im Zimmer befindliches Kreißbett legen, das Becken erhöht. Also jetzt möchte ich aber dann doch mal wissen, was los ist. Die Ärztin ringt mit den Worten und bittet mich, ruhig zu bleiben. Die Cervix hat sich auf knapp einen Zentimeter verkürzt und es hat sich ein deutlicher Trichter gebildet. Die Wehen sind also doch schon muttermundswirksam, mein Gefühl hat mich wieder einmal nicht getrügt. Außerdem ist der Muttermund butterweich und das kleine Köpfchen von Elias steckt bereits viel zu tief im Trichter – wie ein Stöpsel – und übt damit Druck auf den Muttermund aus. Sollten die Wehen nicht bald nachlassen, ließe sich die Geburt nicht mehr lange aufhalten. Außerdem bestellt die Ärztin nun sofort einen Rettungswagen mit Arztbegleitung für mich, um mich umgehend in ein Krankenhaus mit angeschlossener Frühgeborenenstation zu verlegen. In diesem Moment kommt es mir so vor, als ob sie Angst hat, Elias könnte jetzt sofort hier geboren werden. Ich bin völlig perplex, weiß überhaupt nicht, was ich sagen soll. Damit habe ich nicht gerechnet. Ich habe diese Möglichkeit total verdrängt.

Die Ärztin bittet um mein Einverständnis zur Verlegung und eilt aus dem Zimmer. Als ich allein bin, rufe ich Rudi an und gebe ihm Bescheid. Er hat schon ganz sehnsüchtig meinen Anruf erwartet und ist völlig schockiert. Eigentlich möchte er sofort zu mir kommen, aber das geht leider nicht. Schließlich kann Max nicht alleine bleiben. Von der Familie ist mitten in der Nacht auch niemand erreichbar. Rudi versucht noch einige Freunde anzurufen, doch scheinbar schlafen alle schon tief und fest.

Wenige Minuten später kommen die Sanitäter und packen mich auf eine Liege. Nun werde ich zum zweiten Mal in dieser Schwangerschaft mit Blaulicht im Krankenwagen transportiert. Wieder fließen die Tränen und erneut habe ich große Angst um mein Kind.

Mir schießen tausend Gedanken durch den Kopf, doch ich versuche alles Negative zu verdrängen und klammere mich an den Gedanken, dass schon alles gut werden wird.

Nach meiner Ankunft im nächsten Krankenhaus werden erneut Untersuchungen angestellt, doch die Situation hat sich glücklicherweise nicht noch mehr verschärft. Besser geworden ist es auch nicht, aber das war ja auch nicht zu erwarten. Als ich endlich auf einem Zimmer liege, versuche ich zur Ruhe zu kommen und meine Gedanken zu sortieren. Rudi kann in dieser Nacht nicht mehr zu mir kommen und ich bemühe mich zu schlafen. Erstaunlicherweise klappt das sogar sehr gut. Vor dem Einschlafen spüre ich noch einmal die sanften Bewegungen unseres Babys und muss lächeln. Ja, ich weiß, dass wir es schaffen werden. Er wird schon lange genug aushalten und noch die erforderliche Zeit in seinem Ein-Zimmer-Appartement wohnen bleiben.

Bei der Visite am nächsten Tag werde ich sehr schnell auf den Boden der Tatsachen zurückgeholt. Der Chefarzt sagt uns eiskalt, dass er mich ein paar Tage zur Beobachtung hierbehalten möchte, sollte sich aber nichts am Befund ändern, könne ich genauso gut nach Hause gehen, denn ob das Baby im Krankenhaus oder zu Hause zur Welt käme, mache keinen Unterschied – sterben würde es so oder so.

Außerdem würde er vor Abschluss der 24. Schwangerschaftswoche keine Wehenhemmer geben, da dies keinen Sinn mache, die entsprechenden Rezeptoren an der Gebärmutter seien noch gar nicht vorhanden. Man wolle bei der Mutter auch nicht den Eindruck erwecken, dass das Kind eine reelle Überlebenschance habe. Cortison zur Lungenreifung des Babys bekäme ich frühestens ab 23+5 Schwangerschaftswochen. Sprich, er könne außer Magnesium und strenger Bettruhe nichts für unser Baby tun.

Ich bin wie vor den Kopf gestoßen.

Hätte der Chefarzt einen Eimer kaltes Wasser über meinem Kopf ausgeschüttet, hätte das vermutlich die gleiche Wirkung auf mich gehabt. Ich bin völlig sprachlos, verzweifelt, aber auch sehr wütend. Auch wenn dies die medizinischen Fakten sein sollten, so hätte ich mir doch etwas mehr Feingefühl erhofft. Warum sollte man einem Baby, nur weil es zwei Wochen zu früh dran ist, mit den erforderlichen Infusionen und Spritzen nicht einmal die Chance zum Überleben geben?

Vor Abschluss der 24. Schwangerschaftswoche darf ich mir also in diesem Krankenhaus nichts erhoffen, obwohl es ansonsten eigentlich einen sehr guten Ruf hat.

Ich bin unglaublich froh, dass Rudi in dieser Situation bei mir ist. Ich hätte nicht gewusst, wie ich ihm diese Diagnose hätte mitteilen sollen. Außerdem gibt mir allein seine Anwesenheit Kraft und Zuversicht.

Zu dem Magnesium kommt jetzt noch eine Antibiotikatherapie, da die Ärzte eine Infektion als Auslöser der Wehen vermuten. Meine Entzündungswerte im Blut lassen allerdings nicht darauf schließen. Bis das Ergebnis des Abstriches da ist, werde ich also vorsorglich behandelt.

Später bitte ich um ein Gespräch mit einer Hebamme aus dem Kreißsaal. Dieser Wunsch wird mir nach mehrmaligem Nachfragen erfüllt, doch auch von ihr bekomme ich nicht die erhoffte Zusprache. Allerdings legt sie mir ein homöopathisches Mittel gegen Wehen ans Herz. Dieses bekomme ich umgehend von den Schwestern auf der Station.

Ich werde nun täglich zwei- bis dreimal an den Wehenschreiber gehängt. Auf diesem werden mal mehr, mal weniger Wehen aufgezeichnet. Mal etwas stärker, mal weniger stark. Elias aber geht es in dieser Zeit blendend. Er ist kerngesund und sein Herzchen schlägt ganz gleichmäßig. Das sanfte Klopfen beruhigt mich ungemein.

Es will mir einfach nicht in den Kopf, dass ich unser Baby tatsächlich verlieren könnte.

Das ist einfach unmöglich.

Während meines Krankenhausaufenthaltes kümmert sich Rudi zu Hause um Max, den Haushalt und den Hund. Von der Arbeit ist er vorerst freigestellt. Wenn der Große im Kindergarten ist, besucht Rudi mich im Krankenhaus. Ein Drahtseilakt zwischen allen Verpflichtungen. In dieser Zeit wird ihm sehr viel abverlangt. Ganz abgesehen von dem emotionalen Stress.

In den kommenden Tagen nehme ich den Kampf mit meiner Krankenkasse wegen der verschriebenen Haushaltshilfe auf. Nie im Leben hätte ich gedacht, dass das Erreichen der Genehmigung so schwer sein würde. Schließlich liegt ein Attest des Arztes vor. In diesem steht, dass eine Haushaltshilfe zwingend notwendig ist, um einen stationären Aufenthalt zu vermeiden.

Meine naive Meinung, ich bräuchte lediglich das Attest an die Krankenkasse zu faxen, erweist sich rasch als Irrtum. Ich führe stundenlange Debatten am Telefon und versuche, die Kasse von den Vorteilen und dem unbedingten Nutzen der Haushaltshilfe zu überzeugen. Die Kosten für eine Familienpflegerin stehen schließlich in keinem Verhältnis zu den finanziellen Belastungen eines langwierigen, unvermeidlichen Krankenhausaufenthaltes bei Nicht-Gewährung der Haushaltshilfe. Ganz zu schweigen von den Kosten für ein extrem früh geborenes Kind, das über Monate hinweg auf der Intensivstation behandelt werden muss.

Am Telefon muss ich mir anhören, dass die Betreuung meines vierjährigen Sohnes schließlich meine Privatsache sei und nicht Aufgabe der Krankenkasse. Unzählige Anrufe später taucht ein Licht am Ende des Tunnels auf. Die Krankenkasse lässt sich darauf ein, einen freiwilligen Zuschuss zu den Kosten der Haushaltshilfe zu leisten. Grundsätzlich seien diese aber nicht im Leistungsspektrum vorgesehen.

Meine Hartnäckigkeit scheint sich auszuzahlen.

Aber auch bei der nächsten Etappe beiße ich zunächst auf Granit. Ich versuche, eine Organisation zu finden, die mir schnellstmöglich mit einer Familienpflegerin aushelfen kann. Scheinbar bekommen viele Familien außer uns eine Haushaltshilfe genehmigt, denn ich bekomme immer wieder zu hören, dass alle Damen auf Wochen hin ausgebucht sind. Doch eine Entlastung nach der Entbindung würde mir schließlich nichts mehr nützen, deshalb brauche ich sie so schnell wie irgend möglich.

Je länger es dauert, das Problem zu lösen, desto länger muss ich im Krankenhaus bleiben. Ohne eine Unterstützung zu Hause ist die Situation nicht zu bewältigen, sobald Rudi wieder zur Arbeit muss. Mit einem kleinen Wirbelwind zu Hause ist an ausschließliches Liegen nicht zu denken. Wieder muss ich viele langwierige, oft enttäuschende Telefonate führen, bis ich endlich Gehör finde. Die Ansprechpartnerin ist bereit, mir schnellstmöglich eine Hilfe zur Seite zu stellen. Vorausgesetzt, die schriftliche Genehmigung der Krankenkasse liegt vor. Auf diese muss ich allerdings noch ein paar Tage warten. Was für ein unglaublicher, nervenaufreibender Akt. Und das, wo ich mich doch schonen und nicht aufregen soll.

Drei Tage später habe ich einen Termin zum Organscreening von Elias in einer Praxis für Pränataldiagnostik gleich um die Ecke der Klinik. Deshalb wird frühmorgens der Gebärmutterhals per Ultraschall kontrolliert. Dieser hat sich glücklicherweise auf knapp zweieinhalb Zentimeter regeneriert. Daraufhin erhalte ich von den Ärzten die Erlaubnis, die Klinik kurzzeitig zu verlassen, um mich zu dieser Untersuchung fahren zu lassen.

Beim Feinultraschall wird festgestellt, dass es unserem Bauchzwerg prima geht. Elias ist sogar für seine 22 Schwangerschaftswochen ein kleiner Wonneproppen mit immerhin schon 450 Gramm. Alles ist dran und genau dort, wo es sein soll. Ein rundum gesundes Baby. Nur leider ist die Cervix, lediglich 40 Minuten nach der ersten Ultraschalluntersuchung an diesem Morgen in der Klinik, um 1,2 Zentimeter geschrumpft. Also fahren Rudi und ich schleunigst wieder zurück ins Krankenhaus. Dort angekommen heißt es wieder ‚strenge Bettruhe'.

Nachdem der Chefarzt während der Visite am nächsten Morgen noch einmal seinen Standpunkt klar gemacht hat, entschließe ich mich dazu, erst einmal nach Hause zu gehen. Ich fühle mich in diesem Krankenhaus einfach nicht gut aufgehoben. Nicht ernst genommen und nicht verstanden. Das gesamte Personal ist ständig im Stress und keiner nimmt sich die Zeit, meine brennenden Fragen zu beantworten. Außerdem scheinen alle hier Elias bereits aufgegeben zu haben und damit zu rechnen, dass ich eine Fehlgeburt erleiden werde.

Aber damit werde ich mich nicht so einfach abfinden.

Ich glaube an mein Kind und fest daran, dass wir es schaffen werden.

Ab jetzt soll ich zweimal pro Woche zur Kontrolle zum Gynäkologen und zusätzlich kommt eine Hebamme zu uns nach Hause. Natürlich muss ich die ganze Zeit liegen. Sollte der Befund aber trotzdem nicht stabil bleiben, ich schmerzhafte oder regelmäßige Wehen bekomme oder einen Druck nach unten verspüren, muss ich umgehend wieder ins Krankenhaus.

Sollte dieser Fall eintreten, werde ich aber sicher nicht in das Krankenhaus gehen, in dem ich gelegen habe, sondern sofort in eine auf extreme Frühgeburtlichkeit spezialisierte Institution.

Glücklicherweise liegt auch die Klinik nur wenige Minuten von unserer Wohnung entfernt. Wenn es sein muss, werde ich meinen Mutterpass verbrennen und einfach behaupten, ich sei bereits in der 24. Schwangerschaftswoche!

Beim nächsten Frauenarzt-Termin wird uns mitgeteilt, dass zwischenzeitlich die Ergebnisse der Abstrich-Untersuchungen aus dem Krankenhaus eingetroffen sind. Es sind weder Bakterien noch irgendeine Infektion nachweisbar.

Während der anschließend durchgeführten Ultraschalluntersuchung hat die Cervix erstaunlicherweise eine Länge von drei Zentimetern. Rudi und ich können unser Glück kaum fassen. Für einen kurzen Moment scheint wieder alles in Ordnung zu sein, unsere Sorgen völlig unbegründet.

Doch noch während der Untersuchung merke ich, dass eine Wehe im Anmarsch ist. Beim Anblick der Cervix währenddessen entgleisen dem Arzt die Gesichtszüge. Völlig perplex sagt er nur: „So etwas habe ich ja noch nie gesehen, das ist ja unglaublich."

Auf dem Monitor sehen wir, wie der vorhandene Trichter einfach noch weiter aufgeht. Es bleibt nur ein winzig kleiner Rest der Cervix, lediglich sieben Millimeter, stehen. Kurzfristig sieht es sogar so aus, als würde nun, hier und jetzt auf dem Untersuchungsstuhl, die Cervix vollständig verstreichen und der Muttermund sich öffnen.

Wir starren alle drei gebannt auf den Bildschirm. Nachdem die Wehe abgeklungen ist, schließt sich der Trichter wieder und es sieht so aus, als sei der Befund der Cervix bei drei Zentimetern völlig stabil. Hätte ich nicht während der Untersuchung eine Wehe gehabt, wir hätten uns in falscher Sicherheit gewiegt.

Bei einer Tastuntersuchung fühlt der Arzt anschließend sogar schon das Köpfchen von Elias und der Muttermund ist sehr weich. Der Arzt warnt mich, dass nun jedes Aufstehen den Druck auf den Muttermund noch verstärken kann und dieser sich dadurch möglicherweise zu öffnen beginnt. Seine Worte in Kombination mit dem eben Gesehenen geben meinen Ängsten um Elias eine neue Dimension.

Ich habe nun mit eigenen Augen gesehen, was in und mit mir geschieht. Wie wenig Einfluss ich darauf habe, wenn diese Naturgewalten wirken.

Wir drohen, so kurz vor Erreichen der Lebensfähigkeit von Elias, zu scheitern. Ich habe eine kaum zu beschreibende Angst, ihn zu verlieren. Angst davor, ein nicht lebensfähiges Kind gebären zu müssen. Sollte der Muttermund aufgehen, steht das Leben meines Babys auf dem Spiel! Noch gäbe es keine Chance für ihn zu überleben. Er würde einfach auf meine Brust gelegt werden und wir könnten ihn beim Sterben nur festhalten.

Dieses Wissen ist sehr ernüchternd. So darf es einfach nicht kommen.

Ich bete jetzt, dass alles gut geht.

Dass Elias noch lange genug in meinem Bauch bleibt und die Zeit schnell vergeht.

Wehen habe ich nach diesem Arztbesuch noch immer, aber sie sind nicht regelmäßig. Mir ist leider allerdings sehr bewusst, wie schlagartig sich das ändern kann und dann wird es sehr schnell sehr gefährlich für Elias. Es geht dann um alles oder nichts.

Ein Cervix-Rest von gerade einmal sieben Millimetern ist nicht wirklich viel.

Es fällt mir immer schwerer, meinen anfänglich unerschütterlichen Glauben an ein gutes Ende beizubehalten. Wobei ich trotzdem immer versuche, positiv zu denken.

Jeden Abend freue ich mich, wieder einen Tag geschafft zu haben. Ich weiß nun, wie zwingend ich liegen bleiben muss und halte mich auch sehr konsequent daran. Ich bin mir sehr sicher, dass ich Elias verlieren würde, sollte ich mich nicht an die Bettruhe halten. Also liege ich mit erhöhtem Becken und warte, dass die Tage bis zum Erreichen der Lebensfähigkeit von Elias vergehen.

Noch keine Überlebenschance?

Anfang der 23. Schwangerschaftswoche

Nun bin ich also, zutiefst verunsichert, wieder daheim. Ich liege ab jetzt nonstop, überwiegend mit hoch gelagertem Becken, um den Druck auf den Muttermund zu minimieren. Ich stehe lediglich auf, um zur Toilette zu gehen. Ich esse und trinke sogar im Halbliegen oder im Sitzen auf der Couch. Mittlerweile trage ich Kompressionsstrümpfe und abends verpasst mir Rudi täglich eine Heparinspritze zur Thromboseprophylaxe. Komischerweise freue ich mich sogar darauf, weil ich dann weiß, dass wieder ein Tag geschafft ist. Mittlerweile zählt jeder einzelne davon.

Die Situation hat sich doch noch einmal zugespitzt.

Ich bin jetzt Anfang der 23. Schwangerschaftswoche. Immer noch nicht weit genug, dass die Ärzte Elias eine Überlebenschance einräumen würden. Zwischenzeitlich haben sie noch über das Legen einer Cerclage debattiert, aber es scheint in meiner Situation wohl einfach zu spät dafür zu sein. Das Risiko eine Infektion einzuschleppen ist zu hoch und außerdem wagen die Ärzte es nicht einmal, mich zu untersuchen, weil jede Reizung schon zu viel sein und neue Wehen auslösen könnte.

Somit würden die Ärzte zwar eine Cerclage legen, im gleichen Atemzug damit aber möglicherweise ungewollt die Geburt einleiten.

Also wird entschieden, es zu lassen, wie es ist. Wir hoffen alle, dass meine Schwangerschaft auch ohne Cerclage noch eine Weile erhalten bleibt. Nutzen und Risiko stehen in diesem Fall einfach in keinem guten Verhältnis.

Bei einer der vielen Kontrolluntersuchungen berichtet mir mein Frauenarzt auch über andere Schwangere und hoffnungsvolle Schicksale. Oft hält die Schwangerschaft, trotz ähnlich brisanter Lage, bis zum errechneten Termin oder zumindest nicht weit davon entfernt.

Ich frage ihn aber explizit, ob er das mit genau meinem Befund für möglich hält.

Er sieht mir nicht in die Augen und sagt: „Ganz ehrlich? Nein!"

Um noch mehr als vier Monate durchzuhalten, ist der Befund einfach zu weit fortgeschritten. Meine Cervix steht bei sieben Millimetern, die Wehen sind auf dem CTG gut erkennbar, der Muttermund ist butterweich und zeigt einen riesigen Trichter. Elias' Köpfchen sitzt tief in diesem Trichter. Aber es geschehen immer noch Zeichen und Wunder. Wer weiß, welcher Weg für uns bestimmt ist? Vielleicht wendet sich alles noch einmal und Elias bleibt noch viele Wochen in meinem Bauch. Man darf einfach nie die

Hoffnung aufgeben. Trotzdem bin froh um jeden Tag, den wir gewinnen und auf weitere 17 Wochen mag ich gar nicht zu hoffen wagen. Mal ganz davon abgesehen, dass ich mir das nicht vorstellen kann – weitere vier Monate liegen. Aber ich weiß ja, wofür und für wen.

Zwischenzeitlich habe ich auch eine ganz liebe Hebamme gefunden, die mich betreut und bei der ich mich endlich verstanden und wirklich wahrgenommen fühle. Die Gespräche mit ihr tun mir sehr gut, ich kann meine Seele bei ihr einfach etwas erleichtern.

Da ich immer noch Wehen habe, rät sie mir, nicht mehr zur Kontrolle zum Frauenarzt zu gehen. Zum einen, weil dieser zwar eine Veränderung der Cervix diagnostizieren, aber nichts am Befund ändern kann. Zum anderen, weil die Fahrt dorthin einfach zu riskant ist. Jeder Druck auf die Cervix, allein durch das Gewicht von Elias und die Schwerkraft, könnte zu viel sein. Ganz zu schweigen von den Erschütterungen durch die Fahrt selbst. Deswegen weiß ich nicht, ob sich die Cervix jetzt verändert hat. Ich werde mich ausschließlich auf mein Gefühl verlassen müssen und versuchen, die Zeit bis zur 25. Schwangerschaftswoche hinter mich zu bringen. Erst dann werde ich erneut zu meinem Gynäkologen gehen, denn zu diesem Zeitpunkt würde ich auch die Spritzen für die Lungenreifung sowie Wehenhemmer bekommen und in die Klinik gehen können, sofern dies notwendig sein sollte.

Ich stelle mir momentan die Frage, was wir tun sollen, wenn sich die Geburt noch vor der Vollendung der 24. Schwangerschaftswoche nicht aufhalten lässt, noch bevor Elias in der Klinik eine Überlebenschance eingeräumt wird. Allein der Gedanke daran lässt mich erschauern. Die Frage, ob das Kind, das ich unter dem Herzen trage, dessen Bewegungen ich jeden Tag deutlicher wahrnehme, jemals außerhalb meines schützenden Bauches wird leben können, raubt mir beinahe den Verstand. Meine Gedanken kreisen ständig um den möglichen Verlust von Elias. Ich bin fassungslos ob der Hilflosigkeit. Ich bin diesem Geschehen ausgeliefert. Ich bin verzweifelt.

Um mich abzulenken, aber auch auf der ständigen Suche nach Informationen, lese ich viel im Internet, suche nach Erfahrungsberichten von anderen betroffenen Müttern und finde – wenig bis gar nichts.

Scheinbar bin ich mit der momentanen Situation, meinen Sorgen und Ängsten völlig allein. Darüber, dass man möglicherweise ein zum Sterben verurteiltes Kind zur Welt bringt, wird augenscheinlich nicht gesprochen.

Ein Tabuthema.

Warum nur?

Könnte es nicht vielleicht helfen zu hören, wie es anderen in einer ähnlichen Situation ergangen ist? Wie und was die Eltern gefühlt haben? Was ihnen bei der Entscheidungsfindung geholfen hat? Wie sie damit umgegangen sind? Aussagen, wie ‚Die Natur wird schon wissen, was sie tut‘ oder ‚Wahrscheinlich ist dann irgendetwas nicht in Ordnung‘ kann und will ich nicht hören. Ebenso wenig hilfreich sind Äußerungen, wie ‚Du bist doch noch jung und kannst wieder schwanger werden'. Vielleicht sind sie inhaltlich richtig, aber ich bin Mutter! Mutter des Kindes in meinem Bauch, das lebt und völlig gesund ist!

Elias hatte bis jetzt lediglich nicht genug Zeit, um zu wachsen.

In solchen Augenblicken, in denen ich in meiner eigenen, sehr abgeschiedenen Welt zu leben scheine, droht mich die Verzweiflung zu übermannen. Ich kann es nur als Ungerechtigkeit empfinden, warum ausgerechnet uns so etwas geschehen muss. Ich frage mich, was ich Schlimmes getan habe, dass mein Kind solche Konsequenzen tragen muss. Ich hadere mit Gott, aber auch mit der modernen Medizin. Dass beide unserem Baby, welchem nur noch wenige Wochen oder sogar Tage zum möglichen Überleben fehlen, nicht helfen können. Manches Mal wünsche ich mir klammheimlich einzuschlafen und erst wieder aufzuwachen, wenn dieser Alptraum vorüber ist. Die Sehnsucht nach Ruhe und Gewissheit greift nach meiner Seele.

Ich, die ich eigentlich lebensbejahend und zuversichtlich bin, brauche nun selbst Zusprache und Unterstützung, um nicht unter dieser Last zu zerbrechen.

Ich sehne mich nach einer Umarmung, nach jemandem, der mir sagt, dass alles gut werden wird, wenn ich nur fest genug daran glaube und die Hoffnung nicht aufgebe. Doch diesen Jemand gibt es nicht.

Rudi und ich geben uns in dieser Zeit gegenseitig viel Halt. Wir reden und diskutieren viel, aber wenn es um die Möglichkeit geht, dass Elias nicht überlebt, weicht er mir aus. Es fällt ihm sehr schwer, auch nur daran zu denken. Er möchte sich verstecken, nicht darüber reden, sich nicht damit auseinandersetzen. Scheinbar aus Angst, es dann erst wirklich werden zu lassen.

Aber alles Verdrängen nutzt nichts, die Situation ist real. Lässt sich nicht leugnen. Ist nicht einfach verschwunden, wenn wir morgen aufstehen. Kein Alptraum, aus dem man einfach erwachen kann.

Mir hilft es, mich zu informieren und genau zu wissen, was auf uns zukommen könnte. Die direkte Konfrontation ist meine Art der Bewältigung.

Wie und wo werde ich Elias zur Welt bringen? Welche Maßnahmen zu seiner Lebenserhaltung sollen ergriffen werden? Und vor allem – ab wann? Unter welchen Voraussetzungen? Wenn er sterben muss, wie können wir ihm und uns die Situation am erträglichsten machen? Dürfen wir ihn beerdigen? Wie ist das doch gleich mit der 500-Gramm-Grenze? Soll er in einem Sammelbegräbnis beigesetzt werden oder in unserem Familiengrab? Möchte ich ihn überhaupt sehen? Kann ich das aushalten? Wie wird es sich anfühlen?

Die ganze Situation erscheint mir völlig absurd. Ich sitze in meinem Wohnzimmer und bin schwanger mit meinem Wunschkind. Es ist völlig gesund, ein kräftiger kleiner Junge. Trotzdem muss ich mir Gedanken darüber machen, wie es wäre, wenn er stirbt. Meine Gefühle reichen von Wut über Hilflosigkeit, Verzweiflung, Hass, Trostlosigkeit und Hoffnungslosigkeit bis hin zu unendlicher Liebe. Mit der Hebamme unterhalten wir uns lange, viel und ausführlich. Immer beide zusammen, da unserer Meinung nach diese Entscheidungen beide Elternteile etwas angehen. Glücklicherweise habe ich mit Rudi einen Mann an meiner Seite, der sich nicht einfach aus der Affäre ziehen will. Schlussendlich würde er sich zwar meiner Entscheidung anschließen, sollte diese nicht die gleiche sein wie seine eigene, doch wir versuchen, einen Weg zu finden, den wir beide mit gutem Gewissen beschreiten können. Mit Freunden und Verwandten kann und will ich in dieser Situation nicht sprechen. Teils aus Angst vor deren möglichen Reaktionen, teils aus dem Wunsch heraus, Klarheit zu finden, was ich selbst wirklich will. Ich möchte in meiner Entscheidungsfindung nicht beeinflusst werden. Möchte ganz genau in mich hineinhorchen, was gut für mich, für uns ist. Wie wir uns eine Geburt ohne Happy End erleichtern könnten.

Nach einigen schlaflosen Nächten entscheiden wir uns, im Fall des Falles nicht in eine Klinik zu fahren. Sollte es so weit kommen, dass sich die Geburt nicht mehr aufhalten lässt, werde ich meine Hebamme anrufen und sie bitten, zu uns zu kommen. Sie betreut auch Hausgeburten, und so könnte ich Elias in Geborgenheit und Ruhe in unserer Mitte entbinden. Er würde auf meine Brust gelegt werden und könnte ausschließlich im Kreis seiner Lieben den Weg zu den Sternen antreten. Einige mögen das vielleicht nicht verstehen. Aber wir stehen dahinter. Ich möchte nicht um jeden Preis ein Kind in einer Klinik gebären, von dem wir wissen, dass es keinerlei Überlebenschancen hat.

Mir graust es bei der Vorstellung, dass ein todgeweihtes Kind in einer sterilen, kalten Umgebung in hellem Licht geboren wird und in den wenigen Minuten, in denen es vielleicht am Leben ist, von fremden Leuten gehalten wird und erfolglos versucht wird, es am Leben zu erhalten. Nur um es dann doch gehen lassen zu müssen.

Nein, wenn Elias schon sterben muss, dann bei seinen Eltern. Dann ohne Qualen, Hektik und Stress. Wir würden alle Zeit der Welt haben, um uns von ihm zu verabschieden.

Ich glaube, dass dies für uns der richtige Weg ist.

Bis diese Entscheidung fällt, fließen bei uns viele Tränen.

Tränen der Angst, Tränen der Trauer, Tränen der Wut und Tränen der Verzweiflung. Wir merken, dass wir nicht mehr Herr der Lage sind. Vielleicht können wir bald nichts mehr für unseren Zwerg tun.

Trotzdem oder gerade deshalb verliere ich nie aus den Augen, dass sehr bald schon die fürchterliche Zeit der Ausweglosigkeit vorüber ist.

Dann stellt sich die unglaublich schwere Frage nicht mehr, ob wir in eine Klinik fahren und ob unser Kind eine Chance zum Leben bekommt. Ab der 25. Schwangerschaftswoche obliegt die Verantwortung den Ärzten. Dann sind sie zur Hilfeleistung verpflichtet. Nur noch knappe zwei Wochen, dann ist es geschafft. Laut Frauenarzt und Hebamme besteht momentan ein Risiko von etwa fünfzig Prozent, dass die Gebärmutter den fatalen Impuls zum Beginn der Geburt bekommt. Dass Elias zu früh zur Welt kommen wird, ist mittlerweile ziemlich sicher. Die Frage ist nur – wie früh? Es zählt nun jeder Tag. Ich schöpfe ein Fünkchen Hoffnung, dass wir es vielleicht doch bis zur 30. Schwangerschaftswoche schaffen könnten. Alles, was danach kommt, wäre für mich ein Geschenk von ungeheurem Ausmaß.

Die Haushaltshilfe kommt von nun an täglich. Vorerst aber nur für drei Stunden, da Rudi noch zu Hause ist. Er weicht nicht mehr von meiner Seite und versucht, mir jeden Wunsch von den Augen abzulesen. Wir haben beide sehr viel Angst vor dem, was auf uns zukommen könnte. Trotzdem versuchen wir, schon wegen Max, uns unsere Sorgen zumindest tagsüber nicht zu sehr anmerken zu lassen.

Für einen Vierjährigen ist die ganze Situation nicht leicht zu verstehen. Obwohl er unwahrscheinlich brav und für sein Alter sehr verständnisvoll ist, merke ich, dass er sich sehr wohl seine Gedanken macht. Er spürt meine Angst, meine Unsicherheit. Ich glaube fest daran, dass Kinder einen siebenten Sinn für solche Situationen haben. Allerdings fragt er selten, was genau mit mir los ist. Ich versuche ihm zu erklären, dass ich liegen muss, weil ich Bauchweh habe und dass das wichtig für seinen kleinen Bruder ist, damit er gesund zur Welt kommen kann.

Max nimmt die Situation als so selbstverständlich hin, dass es mir manchmal wehtut. Er fragt, wann ich wieder gesund bin. Ich erkläre ihm, dass ich erst aufstehen darf, wenn Elias geboren ist und der aber am besten noch eine Weile im Bauch bleiben soll. Was für uns Erwachsene schon scheinbar paradox klingt, muss für ein Kleinkind völlig unverständlich sein. Max kommt von nun an zum Kuscheln, Lesen und Spielen zu mir auf die Couch.

Dass ich nicht mehr mit ihm spazieren gehen kann, findet er doof. Dass jetzt eine Frau zu uns kommt, die für uns kocht, putzt und mit ihm spielt, hingegen ziemlich spannend. Die beiden planen bereits, bald Plätzchen zu backen.

Eine greifbare Spannung
Ende der 23. Schwangerschaftswoche

Einige Tage später liege ich nachts in meinem Bett und versuche zu schlafen. Auf einmal merke ich, dass sich die Wehen anders anfühlen, leicht schmerzhaft werden. Im ersten Moment versuche ich, sie zu ignorieren. Ich hoffe einfach, dass es gleich wieder vergeht. Doch der Schmerz bleibt, bekommt eine gewisse Regelmäßigkeit und wieder einmal bekomme ich es mit der Angst zu tun. Alle guten Vorsätze, in dieser Situation ruhig zu bleiben, sind vergessen. Ich bitte Rudi, die Hebamme anzurufen. Ich befürchte, dass die Geburt jeden Moment losgehen könnte. Ich bin völlig aufgelöst und weiß nicht, was ich tun soll. Ich bekomme Panik vor der Möglichkeit einer Hausgeburt, ohne ein gesundes Kind im Arm halten zu können. Die Zeit bis zur Lebensfähigkeit ist noch nicht erreicht.

Die Hebamme beruhigt mich. Sie fordert mich auf, eine erhöhte Dosis des pflanzlichen Anti-Wehenmittels zu nehmen und meinen Bauch von außen zu wärmen. An ihrer Stimme höre ich, dass sie nicht der Meinung ist, die Situation könne gefährlich werden. Sie vermutet, dass der ganze Spuk in kurzer Zeit wieder vorübergeht. Das besänftigt mich selbst ungemein, denn ich vertraue ihr. Auch Rudi wird durch ihre Einschätzung und Instruktionen ruhiger.

Tatsächlich, nach einer guten halben Stunde scheint sich die Lage etwas zu entspannen. Die Abstände zwischen den Wehen werden länger und die Wehen selbst sind nicht mehr so schmerzhaft. Langsam beruhige ich mich, meine Angst wird weniger und ich entspanne mich wieder. Als die Gefahr scheinbar gebannt ist, beschließen Rudi und ich etwas zu schlafen und legen uns beide ins Bett. Die Nacht ist unruhig, aber erträglich.

Vor dem Einschlafen allerdings lässt mich das Gefühl nicht los, dass das noch nicht das Ende des Schreckens ist.

Am nächsten Morgen gehe ich nach dem Aufstehen zur Toilette und spüre deutlich, dass etwas anders ist als sonst. Auf dem Toilettenpapier entdecke ich eine frische Schmierblutung und sofort sind die Ängste der vergangenen Nacht wieder präsent. Nun hält mich nichts mehr zu Hause. Alle Vorsätze, nicht mehr vor der 25. Schwangerschaftswoche zum Arzt zu fahren, sind dahin. Keinen Gedanken verschwende ich mehr daran, dass

Elias sterben könnte, weil er die magische Grenze von 24 vollendeten Schwangerschaftswochen noch nicht überschritten hat.

Vielleicht gibt es doch noch eine Chance, meinem Engel zu helfen. Rudi ist auch völlig angespannt und wir fahren so schnell wie irgend möglich zu meinem Gynäkologen.

Ich möchte wissen, was Sache ist.

Ich bin bei 22+5 Schwangerschaftswochen, es sind noch neun Tage bis zur offiziellen Lebensfähigkeit. In der Praxis schreibt die Sprechstundenhilfe zuerst noch ein CTG. Darauf sind allerdings, obwohl ich sie deutlich spüren kann, keine Wehen verzeichnet. Außerdem kann ich kaum ruhig liegen.

Dass ich Wehen habe, weiß ich sicher. Ich möchte erfahren, was in mir, was mit Elias passiert. Nach kurzer Wartezeit bittet mich der Arzt ins Sprechzimmer und erkundigt sich nach meinen Beschwerden. Mittlerweile weiß er, dass mein Körpergefühl mich vermutlich nicht trügt und macht nach einer kurzen Zusammenfassung meinerseits umgehend einen Vaginalultraschall. Es liegt eine greifbare Spannung in der Luft. Ich kann kaum erwarten zu sehen, was in der Nacht wohl geschehen ist. Als das Bild auf dem Monitor erscheint, wird der Arzt blass, macht noch eine zweite Aufnahme und beendet dann sofort den Schall.

Die Diagnose ist ernüchternd. Der Muttermund ist zwei Zentimeter geöffnet, die Fruchtblase bereits prolabiert. Das heißt, ein Teil der Fruchtblase ist aus der Gebärmutter vorgefallen und liegt nun vor dem Muttermund. Ähnlich einem nicht ganz prall aufgeblasenen Luftballon, dem man an einem Ende eine zusätzliche Beule ausgepresst hat.

Es ist keine Zeit mehr, einen Rettungswagen zu rufen und auf diesen zu warten. Wir sollen umgehend und auf kürzestem Weg in die glücklicherweise nur wenige Kilometer entfernte Klinik fahren. Ich kann kaum noch stehen, mir wird übel und schwindelig. Mein Freund muss mich stützen, denn ich bin einer Ohnmacht nahe. „Nein!", schießt es mir durch den Kopf. Das darf einfach nicht sein. Unser kleiner Schatz muss einfach noch ein paar Tage aushalten. So kurz vor dem Ziel geben wir nicht auf.

In diesem Moment fasse ich einen Entschluss. Ich werde darum kämpfen, dass meinem Kind geholfen wird. Ich werde die Spritzen für die Lungenreifung erbetteln, wenn es sein muss. Ich weiß, dass Elias es schaffen wird. Auch wenn sonst keiner an uns glaubt, ich tue es.

Ich zittere am ganzen Körper, der mitleidige Blick meines Arztes spricht Bände. Er wünscht uns viel Glück, begleitet uns bis zur Praxistür und wir machen uns auf den Weg in die Klinik.

In einer Glückshaube

24. Schwangerschaftswoche

Seit ein paar Tagen liege ich nun mit immer wiederkehrenden Wehen, stark verkürzter Cervix inklusive Trichterbildung und einer prolabierten Fruchtblase in der Klinik. Die Situation ist akut und sehr brisant, da ich erst am Beginn der 24. Schwangerschaftswoche stehe. Für eine gefahrlose Geburt ist es noch viel zu früh. Es sind noch sechs Tage bis zur offiziellen Lebensfähigkeit. Rudi und ich führen eindringliche Gespräche mit den Gynäkologen und Neonatologen. Dabei wird uns genau erklärt, dass für Elias bei einer so frühen Geburt nur sehr geringe Überlebenschancen bestehen. Wir werden auch darüber aufgeklärt, was passiert, sollte er die Geburt und die Tage danach überstehen. Mit welchen eventuellen Folgen einer solchen Frühgeburt wir rechnen müssen.

Neben diversen Schwierigkeiten mit beinahe allen lebenswichtigen Organen macht uns eine relativ wahrscheinlich eintretende Hirnblutung am meisten Angst.

Was, wenn unser Baby durch eine solche Hirnblutung geistig schwer behindert wird? Haben wir die Kraft, mit solch einer Bürde zu leben? Wir haben zu Hause schließlich noch ein Kind, das uns braucht.

Mir schießen Gedanken durch den Kopf, die ich längst vergessen glaubte. In der Schwangerschaft mit Max teilte mir der behandelnde Frauenarzt mit, dass mein Kind mit relativ hoher Wahrscheinlichkeit eine Trisomie 21, also das Down Syndrom, habe. Damals bestand ich auf eine Fruchtwasseruntersuchung. In den Tagen bis zur Eröffnung des Ergebnisses hatte ich mich entschieden, die Schwangerschaft abzubrechen, sollte sich die gefürchtete Diagnose bestätigen. Ich fühlte mich damals physisch und psychisch nicht in der Lage, ein Leben mit einem solchermaßen beeinträchtigten Kind zu führen, das ich zeitlebens pflegen und umsorgen müsste.

Nun stehe ich vor der Frage, ob man einem Baby nur wegen ebendieser Angst die Chance auf ein gesundes Leben nehmen darf. Die Wahrscheinlichkeit ist zwar gering, aber sie ist da. Also entscheiden wir uns schließlich gemeinsam, beide ganz bewusst, für unser Kind, mit allen möglichen Konsequenzen.

Ich bitte um die Lungenreifungsspritzen sowie um eine Tokolyse-Behandlung. Ohne diese Injektionen sind die Lungen in so einer frühen Schwangerschaftswoche überhaupt nicht in der Lage, Sauerstoff aufzunehmen und zu verarbeiten. Mit diesen Spritzen, es sind insgesamt zwei, die im Abstand von 24 Stunden gegeben werden, ist die Chance minimal höher, dass für die Ärzte überhaupt eine Möglichkeit besteht, die kleinen, unreifen Lungen zu beatmen. Die Beatmung scheint laut Aussagen der Ärzte bei einer extremen Frühgeburt offensichtlich das größte Problem zu sein.

Mit dem gleichzeitigen Beginn der Tokolyse, der Wehenhemmung also, erhoffe ich mir die Zeit zu überbrücken, bis die Spritzen nach 48 Stunden ihre volle Wirksamkeit entfalten. Anderenfalls würde die Geburt auf Grund der immer stärker werdenden Wehentätigkeit und des fortschreitenden Befundes am Muttermund wohl eine Frage von Stunden sein und Elias würde sterben.

Aber ich weiß einfach, dass Elias es schaffen kann und wird. Die Ärzte machen mir nicht viel Hoffnung und erklären uns immer wieder, dass ein Kind in einer so frühen Schwangerschaftswoche kaum eine Überlebenschance hat. Von Statistiken möchte ich aber in dieser Situation nichts wissen. Es ist mein Kind, das sich in mir bewegt und nichts in der Welt kann mich von dem Gedanken abbringen, dass es leben wird.

Die Kinderärzte weisen uns auch auf etwas Anderes hin: Sollte Elias vor der vollendeten 24. Schwangerschaftswoche auf die Welt kommen, hängt eine intensivmedizinische Behandlung neben dem Wunsch der Eltern ganz allein davon ab, ob er den Willen und die Kraft zum Leben zeigt. Man würde unser Kind nicht behandeln, wenn es blau und leblos zur Welt käme. Darüber bin ich mir im Klaren.

Sich als werdende Mama Gedanken machen zu müssen, ob das eigene Kind bei der Geburt oder kurz danach stirbt, vermag man sich kaum vorstellen. Auch ich nicht. Ich schiebe diese Angst ganz weit von mir und versuche, all meine Kraft und Zuversicht dem kleinen Lebewesen in mir zu schicken.

Ich rede Elias in diesen Stunden immer wieder gut zu. Ich sage ihm, dass ich an ihn glaube, dass ich ihn unterstützen werde, wo immer ich kann, dass wir es allen zeigen werden. Nichtsdestotrotz weine ich in diesen Tagen viel. Ich frage mich, wie es ist, ein eben geborenes Kind zu den Sternen gehen lassen zu müssen. Wie es anderen Müttern in ähnlichen Situationen wohl geht? Wie gehen sie damit um? Ich will wissen, ob ich mein Kind sehen darf, ob wir es im Fall des Falles würden beerdigen können. Wie soll ich es meinem großen Sohn beibringen?

Einige Male, wenn ich mich zu sehr in solche Gedanken zu verstricken drohe, spüre ich einen deutlichen Tritt in meinem Bauch. Als ob Elias sagt: „Jetzt reicht es, du hast genug gegrübelt. Ich bin hier, ich bin kräftig und stark. Wir werden es schaffen." Dann gelingt es mir, mich auf diese Zeichen einzulassen und ihm zu vertrauen. Ich glaube an ihn und meine Gedanken werden durch ihn wieder in eine andere Richtung gelenkt.

Es sind noch fünf Tage bis zur offiziellen Lebensfähigkeit. Als ich morgens zur Toilette gehe, bemerke ich, dass ich eine leichte, frische Blutung habe. Da ich trotz der hohen Dosis an Wehenhemmern immer noch sporadische Wehen habe, werde ich am Nachmittag zur ständigen Überwachung in den Kreißsaal verlegt. Die Wirkung der Lungenreifungsspritzen ist jedoch noch nicht voll entfaltet. Ich sage Elias, dass er noch ein bisschen aushalten muss. Es wird dauerhaft ein CTG geschrieben. Elias wird nonstop überwacht. Es geht ihm den Umständen entsprechend gut. Er macht sich immer wieder durch Tritte bemerkbar. Ich darf nur noch liegen. Nicht einmal mehr zum Toilettengang darf ich aufstehen, damit kein Druck mehr auf den Muttermund ausgeübt wird. Am Abend bekomme ich die zweite Spritze zur Lungenreifung. Die Hälfte der 48 Stunden ist geschafft.

Schlafen kann ich in dieser Nacht kaum. Zu viele Gedanken kreisen in meinem Kopf, zu groß ist die Angst, dass Elias im Schlaf einfach aus mir herausrutschen könnte. Die ganze Situation fühlt sich falsch an. Ich liege in der 24. Schwangerschaftswoche im Kreißsaal. Alle Ärzte, Schwestern und Hebammen sind in höchster Alarmbereitschaft. Untersucht werde ich in dieser Zeit nicht. Die Gefahr, die Geburt durch eine Manipulation noch zu beschleunigen, ist einfach zu hoch. Die Oberärzte fragen mich häufig, ob ich eine Veränderung spüre. Doch an diesem Tag bleibt alles verhältnismäßig ruhig.

Es sind noch vier Tage bis zur offiziellen Lebensfähigkeit. Die Wehen werden im Laufe des Tages immer stärker. Die Ärzte versuchen, die Geburt noch etwas hinauszuzögern und erhöhen nochmals die Dosis der Wehenhemmer. Als die Höchstdosis überschritten ist, kann ich Arme und Beine nicht mehr ruhig halten. Alles zittert, ich habe meine Gliedmaßen nicht mehr unter Kontrolle. Mein Puls rast und ich habe Beklemmungsgefühle. Meine Angst nimmt zu, die Geburt rückt spürbar näher.

Gegen 21.50 Uhr fährt Rudi noch einmal nach Hause. Er möchte etwas essen und sich ausruhen, Kraft sammeln. Ich verspreche ihm, mich sofort zu melden, wenn sich meiner oder Elias' Zustand verschlechtert oder wenn ich das Gefühl habe, dass ich ihn brauche.

Er ist noch nicht lange weg, als ich merke, dass der Druck auf den Muttermund zunimmt und die Wehen jetzt denen bei meiner ersten Entbindung immer ähnlicher werden. Daraufhin bitte ich eine der Schwestern, Rudi anzurufen und ihm zu sagen, dass es jetzt losgeht. Keine zehn Minuten später ist er wieder bei mir. Völlig aufgelöst, die Angst und die Unsicherheit stehen ihm deutlich ins Gesicht geschrieben. Uns beide erfasst eine unsagbare Furcht vor dem, was jetzt kommen wird.

Ich spüre, dass es kein Zurück mehr gibt.

Hilflos schaue ich auf die Uhr, rechne kurz nach und stelle etwas erleichtert fest, dass die 48 Stunden für die Lungenreifung gerade vergangen sind. Es besteht also eine kleine Chance, dass Elias keine lebensbedrohlichen Schwierigkeiten beim Beatmen haben wird. Es erscheint mir wie ein weiteres Zeichen, dass alles gut werden wird. Stück für Stück haben wir uns fast bis in die Zeit der Lebensfähigkeit gerettet, nun ist die Lungen-reifung etwas beschleunigt. Das alles kann kein Zufall sein.

Die von der Hebamme gerufene Oberärztin macht einen Ultraschall über den Bauch, stellt dabei fest, dass der Muttermund komplett eröffnet ist und meint lediglich: „Da ist jetzt nichts mehr aufzuhalten!"

Dann geht das Gewusel im Kreißsaal los. Immer mehr Personen erscheinen um mich herum. Jeder ist furchtbar beschäftigt. Die Wehenhemmer werden abgesetzt und mir wird zu einer PDA geraten, um Elias zu schonen.

Ich habe eigentlich eine horrende Angst vor Spritzen im Allgemeinen und einer Rückenmarksnarkose im Besonderen, aber in diesem Fall bin ich natürlich einverstanden. Ich würde alles tun, um Elias zu helfen.

Zwischenzeitlich bitte ich eine Schwester, die diensthabende Pfarrerin zu benachrichtigen. Ich möchte, dass Elias eine Nottaufe erhält, wenn er es wirklich nicht schafft. Alles in allem sind mittlerweile etwa zwanzig Personen im Kreißsaal und auf dem Gang davor – zwei Gynäkologen, zwei Hebammen, Krankenschwestern, Neonatologen, Anästhesisten, die Pfarrerin mit Begleitung. Der Großteil postiert sich glücklicherweise hinter meinem Bett, so dass ich nicht alle sehen muss.

Kaum wirkt die PDA richtig, spüre ich auch schon die erste Presswehe. Diese ist zwar nicht schmerzhaft, aber trotzdem deutlich spürbar. Ich teile dies der Ärztin mit und diese meint, ich dürfe vorsichtig mitschieben. Zeitgleich dehnt die Ärztin mit beiden Händen Elias' Geburtsweg, um den Druck auf sein Köpfchen möglichst zu minimieren.

Ich drücke viermal, fünfmal und dann flutscht der Winzling auch schon in seiner kompletten Fruchtblase aus mir heraus. Sie ist noch nicht einmal geplatzt.

Wenn ein Baby in seiner Fruchtblase das Licht der Welt erblickt, wird das Glückshaube genannt. Ob das ein weiteres Zeichen ist?

Den Anblick jedenfalls werde ich in meinem ganzen Leben nicht vergessen. Die Fruchtblase sieht aus wie ein orangefarbener Luftballon, nur den Inhalt kann ich nicht genau erkennen. Nachdem die Ärztin die Fruchtblase mit einem lauten Platsch eröffnet hat, legt sie mir das kleine Würmchen auf den Bauch.

Wie klein er ist.

So winzig.

Ich kann ihn kaum spüren und doch ist er auf einmal da.

Damit beginnen die längsten Sekunden meines Lebens.

Im Kreißsaal ist es mucksmäuschenstill. Niemand sagt ein Wort. Alle Anwesenden warten gespannt auf die besprochenen Lebenszeichen. Sie harren, ob Elias die Kraft und den Willen zum Leben hat. Die Welt scheint in diesem Moment völlig still zu stehen.

Dann geschieht das eigentlich Unmögliche – das, was ihm keiner zugetraut hat, außer seinen Eltern. Der kleine Mensch auf mir sagt deutlich, dass er leben will. Elias bewegt die kleinen Ärmchen und Beinchen und gibt einen leisen, quäkenden Laut von sich. Wie ein kleines Kätzchen, das maunzt. Niemand hat damit gerechnet.

Als ob er sagen will: „Hier bin ich und ich möchte leben. Nun kümmert euch um mich."

Es dauert noch den Bruchteil einer Sekunde, dann geht alles sehr schnell. Elias wird abgenabelt, in ein Tuch gewickelt, die Neonatologen nehmen ihn an sich und bringen ihn fort. In einem Nebenzimmer steht ein Inkubator bereit und Elias wird dort erstversorgt. Für kurze Zeit ist eine unglaubliche Hektik im Zimmer, dann wird es wieder ruhig. Die Schmerzmittel werden abgesetzt, die PDA wird entfernt, und nachdem die Plazenta geboren ist, werde ich zugedeckt.

Dann sind wir auf einmal ganz allein.

Nur noch Rudi und ich.

Ich habe mich in meinem ganzen Leben noch nie so einsam gefühlt. Wir halten uns an den Händen und wissen nicht, was wir sagen, fühlen und denken sollen.

Ist das gerade wirklich passiert?

Ist unser Kind gerade über vier Monate zu früh auf die Welt gekommen?

Wie geht es ihm?

Was machen die Ärzte mit ihm?

Warum sagt niemand etwas?

Wo sind sie denn alle hin?

Gerade war noch der ganze Raum voller Menschen und nun sind wir ganz allein. Wir sind verloren, hilflos, machtlos. Wir können nichts für Elias tun, ihn nur den Ärzten überlassen und auf sie vertrauen. Das Glücksgefühl meiner ersten Entbindung stellt sich nicht ein. Ich fühle mich beraubt – meiner Schwangerschaft, meines Kindes.

Natürlich weiß ich, dass dieses Vorgehen absolut lebensnotwendig und unumgänglich ist, aber mein Mutterherz ist trotzdem zerrissen. So gerne würde ich ihn beschützen, halten, ihm Geborgenheit schenken. Ich fühle mich nutzlos, unfähig meinem Kind das geben zu können, was es braucht. Nichts ist so, wie es sein sollte. Ich konnte ihn noch nicht einmal richtig ansehen, kann mich nicht erinnern, wie er aussieht. Konnte ihn noch nicht riechen, nicht mit ihm kuscheln oder ihn im Arm halten.

Ich weiß aus Büchern und aus Gesprächen mit den Ärzten, was sie nun mit ihm machen. Er wird intubiert, weil er noch nicht selbst atmen kann. Er wird Infusionen gelegt bekommen, um ihm diverse notwendige Medikamente verabreichen zu können.

Wer wird ihm die Hand halten? Wer wird ihn trösten? Für ihn ist doch alles noch so neu, so kalt, so hell. Er hat bestimmt Angst. Obwohl mir die Ärzte wenig Hoffnung auf Elias' Überleben gemacht haben, denke ich jetzt keine Sekunde daran, dass er sterben könnte.

Vielmehr konzentriere ich mich darauf, dass ich aufstehen kann. Ich möchte zu ihm, möchte ihn sehen und berühren. Ich bin so froh, dass Rudi die ganze Zeit tapfer an meiner Seite ausgehalten hat. Dass er die ganze Zeit bei mir war und ich hier nicht allein bin. Dass ich die Geburt nicht ohne ihn durchstehen musste. In keinem Moment habe ich mich ihm so verbunden gefühlt wie jetzt. Rudi schreibt den wichtigsten Verwandten und Freunden eine SMS. „Elias ist da." Wenig Inhalt einer Nachricht, gemessen an dem Wunder, dass er lebt. Später werden wir erfahren, dass unsere Mitteilung für sehr viel Verwirrung gesorgt hat. Niemand weiß: Lebt er? Wie geht es ihm? Wie geht es uns? Aber in dem Moment wissen wir das selbst nicht so genau.

Nach einer Weile, die mir wie eine Ewigkeit vorkommt, kommt einer der Neonatologen zu uns und versichert uns, dass es Elias den Umständen entsprechend gut geht. Er ist stabil, wenn auch extrem unreif.

Der Arzt bittet Rudi, mit ihm zu kommen, er dürfe für einen Augenblick zu Elias.

Aber Moment, was ist mit mir? Ich möchte auch zu meinem Kind. Da die Wirkung der Rückenmarksnarkose noch nicht abgeklungen ist, kann ich nicht aufstehen. Ich muss also liegenbleiben und warten, bis Rudi wiederkommt und mir von unserem Sohn berichtet.

Als er zurückkehrt, erzählt er mir, dass Elias nackt unter einer Wärmelampe liegt. Der Tubus und die Zugänge sind bereits gelegt und die Ärzte haben ihn für einige kurze Augenblicke mit Elias allein gelassen. Sie baten ihn, die Hände an seinen Kopf und an seine Füße zu legen, sodass Elias eine Begrenzung spürt. Das würde ihm Geborgenheit geben und ihn an die Situation in der Gebärmutter erinnern. Rudi ist von den Eindrücken wie paralysiert und völlig fasziniert von dem kleinen Lebewesen, das sein Sohn ist.

Ich hingegen will von diesen Eindrücken überhaupt nichts wissen. Ich möchte selbst aufstehen und zu ihm gehen. Ich bin furchtbar wütend, weil ich noch nicht aufstehen darf. Ich beneide Rudi darum, dass er schon bei Elias sein durfte, Hautkontakt zu ihm hatte, ihn genau ansehen konnte. Mir bleibt nichts anderes übrig als abzuwarten.

Die Pfarrerin, die die ganze Zeit vor dem Kreißsaal gewartet hat, kommt zu uns. Im ersten Moment bekomme ich einen Schreck, denn ich denke, dass Elias notgetauft werden muss. Aber die Pfarrerin lächelt und gratuliert uns zu unserem kleinen Kind. Herzlichen Glückwunsch? Das erscheint mir im ersten Moment ziemlich eigenartig. Im Nachhinein freue ich mich sehr darüber. Es sind nämlich einfach zu wenige Menschen, die uns zur Geburt unseres Sohnes gratulieren, aus Angst, dass er vielleicht doch noch sterben könnte.

Die Pfarrerin drückt mir einen kleinen Engel aus Kupfer in die Hand. Sie erklärt mir, dass Elias sicher einen ganz besonderen Schutzengel an seiner Seite hat. Einen, der ganz besonders gut aufpasst. Ich bin sehr berührt, bedanke mich und drücke den kleinen Schutzengel an mich. Ab sofort würde er über Elias wachen. Die Pfarrerin will nun gehen, da wir sie nicht brauchen. Sie bietet uns jedoch ein Gespräch an. Sollten wir sie brauchen, die Situation dramatischer werden, könne ich mich jederzeit wieder an sie wenden.

Als sie den Raum verlassen hat, kommt eine Schwester zu uns. Sie überreicht uns zwei Fotos und einen winzigen Fußabdruck von unserem Kind in einer Geburtskarte. Außerdem stehen da noch seine Maße: Gewicht – 670 Gramm, Größe – 30 Zentimeter, Schwangerschaftswoche – 23+3. Auf dem Foto weint Elias, er ist schon intubiert und verkabelt. Irgendwie löst dieses Bild überhaupt keine Glücksgefühle in mir aus. Ich werde fürchterlich aufgeregt und ruhelos. Ich frage, wann ich ihn sehen kann. Nachdem die Rückenmarksnarkose jedoch immer noch wirkt, muss ich weiterhin liegenbleiben. Es erscheint mir wie eine endlos lange Zeit.

Nach etwas weniger als einer Stunde kann ich es nicht mehr erwarten und stehe einfach auf. Das Gehen klappt schon ganz gut, wenn auch etwas wackelig. Aber schließlich ist Rudi bei mir und kann mich stützen.

Elias wurde zwischenzeitlich auf die Neugeborenen-Intensivstation in einen anderen Trakt der Klinik gebracht und dort versorgt. Es dauert eine Ewigkeit, bis wir den weiten Weg gefunden und zurückgelegt haben.

Dann plötzlich stehen wir vor der verschlossenen Milchglastür und halten uns an den Händen. Was kommt jetzt auf uns zu? Beide waren wir noch nie auf einer Intensivstation. Hinter dieser Tür liegt unser Kind. Wir sehen uns an. Ich drücke die Klingel neben der Tür. Endlose Minuten passiert nichts. Was nun? Dürfen wir nicht zu ihm? Ist etwas geschehen?

Als ich noch einmal die Klingel drücke, meldet sich eine Stimme an der Gegensprechanlage. Ich melde uns als Eltern von Elias an. Eine Schwester kommt zu uns auf den Gang. Wir müssen uns sterile Kittel, die in einem Schrank auf dem Flur verwahrt werden, überziehen wegen der Infektionsgefahr. Dann bittet uns die Schwester auf die Station. Vor lauter Aufregung ist mir schlecht. Die Geräusche, das gedämpfte Licht, der Geruch auf der Station machen mir Angst. Dann sehe ich sie, die Inkubatoren. Ich möchte schon darauf zulaufen, als mich die Schwester zurückhält. Hände waschen, desinfizieren. Ja, natürlich. Darf ich dann endlich zu meinem Kind? Anschließend führt uns die Schwester zu einem Inkubator, der mit einem Tuch verdeckt ist. Sie macht ein kleines Licht an, hebt den Stoff und dann sehen wir ihn.

Ich habe noch nie einen so kleinen, so perfekten Menschen gesehen. Ich bin nicht schockiert, nicht abgeschreckt. Ich sehe ihn nur mit den Augen einer Mutter. Dort liegt mein Sohn. So winzig wie er ist, so wunderschön finde ich ihn.

Ich frage, ob ich ihn berühren und streicheln darf. Doch die Schwester meint, er schlafe jetzt und brauche Ruhe. Es tut mir leid, so untätig sein zu müssen, aber ich verstehe es und wir beschränken uns darauf, dieses kleine Wunder anzusehen und zu staunen. Erst nach einigen Minuten bemerke ich die ganzen Kabel und Schläuche, die an ihm hängen. Die Apparate, an denen Elias angeschlossen ist. Ich nehme das Klingeln der Monitore, das Summen der Beatmungsmaschine wahr. Ich weiß nicht, wie viel Zeit vergangen ist, seit wir neben Elias' neuem Zuhause stehen. Aber auf einmal bin ich unglaublich erschöpft und müde. Schweren Herzens lassen wir Elias bei den Schwestern und gehen auf die Wöchnerinnenstation. Zwischenzeitlich hat man dort ein Einzelzimmer für mich hergerichtet. Ich möchte aber nicht alleine sein, habe Angst vor der Einsamkeit, die mich erfassen würde. Ich bitte um ein zusätzliches Bett, so dass Rudi bei mir bleiben kann. Dieser Wunsch wird uns umgehend erfüllt und wir beziehen ein Doppelzimmer, keine 50 Schritte von unserem Baby entfernt. Und doch so weit weg.

Ich fühle mich leer und ausgelaugt.

Ich frage eine Schwester, ob sie mir nicht schon eine Milchpumpe bringen kann, um den bevorstehenden Milcheinschuss zu fördern. Schließlich weiß ich, dass Muttermilch für ein Frühgeborenes sehr wichtig ist. Mein Wunsch wird aber abgelehnt und ich soll erst einmal schlafen. Der Aufforderung komme ich nach und wider Erwarten schlafe ich ohne Schwierigkeiten ein und durch. Scheinbar bin ich ungeheuer erschöpft.

Auf der Suche nach dem Warum

Rückblick auf die 21. Schwangerschaftswoche

Hallo Mädels!

Mir ging's die letzten Tage nicht so blendend. Zum einen habe ich ständig Vor-, Übungs- oder Was-auch-immer-Wehen, und in der Kombination mit meiner jetzt schon verkürzten Cervix habe ich die ganze Zeit Sorge, dass ich irgendwann ins Krankenhaus muss. Hatte das in meiner ersten Schwangerschaft auch schon und es hat sich bis zum Ende hingezogen. Hoffe nicht, dass es schlimmer wird.

Das Problem ist, dass ich irgendwie nicht zur Ruhe komme. Wir werden spätestens Ende Januar von Sickstadt nach Bad Gnesingen (300 km) umziehen. Mein Lebensgefährte wird dort eine neue Stelle antreten, und da es unsere gemeinsame Heimat ist und wir in unser eigenes Haus ziehen werden, ist eigentlich alles gut. Eigentlich, denn derzeit sitzt in unserem Haus eine Mieterin, die nicht so recht ausziehen will. Wir haben alle die Sorge, dass sie einfach nicht rausgeht und es auf eine Räumungsklage ankommen lässt. Die Kündigung des Mietverhältnisses ist zwar rechtskräftig, aber an einen Auszug der Dame mag keiner glauben. Die alte Wohnung ist gekündigt zum 31.01. Sollte die Mieterin bis dahin nicht raus sein, werden wir wohl übergangsweise in einer Ferienwohnung oder Ähnlichem wohnen müssen. Hilft ja nix. Die Möbel könnte die Spedition einlagern. Das habe ich schon gefragt.

Außerdem konnten wir bei einer Besichtigung feststellen, dass die Dame einige Schäden im und am Haus verursacht hat und wir fürchten nun, dass die Kaution für die entsprechenden Reparaturen nicht reichen wird. Da es sich um eine Amerikanerin handelt, die vermutlich demnächst zurück in die USA geht, ist das auch mit Regressansprüchen alles sehr schwierig.

Auch ohne Schwangerschaft wäre das schon genug mit Wohnung kündigen, Umzug organisieren. Ich weiß auch überhaupt nicht, wann ich Max im Kindergarten abmelden und wann anmelden soll. Das belastet mich momentan sehr... Er hat doch schon so viele, sehr gute Freunde. Der Arme.

Zum Umzugszeitpunkt bin ich dann schon 32. oder 33. Woche und es wird sicherlich ganz schön chaotisch. Ist ja nicht mal eben um die Ecke. Dann muss die alte Wohnung renoviert werden usw. Glückli-

cherweise zahlt unser Arbeitgeber den Umzug, mit Einpacken und allem, so dass wenigstens das nicht an mir hängen bleibt.

Dann kommt natürlich noch dazu, dass ich bis dahin an unserem neuen Zuhause noch keine Hebamme habe bzw. mich noch für keine Geburtsklinik entschieden habe. Geschweige denn Kinderzimmer einrichten oder Ähnliches. Habe zwar gestern einen Kinderwagen und einen Autositz gekauft, aber wo die hin sollen bis zum Umzug, weiß ich noch nicht. Zudem ist da die Angst, dass Klein-Elias einfach nicht so lange in meinem Bauch bleiben will.

*Das wäre der ultimative Super-Gau. Frühgeburt und Mieterin geht nicht aus dem Haus raus. Dann stehen wir einfach vor verschlossenen Türen *grusel*.*

*Leider bin ich durch den ganzen, rein emotionalen Stress ziemlich unausgeglichen und ungeduldig. Genau genommen bin ich momentan die Superzicke schlechthin *schäm*. Mein armes Umfeld...*

Ach, wäre ich froh, wenn nur alles schon vorbei wäre und ich nicht mehr auf gepackten Koffern hier auf den Startschuss warten müsste.

Irgendwie lässt sich sicher alles regeln, aber es zehrt sehr an meinen Nerven.

Sorry fürs Volljammern, ist ganz schön lang geworden ...

GGLG

Nina mit Elias inside, morgen Bergfest

• • •

Wir leben bereits seit zehn Jahren aus beruflichen Gründen in Sickstadt. Beinahe genauso lange steht fest, dass wir, wenn wir die vorgeschriebene Zeit hinter uns haben, wieder zurück in die Heimat wollen. Spätestens seit Max auf der Welt ist, ist dieser Wunsch intensiv, denn ich wollte nie, dass meine Kinder in einer Stadt aufwachsen.

Dass wir umziehen werden, steht also bereits fest, bevor ich mit Elias schwanger werde. Wie kompliziert alles werden würde, kann ich mir damals jedoch noch nicht vorstellen...

Bei einer komplikationslosen Schwangerschaft wäre, wenn auch sehr knapp, alles machbar gewesen. Der Umzug ist zum Jahreswechsel geplant, die alte Wohnung ist termingerecht gekündigt. Als sich jedoch bereits so frühzeitig Wehen einstellen und absehbar wird, dass Elias es sehr eilig hat auf die Welt zu kommen, bekomme ich es langsam mit der Angst zu tun.

Was würden wir tun, wenn Elias noch in Sickstadt zur Welt käme und die Wohnung schon gekündigt ist?

Im Nachhinein betrachtet vermute ich, dass der durch den Umzug provozierte Stress möglicherweise zu Elias' frühzeitiger Geburt beigetragen hat. Es herrschte so viel Unsicherheit, wie alles ablaufen würde. Ich bekam regelrechte Panik, von einem Tag auf den anderen hochschwanger quasi auf der Straße zu sitzen. Durch all das in Kombination mit der gesamten Umzugsorganisation wurde ein enormer Druck erzeugt und ich konnte mich immer weniger entspannen.

So kreisten meine Gedanken fortwährend um mein ungeborenes Kind, welches sich scheinbar nicht bis nach dem Umzug gedulden konnte, um das Licht der Welt zu erblicken. Die möglichen Konsequenzen, die auf uns zukommen würden, wenn Elias noch in Sickstadt geboren werden würde, schienen allgegenwärtig. Sollte dies der Fall sein, wäre an einen Umzug nicht mehr zu denken. Schließlich würden wir unser Kind nicht 300 Kilometer von uns entfernt auf einer Intensivstation zurücklassen. Andererseits wäre an eine Verlegung in eine Klinik in Heimatnähe bei einem so viel zu früh geborenen Baby in absehbarer Zeit auch nicht zu denken. In Sickstadt würden wir aber auch nicht bleiben können, denn die Wohnung war gekündigt.

Über all dem schwebte das Damoklesschwert, nicht zu wissen, ob Elias, sofern er tatsächlich bald zur Welt käme, bei seiner Geburt überhaupt lebensfähig sein würde.

Jeder Zentimeter verkabelt

2. Lebenstag

Elias liegt auf der Intensivstation und bewältigt tapfer jede Stunde. Er hat eine starke Infektion in der Lunge, was vermutlich auch ein Grund für die Frühgeburt ist. Das macht ihm ganz schön zu schaffen. Gleich nach der Entbindung wurde sehr viel Eiter aus seiner Lunge abgesaugt und phasenweise hatten die Ärzte Schwierigkeiten, ihn überhaupt zu beatmen.

Momentan bekommt er eine Hochfrequenz-Oszillationsbeatmung, das ist eine Art Rüttelbeatmung, eine sehr sanfte Beatmungsform. Allerdings wird das des Öfteren wieder geändert und neu angepasst. Für die Ärzte ist es nicht einfach, die passende Beatmung für ihn zu finden. Eine, mit der Elias zurecht kommt, also genügend Sauerstoff erhält, und die er auch toleriert. Es ist ein ständiges Auf und Ab. Voraussichtlich muss er mindestens bis zum errechneten Entbindungstermin in der Klinik bleiben, vorausgesetzt er schafft es.

Aber davon bin ich felsenfest überzeugt.

Nicht umsonst haben wir uns mit aller Macht haarscharf in die Lebensfähigkeit gerettet und nicht umsonst hat er alles bis jetzt sehr gut überstanden. Er hält durch und ich glaube fest an ihn.

Vermutlich durch Elias' Lungeninfektion habe auch ich mich mit irgendwelchen Keimen infiziert und habe nun eine Gebärmutterentzündung. Deshalb hänge ich am Tropf und bekomme per Infusion Antibiotika. Zudem weiß meine Gebärmutter wegen der extremen Frühgeburtlichkeit nicht so recht mit der Situation umzugehen und zieht sich nicht richtig zusammen. Auch dafür erhalte ich derzeit ein Medikament. Mein Unterbauch ist insgesamt sehr druckempfindlich. Ich hasse die Antibiose, denn jedes Mal, wenn der Apparat angeschlossen ist, brennt es in der Vene wie Feuer. Da ich alle sechs Stunden angestöpselt werde, fällt das auch mindestens zweimal in die Nachtzeit. Weil ich sowieso schlecht schlafe und noch dazu alle drei Stunden Milch für unseren Zwerg abpumpen muss, ist die Infusion eine wenig schöne Art, geweckt zu werden.

Sobald die Entzündungswerte im Blut zurückgehen, darf ich eigentlich nach Hause. Wobei ich gar nicht weiß, ob ich das überhaupt möchte. Eigentlich mag ich daran momentan noch gar nicht denken.

Rudi und ich wohnen derzeit in einem Patientendoppelzimmer auf der Wochenstation und werden hier sehr gut versorgt. Ich habe eine elektrische Milchpumpe auf dem Zimmer und muss mich eigentlich um überhaupt nichts kümmern. Außerdem sind wir jederzeit abrufbar, wenn es

Elias schlechter geht, oder er sich womöglich sogar in Lebensgefahr befindet. Wir sind in jedem Fall schneller bei ihm, als wenn wir zu Hause wären. Meine abgepumpte Milch kann ich auch nachts direkt auf der Intensivstation abgeben und dabei immer fragen, wie es unserem Engel denn gerade geht. Wenn ich es gar nicht aushalte, darf ich auch nachts einmal kurz nach ihm sehen. Wobei wir uns grundsätzlich natürlich an die Besuchszeiten halten müssen, denn die Kleinen brauchen nichts nötiger als Ruhe. Allerdings passiert es relativ häufig, dass wir sogar während der Besuchszeit vor die Tür gesetzt werden. Zum Beispiel, wenn ein neues Baby auf die Station kommt, es bei einem der Kinder Schwierigkeiten gibt oder ein steriler Eingriff im gleichen Zimmer durchgeführt wird. Alles nachvollziehbar, aber für uns als Eltern ist das wirklich anstrengend.

Die folgenden Tage fliegen an mir vorbei. Ich stehe psychisch völlig neben mir und möchte einfach nur jede freie Sekunde bei Elias verbringen, um nichts zu verpassen. Oft beschleichen mich, trotz des festen Glaubens an unseren Sohn, doch Zweifel und Angst, ihn doch noch zu verlieren.

Jetzt, wo ich ihn sehen kann, scheint Elias besonders verletzlich. Stundenlang sitze ich neben dem Inkubator und sehe ihn einfach nur an. Er ist unwahrscheinlich winzig, aber so schön, schon so unglaublich perfekt. Ich versuche, mir jede Einzelheit von ihm einzuprägen und wir machen eine Unmenge an Fotos.

Wenn man so ein Würmchen nicht mit eigenen Augen gesehen hat, kann man sich nicht vorstellen, wie klein und scheinbar zerbrechlich es ist. Ich bin völlig fasziniert, wie winzig die Fingerchen sind. Alle vier haben auf meinem ersten Fingerglied Platz. Und doch sind sogar die Fingernägel schon erkennbar. Rudi kann Elias mit beiden Händen vollständig verdecken. Und doch ist der kleine Mann stark, hat einen solchen Lebenswillen!

Heute Nacht ist sein Inkubator ausgefallen und Elias musste umgebettet werden. Das war für ihn eine hohe Belastung und großer Stress. Eigentlich braucht er so viel Ruhe wie irgend möglich, um in Ruhe wachsen zu können. Passend dazu muss allerdings auch die Technik einwandfrei sein. Der neue Inkubator muss also die gleiche Temperatur und Luftfeuchtigkeit haben. All die Apparate, Schläuche, Kabel und Medikamente müssen bei der Umlagerung die ganze Zeit über angeschlossen bleiben und mit Elias zusammen zeitgleich umziehen. Elias ist auf jedes einzelne Gerät angewiesen. Aber jetzt hat er ein neues Haus, wie die Schwestern den Inkubator liebevoll nennen, und auch den Umzug hat er ohne nennenswerte Schwierigkeiten überstanden.

Um ihm sein neues Heim etwas gemütlicher zu machen, bringe ich ihm als Zudecke einen kleinen, kuscheligen Waschlappen mit. Sein Schutzengel, den er von der Krankenhauspastorin bei der Geburt bekommen hat, sowie seine Spieluhr, die ich ihm schon in der Schwangerschaft oft vorgespielt habe, hängen nun bei ihm in seinem Glashaus. Alles muss natürlich vorher gereinigt und gründlich desinfiziert werden, um das Einschleppen von Keimen zu verhindern. Außerdem klebe ich ein Ultraschallbild, auf dem er den ausgestreckten Daumen ins Bild hält, außen auf den Inkubator. Irgendwie symbolisiert dieses Bild den Eindruck, den ich von ihm habe: Alles ist gut. Keine Sorge, ich schaff' das schon. Ansonsten gibt es noch ein Namensschildchen mit Elias' Daten. Wann er, in welcher Schwangerschaftswoche, mit wie viel Gewicht und welcher Größe geboren wurde. So erhält sein Häuschen eine persönliche Note.

Anfassen können wir Elias nur sehr wenig.

Die Türchen des Inkubators sollen die meiste Zeit geschlossen bleiben, damit weder Wärme noch Luftfeuchte entweichen können. In seinem Glashaus ist die Luftfeuchtigkeit so hoch, dass das Wasser an den Innenwänden in kleinen Rinnsalen herunter läuft. Das muss so sein, weil Elias' Haut noch nicht für die normale Raumluft gereift ist. So dauert es einige Tage, bis sich die Haut auf ein Dasein ohne Fruchtwasser im Bauch eingestellt hat.

Elias sieht ganz rosa aus. Die Haut ist noch unglaublich dünn und durchscheinend. Spätestens alle drei Stunden muss er umgelagert werden, damit er keine Druckstellen durchs Liegen bekommt. Dabei müssen auch alle Messgeräte – die Blutdruckmessung, das Pulsoxymeter und die CO_2-Messung – umgeklebt werden, denn die Haut hält dem Druck einfach nicht stand. Auch wenn die Schwestern sehr viel Wert darauf legen, die Klettbänder nur ganz lose um seine kleinen Gelenke zu legen, ist alles wahnsinnig empfindlich. Es lässt sich nicht vermeiden, dass Elias schon einige kleinere, offene Stellen hat. Aber das wird sich hoffentlich bald bessern, wenn sich seine Haut an die geänderten Verhältnisse gewöhnt hat.

Außerdem wird Elias momentan komplett mit einer kleinen, dünnen Plastikfolie abgedeckt, damit er seine Körpertemperatur besser halten kann. Das sieht sehr eigenartig aus. Immer wieder muss ich mich innerlich dagegen wehren, die Folie wenigstens von seinem Köpfchen zu nehmen. Ich habe das Gefühl, dass er keine Luft bekommt. Der Gedanke ist allerdings völlig surreal, denn Elias wird voll beatmet und bekommt den Sauerstoff über den Tubus in seiner Nase direkt in die Lunge. Auf den Bauch kann man Elias noch nicht drehen, weil er einen Nabelkatheter hat. Die Gefahr, dass dieser beim Umdrehen einfach herausrutscht, ist zu groß. Der Nabelkatheter ist toll, weil Elias ihn nicht spürt und somit keine Schmerzen hat. So lange es möglich ist und er sich nicht entzündet, wird er auch liegenbleiben, denn hierüber erhält Elias eine Infusion mit allen wichtigen Nährstoffen und auch einige Medikamente. Außerdem können die Ärzte von dort auch Blut entnehmen. Das müssen sie relativ häufig tun, denn so werden sämtliche Werte von Elias überprüft.

Die Blutgaswerte müssen allerdings leider mit einem kleinen Piks in der Ferse gemessen werden. Wenn ich das sehe, könnte ich jedes Mal sofort losheulen. Der arme Knopf kann sich gar nicht wehren, weiß nicht wie ihm geschieht und ist mittlerweile schon ganz zerstochen.

Wenn ich so neben seinem Häuschen sitze und ihn schlecht sehen kann, weil das Wasser an der Scheibe meine Sicht trübt, hoffe ich einfach, dass Elias spürt, dass er nicht alleine ist. Ich versuche ihm Kraft zu schicken. Sooft ich darf, lege ich meine eine Hand um sein kleines Köpfchen und die andere ganz vorsichtig auf seinen Bauch oder an die Füßchen. So soll und will ich ihm ein Gefühl von Sicherheit vermitteln. Die Geborgenheit der Gebärmutter nachahmen. Im Bauch ist alles sehr eng und für Elias ist es nach seiner Geburt beängstigend, wenn er keine Begrenzung spürt. Deshalb bauen die Schwestern auf der Station auch sehr liebevolle Nestchen für die Kleinen. Mit minikleinen Sandsäckchen werden die Würmchen in der typischen Embryohaltung stabilisiert. Richtig gemütlich sieht das aus. Insgesamt gehen die Schwestern unglaublich zärtlich und vorsichtig mit den Kindern um. Es tut gut zu sehen, wie sie ihn mit Samthandschuhen anfassen, um ihm keine zusätzlichen Unannehmlichkeiten zu bereiten.

Schließlich gibt es für mich keine Möglichkeit, Elias selbst zu versorgen, und ich muss ihn zwangsläufig in die Obhut des Klinikpersonals geben. Zu wissen, dass sich die Schwestern so toll um ihn kümmern, macht die Trennung etwas leichter.

Und trotzdem schmerzt es jedes Mal, wenn ich die Station verlassen muss. Nie weiß ich, ob ich ihn beim nächsten Besuch wieder in der gleichen guten Verfassung sehe oder ob sich die Situation drastisch verschlechtert hat. Die Ärzte machen mich immer wieder darauf aufmerksam, dass viele der typischen Schwierigkeiten von Frühgeborenen erst in den nächsten Tagen auf uns zu kommen können. Aber jede geschaffte Stunde und erst recht jeder geschaffte Tag bedeuten ein geringeres Risiko einer von uns gefürchteten Gehirnblutung. Davor habe ich mitunter am meisten Angst. Bis dato konnten die Ärzte aber noch nichts dergleichen feststellen und so bin ich auch diesbezüglich sehr zuversichtlich.

Der Anblick der unzähligen Medikamente, die Elias über zahlreiche Zugänge erhält, kann allerdings nicht darüber hinwegtäuschen, dass Elias fortwährend in Lebensgefahr schwebt. Seine Lebensfunktionen sind an die vielen Apparate und Medikamente gebunden.

Völlig verkabelt ist der arme Kerl.

An beiden Händen und an einem Füßchen hat er Zugänge, am Nabel noch immer den Katheter. Von dem kleinen Kerlchen bleibt fast kein freies Fleckchen Haut mehr zu sehen.

Die kleinste Windel, die es extra für zu früh geborene Babys gibt, ist kleiner als eine Puppenwindel. Und trotzdem ist sie für Elias viel zu groß. Sie muss ein gutes Stück umgeschlagen werden und reicht ihm dennoch bis unter die Achseln. Wenn ich eine frische Windel in der Hand halte, ist diese insgesamt nicht größer als mein Handteller. Eine davon, beschließe ich, werde ich auf jeden Fall für Elias aufheben. Damit er später einmal sehen kann, wie klein er war, als er auf die Welt kam.

Elias bekommt, zusätzlich zur Nährstoffinfusion, sogar schon Nahrung über eine Magensonde. Diese führt über seine Nase direkt in sein kleines Bäuchlein. Eine komplette Mahlzeit besteht aus nicht einmal einem Milliliter verdünnter Muttermilch. Elias' Magen und Darm müssen sich erst langsam daran gewöhnen, dass jetzt schon Nahrung verdaut werden muss. Dazu wird die Milch in eine kleine Spritze gefüllt und anschließend über einen dünnen Schlauch in seinen Magen sondiert. Das Abpumpen der Milch ist, neben meiner Anwesenheit, so ziemlich das Einzige, was ich momentan für Elias tun kann. Die Muttermilch ist für seinen Darm am leichtesten zu verdauen und zusätzlich bekommt er darüber diverse Abwehrstoffe für sein Immunsystem.

Auch wenn das Pumpen beileibe keine schöne Angelegenheit ist, so tue ich es doch mit einer ganz besonderen Hingabe.

Es tut gut, wenigstens diesen kleinen Beitrag leisten zu können.

Ein ungeheures Mitteilungsbedürfnis

4. Lebenstag

Heute Abend findet hier im Krankenhaus, direkt neben der Intensivstation, ein Eltern-Treffen statt, welches der hiesige Frühchen-Verein veranstaltet. Etwas schüchtern, doch sehr gespannt, was uns erwarten wird, betreten Rudi und ich den Raum. Wir sind, neben den beiden Organisatoren, die Ersten. Um einen Tisch, der liebevoll mit einer Kerze dekoriert ist, stehen mehrere Stühle. Wir werden herzlich begrüßt und nehmen Platz. Nach und nach treffen noch zwei weitere Elternpaare ein. Eines ist uns bereits vom Sehen her bekannt. Deren Zwillinge liegen direkt neben Elias' Inkubator auf der Intensivstation. Auch die anderen beiden sind Eltern eines Zwillingspaares. Die Kinder liegen aber in einem anderen Zimmer und ich habe die Eltern daher noch nie vorher gesehen.

Nachdem die Runde scheinbar komplett ist, werden wir von einem sympathischen Mann und einer ebenso liebeswürdigen Frau noch einmal Willkommen geheißen und die beiden stellen sich vor. Es handelt sich um Eltern ehemalig frühgeborener Kinder, die nun bereits größer sind. Sie leiten in ihrer Freizeit diese Treffen, damit sich frisch Betroffene austauschen können, und teilen ihre eigenen Erfahrungen mit uns.

Anfangs sind alle etwas schüchtern, doch sehr neugierig, was im Laufe des Abends wohl auf uns zukommen könnte.

Ich stelle mich vor und merke sofort, dass die Worte nur so aus mir hervorsprudeln. Ein wahrer Wortschwall quillt aus mir heraus. Scheinbar habe ich bei diesen Menschen ein sehr großes Mitteilungsbedürfnis. Dass ich mich vor völlig fremden Personen so öffne, wundert mich im ersten Moment. Aber ich merke sehr schnell, wie gut es mir tut. Ich brauche keine medizinischen Fachbegriffe erläutern, jeder hier versteht mich.

Als die junge Frau neben mir ihre Geschichte erzählen will, kommen ihr sofort die Tränen. Sie erzählt von ihren Sorgen und davon, dass die Angst ihre Kinder zu verlieren beinahe übermächtig ist. Von dem Trauma der plötzlichen Geburt. Ich kann sie so unglaublich gut verstehen und bin auf eine besondere Art sehr froh, mit diesen Gefühlen nicht allein auf der Welt zu sein. Ich nehme ihre Hand und wir weinen gemeinsam. Ein völlig fremder Mensch mit einem doch so ähnlichem Schicksal. Wie schnell man sich so eng verbunden fühlt!

Mir sind meine Tränen nicht peinlich, mein Gefühlsausbruch tut mir sogar gut und zeigt sehr deutlich, wie sehr mich die ungewisse Zukunft, ja sogar die Angst vor den allernächsten Tagen aus der Fassung bringt. Rudi geht es ähnlich.

Wir unterhalten uns noch eine Weile und tauschen unsere bisherigen Erfahrungen aus. Mir gefällt das Treffen sehr gut und ich hoffe, noch öfter daran teilnehmen zu können und mit den anderen Eltern in Kontakt zu bleiben.

Die Erfahrungen der ,alteingesessenen' Eltern machen mir Mut und zeigen, dass sich alle Hoffnung lohnt, dass es ein Licht am Ende des Tunnels gibt, auch wenn es momentan noch nicht so hell leuchtet.

Nach einiger Zeit stellen wir Mütter schmunzelnd fest, dass es Zeit ist, Milch abzupumpen und wir trennen uns für diesen Abend.

Wie in einer Achterbahn

5. Lebenstag

Mittags wird bei einer Ultraschalluntersuchung von Elias' Köpfchen von den Ärzten eine Erweiterung der Gehirnventrikel festgestellt. In der anschließenden Besprechung teilen sie uns mit, dass dies wahrscheinlich die Folge der von uns so gefürchteten Hirnblutung ist. Eine Blutung an sich können sie mit dem Ultraschallgerät nicht sehen, lediglich die Konsequenz daraus. Von der Größe der Erweiterung schließen sie auf eine erst- bis zweitgradige Blutung. Was das nun im Endeffekt für uns bedeutet, kann uns allerdings zum jetzigen Zeitpunkt noch keiner sagen. In den meisten vergleichbaren Fällen zieht eine solche, doch relativ kleine Blutung keinerlei Schäden oder Ausfälle nach sich. Trotzdem löst sie in uns große Unsicherheit und Angst aus.

Jetzt ist es also doch passiert.

Allein bei dem Wort 'Hirnblutung' denke ich zwangsläufig an ein behindertes Kind oder eine akut lebensbedrohliche Situation. Ich bin im ersten Moment fürchterlich erschrocken und denke: „Jetzt ist alles aus, Elias wird sterben."

Dass dem nicht so ist, darüber werde ich von den Ärzten aufgeklärt. Oft kann der Körper das vorhandene Blut selbst resorbieren und zurück bleiben lediglich die erweiterten Ventrikel, also ein kleiner Hohlraum im Gehirn – ohne spätere Folgen.

Doch durch diese Diagnose wird mir deutlich vor Augen geführt, wie bedrohlich alles für Elias ist. Er ist kein Wunderkind, der von allen Begleiterscheinungen eines extremen Frühgeborenen verschont bleibt.

Zu wissen, was noch alles auf uns zukommen kann, macht mir immense Angst.

Bis jetzt habe ich gedacht: Elias kam zu früh auf die Welt, liegt nun in seinem Inkubator und wir müssen nichts weiter tun als abzuwarten, bis er groß und stark genug ist, um mit uns nach Hause zu kommen. Dem ist leider nicht so. Da es Elias in den ersten Tagen so unerwartet gut geht, wähne ich mich in dem Glauben, dass die meisten Gefahren der Frühgeburtlichkeit bereits gebannt sind.

Ich möchte die Warnungen der Ärzte und Krankenschwestern nicht hören. Diese versuchen immer wieder, uns auf die bevorstehenden Monate vorzubereiten. Sie sagen, dass es unweigerlich zu Infektionen, Tiefpunkten, Rückschritten und mitunter auch zu lebensbedrohlichen Situationen kommen wird.

Die Beatmung von Elias macht immer wieder große Schwierigkeiten, sein Darm ist noch sehr unreif und könnte sich entzünden. Eine sehr gefürchtete Komplikation bei Babys unter 1500 Gramm Geburtsgewicht ist die NEC, eine nekrotisierende Enterokolitis. Die Sterblichkeitsrate liegt hier bei zehn bis fünfzig Prozent. Außerdem sei es sehr unwahrscheinlich, dass Elias die Klinik völlig ohne Folgeschäden durch seine Frühgeburtlichkeit verlassen wird.

Doch ich ignoriere alle Hinweise hartnäckig. Nein, sage ich mir. Wir haben unser Soll an Angst und Leid bereits erfüllt. Ich bin sicher: Elias wird die Zeit auf der Intensivstation ohne größere Hürden überstehen.

Die Diagnose der Hirnblutung aber holt mich auf den Boden der Tatsachen zurück. Elias ist ein ebenso empfindliches, verletzliches Frühgeborenes wie all die anderen Babys auf der Station. Ich werde ihn, trotz meines festen Glaubens an seine Kraft, nicht vor allen Unannehmlichkeiten beschützen können. Das zu erfahren tut weh. Ich kann ihm nichts ersparen, nichts abnehmen. Ich kann nur darauf vertrauen, dass Elias sich seinen Weg bahnen wird.

Ansonsten geht es Elias den Umständen entsprechend gut. Er kann auf so manches medizinische Hilfsmittel nicht verzichten, aber im Großen und Ganzen sind die Ärzte sehr zufrieden mit ihm. Es hat bis heute noch keine akut lebensbedrohliche Situation gegeben und die Gefahr dafür nimmt von Tag zu Tag ab.

Ich weiß, dass er es schaffen wird, aber mit so viel Lebenswillen und Stärke bei dem kleinen Mann hat hier vermutlich keiner gerechnet.

Elias' Entzündungswerte im Blut sind stark gesunken, die Beatmung klappt momentan prima, sein Blutdruck ist stabil und insgesamt sieht er, sofern ihn die Ärzte und Schwestern in Ruhe lassen, sehr zufrieden und entspannt aus.

Elias zeigt sehr deutlich, wenn ihm irgendetwas nicht passt. Die meisten Untersuchungen erträgt er zwar mit einer beinahe stoischen Ruhe, aber manchmal wird es ihm auch zu viel und er regt sich fürchterlich auf.

Dann kommt manchmal einer dieser unglaublich bewegenden Momente – wenn ich meine Hände auf sein kleines Köpfchen und sein Bäuchlein lege, wird die Atmung ruhiger, der Puls langsamer und sein Blutdruck sinkt. Er entspannt sich, sobald er meine Nähe spürt und das tut unheimlich gut. Auch seine Spieluhr wirkt sehr entspannend. Scheinbar erkennt er die Melodie und wird sofort ruhiger.

Mittlerweile bekommt Elias alle drei Stunden zweieinhalb Milliliter Muttermilch. Ich werde von den Schwestern angelernt und darf ihn nun selbst sondieren und die Mundpflege übernehmen. Dabei darf er an einem mit Muttermilch getränkten Wattestäbchen saugen, damit er weiß, warum das Bäuchlein voll wird und wie Mama eigentlich schmeckt. Es ist rührend, wenn sich das kleine Mündchen öffnet und Elias ganz gierig an dem Stäbchen nuckelt. Manchmal aber ist auf dem Wattestäbchen auch ein Medikament, damit Elias keine Pilzinfektion im Mund- und Rachenraum bekommt. Dieses scheint ganz gut zu schmecken, denn auch hieran nuckelt Elias mit herzergreifender Hingabe.

Da ich mich nun an der Pflege von Elias beteiligen kann, möchte ich möglichst immer, wenn er seine Mahlzeiten erhält, bei ihm sein, denn es ist so schön, wenn ich ein bisschen Kontakt zu ihm haben kann.

Außerdem wird Elias alle drei Stunden von den Schwestern neu gewickelt. Dabei schaue ich ganz genau zu, denn auch das möchte ich so bald wie möglich selbst übernehmen. Momentan darf ich es noch nicht und ehrlich gesagt traue ich mich auch noch nicht, weil einfach alles an Elias so winzig ist.

Ansonsten habe und hatte ich keine Berührungsängste. Ich sehe nur mein Kind, das da vor mir liegt, und eines ganz besonderen Schutzes und intensiver Pflege bedarf. Ich muss täglich mehr gegen den Wunsch ankämpfen, ihn aus seinem Häuschen zu nehmen und mit ihm zu kuscheln. Doch das geht leider nicht, solange der Nabelkatheter noch liegt und er nicht noch ein bisschen stabiler ist.

So gut es Elias auch geht, so wahnsinnig anstrengend und emotional belastend ist die gesamte Situation für uns als Eltern.

Vorgestern hatte ich meinen Tiefpunkt und habe den ganzen Tag nur geweint. Ich bin phasenweise unausstehlich und kann mich gar nicht dagegen wehren. Ich stehe einfach unter so unglaublich großem Druck und habe Angst vor dem, was noch kommt. Die nächsten Monate werden sehr, sehr anstrengend sein und immer ein Drahtseilakt zwischen beiden Kindern, Mann, Haushalt und vielen anderen Sachen. Wobei ich mich noch glücklich schätzen muss, denn wir bekommen sehr viel Unterstützung von beiden Familien und wohnen nur wenige Kilometer von der Klinik entfernt. Trotzdem habe ich sehr viel Angst vor dem Tag der Entlassung, wenn ich ohne Baby im Bauch und ohne Baby auf dem Arm nach Hause gehe, weil Elias noch in der Klinik bleiben muss.

Heute Mittag wurde Elias der Nabelkatheter gezogen, weil sich ein gelblicher Belag gebildet hatte. Um einer Entzündung vorzubeugen, wird beschlossen, einen neuen Zentralkatheter an der Hand zu legen. Das sei das Beste für ihn, meinen die Ärzte.

Wir werden also kurz nach Beginn der Besuchszeit vor die Tür gebeten, da das Legen des Katheters unter sterilen Bedingungen durchgeführt werden muss. Mir bricht es fast das Herz, unseren Krümel in dem Wissen, dass er nun Schmerzen haben wird, bei dem Arzt und der Schwester zu lassen. Er versteht doch gar nicht, was geschieht und warum man ihm wehtut.

Natürlich ist das medizinisch notwendig, aber für mein Mutterherz fühlt es sich schrecklich an, ihm nicht helfen zu können. Nachdem der Arzt gesehen hat, dass ich weinend die Station verlasse, kommt er kurz nach dem

Legen des Katheters auf unser Zimmer, um uns zu sagen, dass alles gut geklappt hat. Die Ärzte haben Elias ein Schmerzmittel verabreicht und man versichert uns, dass Elias keine Schmerzen hat. Anschließend wird noch ein Röntgenbild gemacht, um zu sehen, ob der Katheter richtig liegt. Nach dem Gespräch dürfen wir wieder zu ihm. Vor lauter Erschöpfung und durch die Wirkung des Schmerzmittels schläft Elias aber tief und fest. Sogar der kleine Mund steht offen und er sieht unglaublich hilflos und verletzlich aus. Der neue Zentralvenenkatheter liegt gut. Er muss nur noch einen Zentimeter zurückgezogen werden, damit alles optimal ist. Dann kann auch der Nabelkatheter gezogen werden und sobald daraufhin der Nabel abgeheilt ist, kann Elias auch mal auf den Bauch gelegt werden. Das tut ihm sicherlich gut.

Leider dürfen wir wieder nicht lange bleiben, denn dann wird das Zimmer für einen Neuzugang vorbereitet. Wir müssen die Station verlassen und warten in unserem Zimmer, bis wir wieder zu Elias können.

Eine Bekannte hat mir von einem Lied erzählt, welches mich sehr berührt. Phil Collins singt einen deutschen Titel aus dem Tarzan Musical „Nur dir gehört mein Herz". Der Text passt perfekt zu uns.

Hör auf zu weinen und nimm meine Hand,
halt sie ganz fest, keine Angst.
Ich will dich hüten,
will dich beschützen.
Bin für dich hier, keine Angst.

Du bist so klein und doch so stark,
in meinen Armen halt ich dich schön warm.
Von nun an sind wir unzertrennlich,
bin für dich hier, keine Angst.
Denn dir gehört mein Herz, ja dir gehört mein Herz.
Von heute an, für alle Ewigkeit.

Dir gehört mein Herz,
nun bist du hier bei mir.
Denn dir gehört mein Herz,
nur dir.

Oh könnten sie mit unsren Augen sehn,
sie trauen nicht, was sie nicht verstehen.
Wir sind verschieden,
doch unsre Seelen sind nicht verschieden sondern eins.

Denn dir gehört mein Herz.
Ja dir gehört mein Herz,
von heute an für alle Ewigkeit

Dir gehört mein Herz,
nun bist du hier bei mir.
Denn dir gehört mein Herz,
nur dir.
Nur dir.

Dabei wird er lediglich von einem Klavier begleitet. Jedes Mal, wenn ich es mir anhöre, kommen mir die Tränen. Aber das Weinen tut mir gut. Es ist ehrlich und kommt aus meinem Innersten. Mein Herz droht bei der Verzweiflung, die mich in solchen Momenten ergreift, zu zerspringen.

Eigentlich sind es zwei Lieder, die ich in diesen Tagen stundenlang anhöre. Xavier Naidoos Lied ,Dieser Weg' scheint ebenfalls wie für uns geschrieben.

Also ging ich diese Straße lang.
Und die Straße führte zu mir.
Das Lied, das du am letzten Abend sangst,
spielte nun in mir.
Noch ein paar Schritte und dann war ich da
mit dem Schlüssel zu dieser Tür.

Dieser Weg wird kein leichter sein.
Dieser Weg wird steinig und schwer.
Nicht mit vielen wirst du dir einig sein.
Doch dieses Leben bietet so viel mehr.

Es war nur ein kleiner Augenblick.
Einen Moment war ich nicht da.
Danach ging ich einen kleinen Schritt.
Und dann wurde es mir klar.

Dieser Weg wird kein leichter sein.
Dieser Weg wird steinig und schwer.
Nicht mit vielen wirst du dir einig sein.
Doch dieses Leben bietet so viel mehr.

Manche treten dich.
Manche lieben dich.
Manche geben sich für dich auf.
Manche segnen dich.
Setz' dein Segel nicht.
wenn der Wind das Meer aufbraust.

Immer dann, wenn ich nicht zu Elias kann und alleine in unserem Zimmer auf der Station liege, spiele ich eine der CDs.

Insgesamt bin ich heute ziemlich frustriert und weine viel. Zeitweise erscheint mir die Situation so unwirklich. Der Weg ist noch so weit und immer wieder stelle ich mir die Frage: Warum? Warum muss ausgerechnet uns das passieren? Was habe ich falsch gemacht? Warum muss gerade mein Baby so sehr ums Überleben kämpfen?

Diese Fragen beantwortet uns nur leider niemand und so bleibe ich allein in meinem Zimmer auf der Wochenstation und starre aus dem Fenster. Am Horizont kann ich die Berge sehen. So ein idyllisches, harmonisches Bild. Es passt einfach nicht zu unserer Situation. Warum hat man mich auf die Wochenstation gelegt? Sicher, ich habe frisch entbunden, aber es ist schmerzhaft, den anderen, glücklichen Müttern mit ihren gesunden Babys auf dem Gang zu begegnen.

Mein Baby ist nicht bei mir und ich bin auch nicht glücklich.

Das Leben meines Babys hängt Stunde um Stunde, Tag um Tag am seidenen Faden; es wird beatmet, braucht Medikamente, ist allein. Es zerreißt mir allein bei dem Gedanken das Herz, dass Elias das alles nicht verstehen kann. Beinahe jedes Mal, wenn das Türchen seines Häuschens geöffnet wird, fügt ihm jemand Schmerzen zu. In meinem Kopf spinne ich den Gedanken, dass er mich später dafür verantwortlich machen wird. Dafür, dass ich nicht bei ihm sein konnte.

Was von all diesen Eindrücken wird im Unterbewusstsein erhalten bleiben? Wird das Grundvertrauen von ihm in mich einen Riss erleiden? Oder spürt er vielleicht doch, dass ich tue, was ich kann? Dass ich immer bei ihm bin, sooft es mir möglich ist.

Zusätzlich zu dieser extremen Situation habe natürlich auch ich mit den typischen Hormonschwankungen im Wochenbett zu kämpfen. Ich wehre mich mit Händen und Füßen dagegen, depressiv zu werden, denn damit wäre niemandem geholfen. Ich kann mir jetzt keine Schwäche erlauben. Wenn das alles vorbei ist, ja, dann vielleicht, aber nicht jetzt.

Sehr frustriert bin ich heute zudem über die Nachricht, wie lange es vermutlich noch dauern wird, bis wir endlich känguruhen dürfen. Als Leitzahl gilt die magische 1000-Gramm-Marke. Auch intubiert soll Elias nicht mehr sein. Ich habe aber auch schon von anderen Müttern gehört, die mit ihrem voll beatmeten Baby kuscheln durften. Naja, wir werden sehen. 1000 Gramm – das wird vermutlich noch etwa vier Wochen dauern. Eine Ewigkeit. Und nach Schätzung der Ärzte wird er auch erst dann extubiert werden können. Ich habe aber immer noch die Hoffnung, dass wir es vielleicht eher schaffen.

Einen deutlichen Fortschritt gibt es trotzdem zu verzeichnen: der Zustand des Ductus arteriosus – eine Verbindung zwischen der Herz- und der Lungenschlagader, welche alle Babys im Mutterleib noch haben – ist gut. Dieser Durchgang schließt sich bei reif geborenen Kindern nach der

Geburt im Regelfall von ganz alleine. Bei einem extrem unreif geborenen Kind wie Elias muss bei der Schließung allerdings oft mit einem Medikament, im schlimmsten Fall sogar mit einer Operation nachgeholfen werden. Ansonsten kann der Ductus unter anderem bei der Beatmung große Schwierigkeiten bereiten, weil das Blut an der Lunge vorbeifließt.

Bei Elias aber ist der Ductus nun so klein, dass er sogar damit entlassen werden könnte. Sollte er sich also nicht mehr verändern, braucht Elias weder das Medikament noch die gefürchtete Operation.

Ohne Zweifel ist das die schönste Nachricht des Tages.

Ein viel zu kleines Geschwisterchen

6. Lebenstag

Was mich momentan intensiv beschäftigt, ist die Sorge um meinen größeren Sohn Max. Er fehlt mir sehr und ich habe oft ein schlechtes Gewissen ihm gegenüber. Er muss mich momentan beinahe vollständig entbehren. Bereits in der Schwangerschaft lief bei uns alles aus dem Ruder. Ich bin seit Wochen außer Gefecht, der normale Rhythmus ist völlig aus den Fugen geraten und ein routinierter Familienalltag schlichtweg nicht mehr vorhanden. Nichts ist mehr so, wie es einmal war oder wie es sein sollte. Nichts ist so, wie wir uns das gemeinsame Familienleben zu viert ausgemalt und erträumt haben.

Max nimmt die derzeitigen Gegebenheiten klaglos hin. Zu wissen, dass in seinen Augen all das völlig normal zu sein scheint, tut weh. Er glaubt, dass Mamas, wenn sie schwanger sind, liegen, und dass Babys, wenn sie auf die Welt kommen, im Krankenhaus bleiben müssen. Warum Elias nicht bei uns zu Hause sein darf, ist für meinen Großen nicht nachvollziehbar. Ich versuche oft, ihm zu erklären, dass Elias noch zu klein und zu krank ist und er deswegen noch im Krankenhaus bleiben muss.

Man merkt es Max nicht offensichtlich an, aber ich bin mir sicher, dass er es mit der Situation sehr schwer hat. Wie soll ein Vierjähriger das alles verstehen?

„Mama, warum ist der nicht so lange drin geblieben?", fragt er mich eines Tages in meinen Augen völlig zusammenhangslos, ohne vorher über Elias gesprochen zu haben. Er überlegt, warum Elias nicht noch in meinem Bauch ist. Max ist scheinbar der Meinung, dass Elias auf eigenen Wunsch so früh geboren wurde. Auf seine Frage weiß auch ich keine passende, logische Antwort. Daran aber sehe ich, dass ihn das alles doch sehr intensiv beschäftigt.

Es fällt mir schwer, eine kindgerechte Erklärung zu finden. Ich habe große Angst, dass Max seinen Frust über die ganze Situation später auf Elias projizieren könnte. Nach dem Motto: Der ist schuld, dass meine Mama jetzt nicht bei mir ist, sondern immer bei ihm im Krankenhaus. Bis jetzt ist davon glücklicherweise nichts zu spüren. Aber ich mache mir viele Gedanken, wie wir die lange Zeit mit Elias auf der Intensivstation überbrücken sollen und vor allem, wie sich Max später seinem kleinen Bruder gegenüber verhalten wird. Was für eine Beziehung werden die beiden zueinander haben?

Sehr schwierig ist es für ihn zu verstehen, warum er Elias nicht besuchen darf. Kinder sind auf der Intensivstation grundsätzlich nicht erlaubt, die Infektionsgefahr ist für die Kleinen einfach zu groß. Ausnahmen werden grundsätzlich nicht genehmigt. Auch nicht für einen kurzen Augenblick, so dass Max seinen kleinen Bruder wenigstens einmal sehen könnte und eine Vorstellung davon bekäme, dass er real ist. So ist Elias für Max beinahe ein Phantom. Er ist nicht mehr in Mamas Bauch. Aber den Ort, wo Elias jetzt ist, kann Max sich einfach nicht vorstellen. Dafür ist er noch zu klein. Die unzähligen Fotos und Videos von Elias, die wir ihm zeigen, schaut er sich zwar immer gerne an, aber ich habe nicht das Gefühl, dass er wirklich versteht, wie klein und zerbrechlich Elias ist. Erstaunlicherweise ist Max von den vielen Kabeln und Schläuchen auf den Fotos weder schockiert noch erschrocken. Er fragt sehr sachlich, für was das alles ist und damit ist die Sache für ihn erledigt.

Es ist momentan unmöglich, beiden Kindern gerecht zu werden. Wenn Rudi und ich nicht da sind, liegt Elias 24 Stunden am Tag alleine in seinem Inkubator. Allein bei dem Gedanken erfasst mich eine tiefe Traurigkeit. Wie einsam er sein muss!? Doch auch Max braucht dringend eine Bezugsperson. Es wird Zeit, dass ich aus der Klinik entlassen werde. Ich möchte mich wenigstens zu Hause um Max kümmern können und zumindest dort wieder für ihn da sein. Ich bin froh, dass meine Mutter sich derzeit so intensiv um ihn kümmert und ihn sehr liebevoll umsorgt. So hat Max wenigstens einen festen Stützpfeiler in der sonst so chaotischen Situation. Außerdem organisiert meine Mutter auch den Haushalt und versorgt den Hund. Das ist für uns von unschätzbarem Wert, denn Rudi und ich sind dazu momentan weder emotional noch körperlich in der Lage.

Am Nachmittag kommen meine Mama und Max zu uns ins Krankenhaus. Nach einem Spaziergang im Patientengarten gehen Rudi und meine Mutter zu Elias auf die Intensivstation. Max und ich sehen uns in unserem Bett auf dem Zimmer eine Kinder-DVD an, kuscheln uns eng aneinander und ich hoffe, ihm in dieser kurzen Zeit versichern zu können, dass ich auch für ihn da bin und ihn sehr liebe.

Ich selber brauche weiterhin Antibiotikainfusionen, weil der Entzündungswert im Blut zwar zurückgegangen, aber eben nicht ganz in Ordnung ist. Weil sich meine Gebärmutter noch nicht komplett zurückgebildet hat, bekomme ich ein hormonelles Nasenspray, um diesen Prozess zu unterstützen. Die Gebärmutter ist auch immer noch schmerzhaft druckempfindlich.

Später, auf unserem Zimmer, schreibe ich einen längeren Beitrag in das Internetforum und stelle fest, wie gut mir das Schreiben tut. Es erleichtert meine Seele um einiges. Deswegen und um mich später an diese Zeit zu erinnern, beschließe ich, von nun an öfter über den Klinikalltag und unser aller Wohlbefinden zu schreiben. Ich möchte Elias später zeigen, wie sein

Start ins Leben verlaufen ist. Was er und wir alles durchgemacht haben und was er Großartiges geleistet hat.

Im Internetforum gibt es eine riesengroße Resonanz auf unsere Geschichte. Es nehmen unheimlich viele Menschen an unserem Schicksal teil. Sie hoffen und bangen mit uns. So viele liebe Menschen drücken uns jetzt die Daumen, beten für uns und schicken uns Kraft.

Es ist erstaunlich: Auf das Posting, in welchem ich mitteile, dass Elias nun geboren ist, bekomme ich etwa einhundert Antworten. 100 Menschen, die uns noch nie im Leben gesehen haben und die sich uns trotzdem nahe fühlen.

Das berührt mich tief und das Wissen, nicht alleine zu sein, gibt mir Kraft.

Kleine und große Biester
7. und 8. Lebenstag

Elias ist weiterhin sehr stabil, wobei er manchmal etwas Probleme mit dem Blutdruck hat. Dieser ist gelegentlich etwas zu niedrig. Ein Mittelwert von 20 ist eigentlich zu wenig, denn der sollte zumindest dem Gestationsalter entsprechen, also bei mindestens 25 liegen. Nachdem der Wert jetzt aber nicht mehr über den Nabelkatheter, sondern über eine Blutdruckmanschette gemessen wird, ist das alles nicht so ganz genau und Elias erholt sich gut ohne ein Medikament. Solange seine Nieren gut arbeiten, er also genug pieselt, ist es nicht so schlimm, wenn der Blutdruck eine kurze Zeit niedriger ist. Nur wenn er nicht mehr genügend ausscheidet, müsste mit einem Medikament nachgeholfen werden.

Elias' Bäuchlein ist heute sehr gebläht, weil er immer noch nicht das ganze Mekonium – das Kindspech, wie es so schön heißt – ausgeschieden hat. Dieses verstopft ihn jetzt und deswegen bekommt er durch die Schwestern öfters eine Bauchmassage und der Darm wird von Zeit zu Zeit angespült, um die Darmtätigkeit anzuregen.

Das Bäuchlein sieht schon eigenartig aus, wie ein kleiner Ballon, den er verschluckt hat. Das Kindspech ist sehr zäh und der kleine Darm ist einfach noch nicht dafür ausgelegt, dieses auszuscheiden. In den nächsten Tagen klappt das aber bestimmt und gefährlich ist es momentan noch nicht. Nur irgendwann muss alles das, was oben reingeht, auch unten wieder raus…

Neben der Lunge ist, laut Aussage der Ärzte, der Darm das zweite große Organ, welches mit der Frühgeburtlichkeit am meisten Probleme hat. Aber das wird schon.

Die Beatmung klappt auch wunderbar, nur momentan ist unser kleiner Schatz etwas schnauffaul und atmet nur sehr wenig selbst mit. Wobei ich mich immer wieder über ihn wundern muss. Als ich neben seinem Inkubator stehe, erkläre ich ihm, dass er schon ein bisschen mitatmen muss, damit er es lernt und sich die Muskulatur kräftigen kann. Denn erst dann wird er auch extubiert werden können. Auf dem Monitor der Beatmungsmaschine kann man sehr gut mitverfolgen, ob er mitatmet, und tatsächlich ist nach meiner kleinen Rede ein sehr deutlicher Ausschlag in den Kurven zu sehen. Nun, zumindest versucht er es. Ob es an unserem Gespräch liegt? Zufall? Völlig egal, Hauptsache, er macht mit.

Nachdem der Nabelkatheter raus und der Nabel auch schon recht gut verheilt ist, wird Elias heute zum ersten Mal auf dem Bauch gelagert. Das sieht gemütlich aus. Nicht so verkrampft wie manches Mal, wenn er auf dem Rücken liegt. Die Beinchen sind ein bisschen unter dem Bäuchlein angewinkelt, das Köpfchen seitlich, die Händchen am Mund. Und er sieht dabei so entspannt, so zufrieden aus. Das zu sehen, tut auch mir unheimlich gut.

Vor jeder Mahlzeit wird über die Magensonde kontrolliert, ob Elias die vorangegangene Mahlzeit vollständig verdaut hat. Bis jetzt ist immer alles weg gewesen. Die Schwestern beschreiben das dann liebevoll: „Fein, er hat alles aufgegessen."

Gestern wurden ihm ab 15 Uhr schon fünf Milliliter Muttermilch pro Mahlzeit sondiert und auch das hat er sehr gut vertragen. Elias wird jetzt, sofern die Verdauung weiterhin so gut klappt, jeden Tag einen Milliliter mehr pro Mahlzeit bekommen. So lange, bis wir bei etwa zehn Milliliter angekommen sind. Danach bräuchte er vermutlich keinen zentralen Venenkatheter mehr. Denn über diesen bekommt er momentan die Menge, die noch zu einer vollständigen Mahlzeit fehlt, in Form einer Infusion verabreicht. Das ist unabdingbar, damit er genug Flüssigkeit und alle wichtigen Nährstoffe erhält.

In vier Tagen sind wir hoffentlich so weit und nicht mehr auf den Zentralkatheter angewiesen.

Am Nachmittag will ich zum Friseur, weil meine Haare doch ziemlich kaputt und mitgenommen sind. Außerdem schaut die Farbe komisch aus und Rudi wünscht sie sich wieder schwarz. Ich will mir einfach mal wieder etwas Gutes tun nach so vielen Wochen Liegen.

Ich pumpe also noch mal Milch ab, hole mir zu Hause ‚normale' Kleidung und Rudi fährt mich hin. Ich gehe in den Salon, frage, wie lange ich warten muss – circa 45 Minuten. Da wollte ich eigentlich schon wieder gehen, denn das Schneiden und Färben allein dauert bei mir zwei Stunden durch die langen Haare. Also stelle ich mich vor den Laden und rufe Rudi wieder an, er solle mich bitte wieder holen. Es ist bereits kurz nach zwei und eigentlich muss ich um vier schon wieder mein Antibiotikum bekommen und dafür in der Klinik zurück sein. Rudi meint aber, der Friseurbesuch sei für mich wichtig und tue mir gut. Also bleibe ich.

In der Zwischenzeit kommt eine ältere Dame in den Laden. Ich setze mich zu ihr und warte eine Stunde. Meinen Zugang habe ich im Arm und die Leute sehen mich an wie eine Aussätzige. Aber das ist mir egal. Nach der Stunde fragt eine Friseurin, wer denn nun an der Reihe sei. Ich antworte, dass ich mir nicht sicher sei und frage die Dame, ob es ihr etwas ausmachen würde, wenn ich jetzt drankäme, ich sei ja vor ihr im Laden gewesen und hätte nur meinem Mann Bescheid gegeben, dass es länger dauert. Ich müsste dringend zurück ins Krankenhaus, weil mein Kind, ein Frühgeborenes, auf der Intensivstation liege und ich zurück an den Tropf müsse. Aber sie verneint, sie hätte schließlich auch schon eine Stunde gewartet und dass ich wieder ins Krankenhaus müsse, sei nicht ihr Problem. Ich habe weder Lust noch Kraft zu diskutieren. Dann murmele ich vor mich hin: „Ihre Probleme hätte ich gerne." Prompt ergießt sich ein anklagender Wortschwall über mich und ich breche in Tränen aus. Vor allen Leuten, das ist mir in meinem ganzen Leben noch nicht passiert.

Die Friseurin und alle anderen Leute sind sichtlich betreten und keiner weiß so genau, was er sagen oder tun soll. Kurz darauf hat dann eine andere Friseurin Zeit und fängt mit dem Färben an. Ich bin immer noch am Weinen und rufe Rudi an, dass er bitte kommen soll. Ich fühle mich völlig schutzlos und verletzlich. Ich habe Angst, dass noch einmal jemand etwas sagt und will mich nur noch hinter Rudi verstecken. So etwas habe ich auch noch nie gemacht. Normalerweise hätte ich der Dame gehörig die Meinung gegeigt, aber dazu fühle ich mich einfach nicht in der Lage.

Rudi kommt und schnaubt wie ein Nashorn. Stinksauer ist er und weicht nicht mehr von meiner Seite. Als die alte Dame fertig ist, geht er ihr hinterher und stellt sie vor dem Geschäft zur Rede. Sie will ihn ignorieren und einfach weitergehen. Als Rudi sie zurückhält, sagt sie, dass sie nichts dafür könne, dass ich psychisch so instabil sei.

Als eine grundlos hysterische Heulsuse hingestellt zu werden, verletzt mich tief und ist mir ungemein peinlich.

Schließlich arbeiten zwei Friseurinnen an mir, damit es schneller geht. Und noch einen positiven Nebeneffekt hatte das Ganze: Ich zahle für Färben und Schneiden nur 43 Euro. So preiswert komme ich wahrscheinlich nie wieder aus so einem Geschäft...

Nur sehr, sehr kurz sind die Haare. Die Friseurin hat bestimmt zehn Zentimeter abgeschnitten. Aber jetzt sind die Haare wenigstens wieder gerade – und schwarz.

Ich komme aber leider viel zu spät zu meiner Antibiotikainfusion. Nach einem kurzen Rüffel von den Schwestern pumpe ich während der Antibiose die Milch ab und schaffe es gerade noch rechtzeitig zu Elias' Essenszeit auf die Intensivstation.

Er liegt immer noch in der gleichen Position auf dem Bauch und hat seine Händchen vor dem Mund. Ich habe deswegen auf die Mundpflege verzichtet, damit er so liegen bleiben und weiterschlafen kann. Es ist schön zu sehen, dass Elias Fortschritte macht. Auch wenn sie noch so klein sein mögen.

Der diensthabende Neonatologe bittet mich zu einem Gespräch und erklärt mir, dass die Bakterien in Elias Lunge identifiziert werden konnten. Sie sind dafür verantwortlich, dass er mit dem Atmen immer mal wieder Schwierigkeiten hat und sich wieder und wieder Sekret in der Lunge ansammelt. Den Namen der Bakterien kann ich mir nicht merken. Es handelt sich aber um welche, die unter Umständen eine Lungenentzündung auslösen können. Das ist bis dato jedoch nie vorgekommen in diesem Krankenhaus. Wir wollen aber nicht unbedingt die ersten sein.

Da diese Bakterien offensichtlich sehr resistent gegen viele Antibiotika sind, braucht Elias jetzt zwei andere, zusätzliche Mittel. Diese schlagen in der Regel recht gut an, aber es wäre auch möglich, dass Elias die Biester einfach nicht los wird, solange er intubiert, also voll beatmet ist. Es handelt sich um ein Feuchtraum-Bakterium, das in der Lunge und den Beatmungsschläuchen die besten Überlebenschancen hat. Angewärmte Atemluft mit 80 Prozent Luftfeuchtigkeit – ein Traum für die Bakterien. Sie wurden bereits öfter auf der Station nachgewiesen. Seit drei Monaten allerdings wurden sie nicht mehr festgestellt, doch jetzt sind sie wieder da. Theoretisch könnte sie jeder einschleppen – wir als Eltern, meine Mama, als sie zu Besuch war, die Ärzte, die Schwestern…

Viel wahrscheinlicher ist aber, dass das Bakterium immer noch still und heimlich auf der Station gelauert hat. Solange Elias davon nicht krank wird, ist mir das egal. Elias hat jetzt ein dickes, rotes ‚H' an seinem Häuschen kleben. Das steht für Handschuhpflege und das Pflegepersonal darf ihn nicht mehr ohne Handschuhe anfassen. Wir müssen uns die Hände desinfizieren, sobald wir etwas anderes auf der Station anfassen, damit die anderen Kinder auf der Station nicht gefährdet werden.

Diese Vorsichtsmaßnahme ist mehr als verständlich. Trotzdem fühlt es sich so an, als sei Elias ein Aussätziger.

Als wir wieder auf unserem Zimmer sind, bleibt meine Mama beim Umdrehen an meinem venösen Zugang hängen und zieht mir diesen zur Hälfte heraus. Eine der Schwestern entfernt ihn schließlich ganz. Im Endeffekt ist das sogar ganz praktisch, denn Rudis Eltern sind zu Besuch und wir wollen heute Abend alle zusammen Essen gehen. So habe ich dabei wenigstens keinen Zugang an der Hand.

Wir fahren zum nächsten Italiener. Dort läuft alles sehr harmonisch. Elias ist natürlich ständiges Gesprächsthema und allgegenwärtig. Das Essen ist lecker, aber schon um neun bin ich unendlich müde. Der Tag hat mich sehr gestresst und selbst Kleinigkeiten wie ein Restaurantbesuch sind für mich wahnsinnig anstrengend, weil ich eine gute Miene aufsetzen muss, obwohl mir überhaupt nicht danach zumute ist.

Max sitzt die ganze Zeit auf meinem Schoß, das hat ihm sichtlich gefehlt. So verschmust habe ich ihn selten erlebt. Er schläft immer wieder beinahe ein. Einmal aber beginnt er ganz verzweifelt zu weinen. Angeblich, weil seine Pizza noch nicht da ist. Aber ich denke, er ist gleichzeitig traurig und erleichtert, weil wir so schön kuscheln.

Hinter uns spielt ein Mann Weihnachtslieder auf dem Flügel und mein kleiner Mann merkt, wie sehr ihm seine Mama fehlt. Leider kann ich ihn in diesem Moment gar nicht richtig trösten. Mir sind seine Tränen beinahe zu viel und ich halte ihn dazu an, jetzt aufzuhören. Im Nachhinein tut mir das aufrichtig leid, weil Max sowieso schon zurückstecken muss und mich in letzter Zeit so gut wie überhaupt nicht sieht und offensichtlich sehr darunter leidet.

Ich übrigens auch. Hoffentlich kann ich nächste Woche nach Hause. Es wird Zeit, dass ich mich auch wieder um meinen Großen kümmere.

Nach dem Essen geht Rudi mit Max zu einem Wasserfall direkt vor der Tür. Als der Rest der Familie einige Minuten später nach draußen folgt, sitzen die beiden im Auto und Max schläft bereits tief und fest. Er ist genauso kaputt wie ich.

Wir fahren alle gemeinsam in unsere Wohnung und ich bringe Max noch ins Bett. Anschließend müssen Rudi und ich wieder in die Klinik. Über Nacht darf ich, wegen der Gebärmutterentzündung, noch nicht zu Hause bleiben. Meine Mama und Rudis Eltern haben somit genug Platz und machen es sich in unserer Wohnung gemütlich.

Ich bin todmüde und wäre so froh, wenn ich mich sofort hinlegen und schlafen könnte. Trotzdem muss ich erstmal abpumpen und es kommt ein Arzt, um mir wieder einen Zugang für das Antibiotikum zu legen. Jetzt habe ich so eine blöde Nadel an der rechten Hand. Mensch, hoffentlich bin ich den Mist bald los.

Der nächste Tag ist für mich relativ entspannt.

Meine Mama fährt morgens schon in die Sauna, um dort einmal wieder abzuspannen. Das hat sie sich auch redlich verdient. Momentan schmeißt sie den ganzen Haushalt bei uns und kümmert sich rührend um Max.

Rudi holt seine Familie und Max morgens ins Krankenhaus. Elias bekommt also viel Besuch. Allerdings dürfen immer nur zwei Personen gleichzeitig zu ihm. Deshalb schauen am Vormittag erstmal nur seine Oma und seine Tante vorbei. Es geht Elias dabei sehr gut und alle sind angetan von unserem Winzling. Beide sind jedoch auch etwas geschockt – wie klein der Kleine ist! Hat man so einen Winzling noch nie gesehen, kann man es sich einfach nicht vorstellen. Nicht einmal Fotos können das wiedergeben.

Um Elias nicht durch die Anwesenheit zu vieler, neuer Menschen zu stressen, kommt sein Opa erst am Nachmittag zum Zug. Nachdem ihn alle bestaunt haben, fahren wir zum Abendessen in unsere Wohnung. Ich bade Max nach langer Zeit endlich einmal wieder selbst und nachdem mein Großer im Bett ist, fahren Rudi und ich zurück ins Krankenhaus.

In der Nacht schafft es Elias endlich, das zähe Mekonium loszuwerden. Somit ist nun auch das Bäuchlein wieder schön weich. Trotzdem er einiges in die Windel setzt, bringt er nachts beim Wiegen 680 Gramm auf die Waage. Wir sind also über dem Geburtsgewicht und das nach gerade mal einer Woche. Hurra! Er macht das alles wirklich prima.

Da er die fünf Milliliter Muttermilch alle drei Stunden gut verträgt, bekommt er ab heute Nachmittag pro Mahlzeit schon sechs Milliliter und verdaut sie anschließend auch super.

In dieser Nacht wird zudem seine Beatmung umgestellt. Er bekommt jetzt nicht mehr die Rüttelbeatmung. Es wird versucht, Elias weniger zu unterstützen und damit die Eigenatmung anzutreiben. Er toleriert das wunderbar und atmet fleißig selber mit. Das kann man auf dem Monitor sehr gut sehen. Für jeden Atemzug, den die Maschine unterstützt oder den ausschließlich die Maschine durchführt, steht dort ein kleines C. Für jeden Atemzug, den Elias selber schafft, steht ein großes A. Wenn ich neben Elias' Häuschen sitze und er schläft, hypnotisiere ich den Monitor und freue mich riesig über jedes einzelne A.

Die Schwestern müssen ihm zur Kontrolle Blut für eine Blutgasanalyse abnehmen und dabei wird festgestellt, dass die Kohlendioxidkonzentration zu hoch ist. Die kleine Lunge schafft es also noch nicht, alles wieder hinaus zu befördern, was hinaus gehört. Nun ja, das wird schon noch. Aber einen Versuch war's wert. Er wird jetzt also wieder mehr durch die Maschine unterstützt.

Nur noch weg!

9. Lebenstag

Am nächsten Tag geht es Elias leider nicht so gut. Die Ärzte müssen ihn derzeit verstärkt beatmen und das gestaltet sich zunehmend schwieriger. Sein CO_2-Wert ist immer noch zu hoch und er wird total verkabelt. Das ist furchtbar anzusehen.

Neu dazugekommen sind drei EKG-Elektroden auf der Brust, zwei CO_2-Messer an den Oberschenkelinnenseiten und ein zusätzlicher venöser Zugang am linken Füßchen. Außerdem hat er ja sowieso schon den Tubus in einem Nasenloch, die Magensonde im anderen, einen Zugang in der rechten Hand, die Blutdruckmanschette und die Sauerstoffsättigungsmanschette.

Der arme Kerl ist völlig zugeklebt und verstochen

Die CO_2-Messer finde ich besonders schlimm. Für die Messung werden durchsichtige Aufkleber mit einer Schraubvorrichtung direkt auf Elias' Haut befestigt. Darin werden, nachdem eine Kontaktflüssigkeit aufgetragen ist, die eigentlichen Messgeräte eingeschraubt. Diese werden auf über 40 Grad erhitzt und erst dann kann die Kohlendioxidkonzentration in der Haut gemessen werden. Die Aufkleber müssen sehr oft gewechselt werden, weil Elias durch die Hitze leichte Verbrennungen bekommt. Das sieht man, weil er auf der Haut jede Menge roter Kreise hat. Die Messung ist leider recht ungenau. Deswegen muss die Sättigung zusätzlich sehr oft per Blutgasanalyse gemessen werden. Dazu wird ihm ein Tropfen Blut aus der Ferse entnommen.

Oft muss ich mich sehr beherrschen, um nicht den ganzen Tag zu weinen.

Die Ärzte hoffen, dass Elias mit der momentan angewendeten konventionellen Beatmungsform zurechtkommt, dass er sich darunter stabilisiert und sie ihn nicht noch mehr unterstützen müssen.

Die Lunge wird geröntgt und auf den Bildern kann man sehen, dass nicht alle Bereiche in der Lunge gut belüftet sind. Elias' gesamte Verfassung ist momentan problematisch. Die kleine, unreife Lunge, die Bakterien und die Infektion machen es schwer, ihn zu beatmen, weil sich immer wieder Sekret bildet. Dieses kann man jedoch nicht direkt absaugen, denn dadurch würde man die Lunge eventuell schädigen. Deshalb kann nur das Sekret aus dem Beatmungsschlauch mit einer Maschine entfernt werden.

Diese Prozedur ist für mich schrecklich. Es muss zuerst eine Flüssigkeit in den Beatmungsschlauch eingespritzt werden. Anschließend wird abgesaugt. Jedes Mal bekommt Elias für einen kurzen Moment keine Luft. Ob die Flüssigkeit direkt bis in die Lunge kommt, weiß ich nicht. Aber allein der Gedanke, dass mein kleiner Engel, wenn auch nur kurz, Atemnot hat, ist furchtbar. Wer sich schon einmal richtig verschluckt hat, weiß genau, wie beängstigend das sein kann. Dass Elias sehr wohl registriert, was geschieht, sieht man daran, dass seine Pulsfrequenz in die Höhe schnellt, sobald die Maschinerie eingeschaltet wird.

Elias hat Angst!

Nichtsdestotrotz ist das Absaugen unbedingt notwendig, denn je mehr Sekret sich bildet, umso schlechter kann man ihn beatmen. Elias darf aber auch selbst mitatmen. Manchmal atmet er mehr, manchmal weniger – ein stetes Auf und Ab.

Über den Zugang am Fuß bekommt er mittlerweile ein Medikament für seine Nieren, da die Ausscheidung nicht so gut klappt. Weil sich dieses Medikament nicht so gut mit dem Antibiotikum für die Lunge verträgt, muss es über einen extra Zugang verabreicht werden.

Die Ärzte und Schwestern sind immer da und merken, dass mir die Situation sehr zusetzt. Anscheinend um mich etwas aufzupäppeln, darf ich Elias heute zum ersten Mal selbst wickeln und Fieber messen. Gott, ist das alles winzig. Das fällt mir noch viel mehr auf, als ich die Füßchen anhebe. Sie sind so unglaublich klein und Elias ist so leicht. Mittags hatte er die Windel richtig voll gemacht und während des Wickelns sogar noch nachgelegt. Sogar darüber freue ich mich. Obwohl ich meinen großen Sohn lange genug gewickelt habe, stelle ich mich an wie der erste Mensch. Eben weil alles so winzig ist und die ganzen Kabel überall stören. Irgendwie bekomme ich die frische Windel aber dran.

Am Nachmittag klappt es schon wesentlich besser. Elias macht prompt noch einmal in die Windel, ganz ohne Anspülen. Aber es ist immer noch Mekonium. Eine der Schwestern meint, dass die Muttermilch die Darmtätigkeit sehr gut anregt und bestimmt schon bald normaler Stuhl kommt.

Ansonsten ist Elias heute sehr aufgeregt, vor allem während der Versorgungsrunden. Dabei wedelt er mit Armen und Beinen. Hoffentlich beruhigt er sich bald wieder, sonst müsste er früher oder später erneut ein Beruhigungsmittel bekommen, weil ihm das Rumturnen gar nicht gut bekommt. Es ist einfach zu anstrengend für ihn. Oft bekommt er dadurch Probleme mit der Sauerstoffsättigung, der Sauerstoffbedarf steigt und es dauert mittlerweile deutlich länger, bis er sich wieder entspannt und sich alle Werte normalisieren.

Rudis Eltern und seine Schwester kommen heute noch einmal zu uns ins Krankenhaus. Auf die Intensivstation gehen sie aber nicht mehr, um Elias nicht noch mehr aufzuregen. Meine Mama ist morgens zu sich nach Hause gefahren. Rudis Familie macht sich kurz nach Mittag auf den Heimweg. Bei uns zu Hause hält Rudis Bruder die Stellung.

Ich sitze in meinem Krankenhauszimmer und warte auf einen Arzt, weil ich schon seit Mittag entlassen werden möchte. Max hatte heute Nacht

Alpträume. Ich habe einfach genug und möchte endlich nach Hause. Schließlich habe ich dort noch ein Kind zu versorgen.

Es dauert ewig, bis jemand Zeit für mich hat.

Eigentlich hoffe ich, dass ich am Nachmittag aus dem Krankenhaus entlassen werden kann, aber so einfach ist es nicht.

Eine Milchpumpe kann ich gegen ein ärztliches Attest, welches die Notwendigkeit bescheinigt, direkt vom Krankenhaus mitnehmen. Die Mietkosten übernimmt glücklicherweise die Krankenkasse. Das wird noch mal ganz schön viel Arbeit, das ganze Zeug immer steril zu halten. Einen Vaporisator habe ich online bestellt und laut Versandunternehmen kommt er morgen mit der Post.

Die Stationsleiterin vom Krankenhaus, die auch Stillberaterin ist, meint, dass ich nachts ruhigen Gewissens durchschlafen kann. Ich würde es merken, wenn die Brust hart wird und einfach zu voll ist. Also werde ich heute um 23 Uhr abpumpen und dann sehen, wie weit ich komme. Es wäre schön, mal wieder ein paar Stunden am Stück zu schlafen. Leider ging das schon am Ende der Schwangerschaft nicht mehr wirklich gut. Zur Not muss ich, sofern die Milch weniger werden sollte, einfach tagsüber öfter abpumpen.

Außerdem bin ich gespannt, ob ich die erste Nacht weit weg von Elias überhaupt vernünftig schlafen kann. Ich träume ohnehin momentan einen ziemlichen Mist, eben weil ich nicht wirklich schlafe, sondern nur ruhe. Zumindest ist es zu Hause aber ruhig und es schreit nicht immer ein fremdes Baby oder der Schwesternruf geht los.

Jetzt ist schon wieder eine Stunde um und ich warte immer noch auf einen Arzt. So ein Mist!

Nach acht Stunden Wartezeit flüchte ich einfach aus dem Krankenhaus und schlafe das erste Mal wieder zu Hause.

Wirklich andere Sorgen

10. Lebenstag

So ein Stress heute, es ist einfach unglaublich.
Max schläft vorerst bei uns im Bett. Damit bekommt er endlich die Nähe, die er so dringend braucht. Das klappt super, nur einmal hat er einen Hustenanfall. Aber ich nutze das Aufwachen zum Abpumpen um kurz nach vier Uhr morgens. Ich habe also mehr als vier Stunden am Stück geschlafen. Das tut unheimlich gut.
Morgens stehen wir um kurz nach acht auf und dann gehen die Strapazen auch schon los.
Ich pumpe, während Rudi Max in den Kindergarten bringt. Dann wird telefoniert, organisiert, aufgeräumt, Wäsche sortiert und um kurz nach zehn fahre ich in ein Babyfachgeschäft. Dort kaufe ich für Elias einen Schmusestern, ein Namensmützchen und Holzbuchstaben für die Kinderzimmertür. Anschließend geht es weiter, direkt in die Klinik. Vor dem Krankenhaus werde ich fast verrückt, weil ich keinen Parkplatz finde und sowieso schon spät dran bin. Raus aus dem Auto und im Laufschritt auf die Wochenstation. Dort wird gleich das Entlassungsgespräch mit mir geführt und mir wird noch einmal Blut abgenommen. Der Entzündungswert hat sich normalisiert. Bei einem Ultraschall wird noch ein minimaler Verhalt in der Gebärmutter festgestellt, aber das ist wohl nicht weiter schlimm.
Ich erhalte noch ein Nasenspray für zu Hause, damit sich die Gebärmutter weiter zusammenzieht. Antibiotika brauche ich nicht mehr.
Ansonsten sagt die Ärztin nicht viel, erinnert mich nur kurz an die Nachuntersuchung und fordert mich auf, mit der Verhütung aufzupassen. Haha! Momentan habe ich wirklich andere Sorgen. Immerhin bin ich jetzt offiziell entlassen.
Anschließend möchte ich abpumpen, aber die Pumpe ist gerade besetzt. Als ich endlich anfangen kann, ist es schon Mittag. Bis ich fertig bin, hat Elias sein Mittagessen schon bekommen, ich habe es verpasst und bin ziemlich gefrustet.
Dafür kommt Rudi, der in der Zwischenzeit einkaufen war. Es ist ungeheuer anstrengend, zwischen der Intensivstation und dem Aufrechterhalten des 'normalen' Lebens zu pendeln. Hier treffen zwei völlig verschiedene Welten aufeinander.
Auf der Neointensiv kommt gleich ein Arzt und klärt uns über die Nacht und alle Neuigkeiten von Elias auf. Insgesamt ist er zwar stabil, aber so wirklich zufrieden sind die Ärzte nicht. Elias hat einen relativ hohen Sauerstoff-

bedarf und sobald ihn jemand stört oder anfasst, bricht er völlig ein und braucht über 50 Prozent reinen Sauerstoff, um noch ausreichend gesättigt zu sein. Nachdem wir schon mal bei 21 Prozent, also Raumluftverhältnissen, waren, ist das weniger erfreulich. Glücklicherweise stabilisiert er sich immer wieder. Aber auch das dauert jetzt wesentlich länger als noch vor ein paar Tagen.

Außerdem bekommt er jetzt unzählige Medikamente mehr. Ich kann mir gar nicht alles merken. Einmal am Tag bekommt er ein leichtes Beruhigungsmittel, damit er sich besser beatmen lässt. Phasenweise wehrt er sich recht vehement und presst oder hustet gegen die Beatmung. Als Ursache für diese Problematik käme auch der Ductus in Frage. Es ist möglich, dass das Löchlein wieder größer geworden ist. Morgen wird erneut ein Ultraschall vom Herzen gemacht, dann sehen wir weiter. Im Fall des Falles bleibt auch immer noch die Möglichkeit mit dem Medikament zur Schließung des Ductus.

Die Zwillingskinder einer anderen Mama müssen wahrscheinlich beide am Ductus operiert werden. Das Mädchen schon am Mittwoch. Die Arme... Die Mama hat vorhin deswegen auch sehr geweint und hat mir dabei so sehr leid getan. Hoffentlich kommen wir da drum herum.

Am Nachmittag ist noch mal viel Rennerei, wir müssen ja jede Menge organisieren. Um 17 Uhr sind Rudi und ich wieder auf der Station, beide völlig erledigt. Rudi ist total gestresst, was ich so gar nicht von ihm kenne. Die Klinikseelsorgerin unterhält sich noch mit uns und bietet an, sich zu Elias zu setzen und ihm die Geschichte vom heiligen Elias zu erzählen. Uns schickt sie zum Kaffeetrinken und Luftschnappen.

Zum Sondieren sind wir zurück. Wir wickeln ihn gemeinsam, lagern ihn, übernehmen die Mundpflege, geben ihm seine Milch. Das Wickeln klappt heute schon etwas besser. Trotzdem habe ich Angst, ihm wehzutun und etwas kaputt zu machen, einfach weil er so winzig ist.

Als wir bei ihm sind, versucht er tatsächlich, seine Augen zu öffnen. Diese waren bis jetzt immer beide ganz geschlossen. Beim linken Auge schafft er es einen Spalt breit und linst ein bisschen heraus. Es ist ein sehr ergreifender Moment für mich, mein Kind mit einem zumindest halb offenen Auge zu sehen. Er sieht damit so niedlich aus, noch einmal mehr wie ein ganz normales, wenn auch sehr kleines Baby.

Das Bedürfnis, ihn endlich halten und streicheln zu dürfen, wird verstärkt und ich frage mich, ob er mich nun sehen kann.

Was genau nimmt er von seiner Umgebung wahr?

Was denkt er wohl?

Mal sehen, wie weit das Auge morgen offen ist.

Elias' Köpfchen bekommt langsam eine richtige Eierform durchs Liegen. Der arme Knopf. Hoffentlich verwächst sich das wieder. Aber ‚Gesundheit vor Schönheit' sagt die Schwester, und recht hat sie. Für uns ist er natürlich sowieso das schönste Baby auf der Welt.

Außerdem wird heute die Nahrungsmenge gleich zweimal gesteigert. Erst auf acht Milliliter und dann sogar auf neun Milliliter. Heute Nacht um drei Uhr soll er schon zehn Milliliter bekommen und morgen kommt die nächste Steigerung.

Er muss jetzt unbedingt wachsen, weil das die Entwicklung der Lunge und auch aller anderen Organe begünstigt.

Er ruft nach mir

11. Lebenstag

Schon in der Nacht spüre ich, dass mit Elias irgendetwas nicht in Ordnung ist. Wir sitzen zu Hause auf der Couch und sehen fern. Plötzlich schnürt es mir von einem Moment auf den anderen regelrecht die Luft ab. Ich bekomme ein Beklemmungsgefühl und mir wird flau im Magen. Mein Puls rast, ich bin aufgeregt und nervös. Ich spüre ganz genau, dass es Elias nicht gut geht und habe große Angst.

Auf mein Drängen hin ruft Rudi um halb neun in der Klinik an und erkundigt sich nach Elias' Befinden. Aber es ist wohl alles in Ordnung. Ich muss mich die ganze Nacht zusammennehmen, um Rudi nicht noch mehr aufzuschrecken und mich nicht selber verrückt zu machen. Ich komme einfach nicht zur Ruhe, bin rastlos und würde am liebsten sofort zu Elias in die Klinik fahren. Ich versuche, mich zu beruhigen und meine Sorgen zu verdrängen, aber mein Herz sagt mir, dass da was nicht stimmt. Dieses Gefühl, meine Intuition, ist mittlerweile schon beinahe beängstigend.

Am Morgen bringen wir zusammen die Wohnung mal wieder einigermaßen auf Vordermann und fahren gegen Mittag ins Krankenhaus. Dort dürfen wir nicht auf die Station, weil Elias einen neuen Zugang am Fuß bekommt. Als wir endlich zu ihm können, sieht er ganz ernst aus – angestrengt und überhaupt nicht entspannt, sondern richtig unglücklich.

In der Nacht, genauer gesagt ab Punkt halb neun, hatten sie massive Probleme ihn zu beatmen, sagt uns der Arzt. Teilweise musste Elias – und muss immer noch – mit hundertprozentigem Sauerstoff beatmet werden und trotzdem fällt die Sauerstoffsättigung immer wieder in einen grenzwertigen Bereich. Ich frage den Arzt, warum uns das nicht bereits am Telefon gesagt wurde. Da es sich nicht um eine akut lebensbedrohliche Situation gehandelt hat, wollte man uns nicht beunruhigen, antwortet er kurz und bündig. Anschließend redet er lange mit uns und erklärt uns ganz genau, was sie jetzt alles mit ihm anstellen müssen.

Eine Möglichkeit, warum Elias so schlecht beatmet werden kann, ist, dass der Ductus weiter aufgegangen ist und somit einfach zu viel Blut an der Lunge vorbeifließt. Die Lunge wird erneut geröntgt und das Bild sieht wirklich sehr schlecht aus. Für mich ist das unglaublich beängstigend. Es sind sehr viele, sehr helle Areale in den Lungenflügeln, das heißt, diese sind kaum oder nur schlecht belüftet. Auch das Surfactant, ein Lungenreifungsmittel, welches gestern nochmal gegeben wurde, hat nur einen sehr kurzfristigen Effekt. Die Entzündung in der Lunge ruft zusätzlich eine

Schwellung der Schleimhäute hervor, was auch wieder bewirkt, dass weniger Luft in der Lunge Platz hat.

Es wird erneut ein Ultraschall vom Ductus gemacht und dabei wird tatsächlich festgestellt, dass sich dieser deutlich vergrößert hat. Nachdem alles abgeklärt ist, wird beschlossen, ihm nun das Medikament zu verabreichen, welches den Ductus schließen soll. Dieses wird in drei Intervallen im Abstand von zwölf Stunden gegeben. Anschließend sollte ein Effekt erkennbar sein. Ist dem nicht so oder sollte sich eventuell sogar die Beatmungssituation noch verschlechtern, können wir Elias die Operation, in welcher der Ductus manuell verschlossen wird, nicht ersparen. Das wiederum heißt, dass dabei der Brustkorb geöffnet werden muss und direkt an den großen Gefäßen gearbeitet wird – alle Risiken einer Herz-Operation natürlich eingeschlossen. Als ob das alles nicht schon genug wäre, ist Elias so instabil, dass ihn die Operation komplett aus der Bahn werfen könnte.

Um ihm mehr Blutvolumen zu verschaffen, bekommt er heute das erste Mal eine Bluttransfusion. Sieben Milliliter reine rote Blutkörperchen. Es wurden ihm bereits acht Milliliter seines eigenen Blutes abgenommen und das ist bei so einem Zwerg schon eine Menge. Da er es nicht schafft, dieses Volumen selbst nachzuproduzieren, wird er eben unterstützt. Ein komisches Gefühl zu wissen, dass nun fremdes Blut in Elias' Adern fließt. Ich selbst kann ihm kein Blut spenden, weil ich eine andere Blutgruppe habe. Rudi hat zwar die richtige Blutgruppe, kann aber nicht spenden, weil es zu lange dauert, bis das Blut gereinigt und gefiltert ist. Immerhin bekommt Elias, sollte er noch einmal Blut brauchen, dieses immer von ein und demselben Spender.

Um ihn etwas ruhiger werden zu lassen, erhält er jetzt nicht mehr nur einmal am Tag das Beruhigungsmittel, sondern auch ein stärkeres Schmerzmittel. Damit schläft er die meiste Zeit und die Ärzte erhoffen sich dadurch, dass er stabiler wird. Außerdem erhält er momentan noch Cortison per Inhalation direkt in die Lunge.

Und so viele andere Medikamente, eine bunte Mixtur und für den Laien ein Buch mit sieben Siegeln.

Wir haben zum ersten Mal eine akut lebensbedrohliche Situation – die nächsten 36 Stunden sind entscheidend, wie weiter vorgegangen wird. Ich fange an zu beten. Ich bete, dass mir der liebe Gott mein Kind, das ich mir so gewünscht habe, für das ich mich so eingesetzt habe, nicht schon wieder nimmt. Dass er ihn stark sein lässt, ihm Kraft schenkt.

Mittags bin ich so verzweifelt, dass ich im Krankenhaus nur noch weinen kann. Elias tut mir unendlich leid. So gerne würde ich ihm diese Last abnehmen, für ihn das alles ertragen. Wenn ich ihm nur irgendwie helfen könnte. Am Mittag kann ich ihm nicht einmal mehr meine Zuversicht schicken. Es tut so weh, ihn leiden zu sehen: die Stirn gerunzelt, ganz verspannt.

Ich habe das erste Mal wirklich große Angst, ihn zu verlieren. Angst, dass er es nicht schaffen könnte. Dass es auch diese Möglichkeit gibt. Zum ersten Mal kommt mir die Drittel-Regel in den Kopf. Die Ärzte sagen: Ein Drittel überlebt ohne größere Konsequenzen, ein Drittel schafft es gar nicht, ein Drittel überlebt mit bleibenden Schäden. Bitte, bitte, lieber Gott, lass uns zum ersten Drittel gehören. Nimm mir nicht meinen Sohn, der offensichtlich leben möchte! Gib ihm eine Chance auf sein Leben, das noch vor ihm liegt!

Mir geht es wirklich schlecht, ich habe furchtbar viel Angst und meine Zuversicht ist wie weggeblasen.

Rudi und ich sollen erstmal nach Hause fahren. Nicht einmal streicheln darf ich Elias heute, damit er sich nicht aufregt. Ich weiß, dass es in so einem Moment besser für ihn ist, aber es fällt unglaublich schwer. Ich möchte ihn so gerne halten, beschützen. Ihn spüren lassen, dass ich alles für ihn tun würde. Alles. Es fällt mir schwer, ihm in diesem Moment Mut und Kraft zuzusprechen und deswegen habe ich ein ganz schlechtes Gewissen.

Zu Hause koche ich mechanisch das Mittagessen und verkrieche mich anschließend ins Schlafzimmer. Rudi fährt wieder in die Klinik zu Elias. Ich kann es nicht. Ich ertrage es nicht, ihn wieder so leiden zu sehen.

Ich weine viel und bitte den lieben Gott, meine Familie, die engsten Freunde und in meinem Internetforum um Kraft. Ich bitte sie alle, Elias in ihre Gebete aufzunehmen. Aber das tun sie ohnehin schon. Das zu wissen und zu spüren, richtet mich wieder etwas auf. Das Wissen, mit diesem Leid nicht alleine zu sein, hilft ungemein.

Elias geht es sehr, sehr schlecht.

So gut es die letzten Tage ging, heute Nacht kam der große Einbruch... Die Ärzte können ihn nur sehr schlecht beatmen, er ist ruhig gestellt, damit er sich nicht gegen die Behandlung wehrt.

Er sieht so ernst aus, so angespannt. Heute Nacht hat er nach mir gerufen, ich habe es gespürt. Wusste genau, dass es ihm schlecht geht. Es ist so unglaublich schwer, jetzt nicht die Zuversicht zu verlieren.

Glaubt an uns, schickt uns Kraft. Ich habe angefangen zu beten...

Verzweifelte Grüße

Nina

• • •

Rudis Bruder kümmert sich währenddessen rührend um Max. Er merkt, dass es mir nicht gut geht, und die beiden gehen trotz Schneeregens auf den Spielplatz. Danach spielen sie sehr ausdauernd und leise mit der Eisenbahn. Nebenbei macht er noch die Küche tiptop sauber. So ein lieber Kerl.

Im Schlafzimmer döse ich kurz ein und als ich aufwache, halte ich es zu Hause nicht mehr aus und fahre doch wieder ins Krankenhaus. Das ist gut so, Elias geht es zwar immer noch nicht gut, aber etwas besser. Rudi sitzt die ganze Zeit neben ihm und hält und streichelt ihm das Köpfchen. Die Sauerstoffsättigung hat sich wieder etwas stabilisiert, auch wenn sie immer noch nicht wirklich gut ist. Sobald die Schwester ihn bewegt, anders lagert oder den Tubus absaugt, regt er sich so auf, dass er sofort wieder 100 Prozent Sauerstoff benötigt. Schrecklich zuzusehen.

Ich darf ihn aber selbst wickeln. Bevor ich die Windel schließen darf, wird ihm ein Mini-Urin-Beutel angehängt, damit das Pipi untersucht werden kann. Das Ductus-Medikament hat ganz schön viele Nebenwirkungen. Unter anderem kann es die Nieren- und Darmfunktion hemmen. Hoffentlich passiert das nicht. Jetzt wo er endlich alleine sein großes Geschäft machen kann und das Pieseln gut klappt.

Sein linkes Auge öffnet er heute beim Füttern schon fast ganz. Es sieht unglaublich goldig aus, wenn er da rauslinst. Als ob er einen direkt ansieht.

Als ich in sein Häuschen fasse und ihn streichle, wird die Sauerstoffsättigung immer besser. Er spürt also, wenn ich da bin und es tut ihm gut. Am Abend kann ich ihm auch wieder Mut zusprechen und rede viel mit ihm. Ich erzähle ihm von seinem großen Bruder, der sich schon so auf ihn freut und von all den anderen Leuten, die an ihn glauben und ihm Kraft schicken.

Rudi sagt, dass Elias in der Nacht nach mir gerufen hätte... Ich glaube, er hat Recht. Ich weiß nicht, warum. Aber auf beinahe unheimliche Art und Weise habe ich zu Elias eine so enge Bindung, dass es mir fast Angst macht.

Schon in der Schwangerschaft konnte ich alles so genau erspüren und deuten, dass sich am Ende sogar die Ärzte auf meine Aussagen verlassen haben. Nur so konnten sie ihr Vorgehen genau planen. Zumindest haben sie das gesagt. Aber die heutige Nacht war unglaublich. Ich glaube fest daran, dass ich zeitlebens zu diesem Winzling eine ganz besondere Beziehung haben werde. So eng, so verbunden. Er ist eben ein Teil von mir. Ich spüre, wenn er mich braucht, wenn es ihm schlecht geht. Einerseits ist das sehr schön und eigentlich gibt es kein andererseits.

Ich fürchte mich vor den nächsten Wochen. Wenn immer wieder, was wahrscheinlich ist, solche Tiefpunkte auf uns zukommen, bin ich irgendwann ein nervliches Wrack.

Die Angst vor dem Klingeln

11. Lebenstag

Meine Mama will sich heute direkt ins Auto setzen, hat dann aber doch zu viel um die Ohren. Sie will nur wegen mir kommen. Sie sagt, sie wisse, dass sie für Elias nichts tun kann. Aber vielleicht kann sie mich unterstützen. Das tut gut. Ich, die Einzelkämpferin, bin momentan froh um jede Unterstützung, die ich bekommen kann. Mentale Kraft, das brauche ich jetzt. Es ist alles so anstrengend. So Kraft raubend. Ich habe gar keine Zeit für die Wochenbettzeit. Das ist schon alles ziemlich viel. Aber ich will nicht jammern. Mir geht es ja eigentlich gut. Wenn es nur meinem kleinen Engel bald besser geht.

Mittlerweile entwickle ich eine regelrechte Aversion gegen unsere Telefone. Wir müssen ständig für Elias erreichbar sein. Sollte sich sein Zustand dramatisch verschlechtern, wird die Klinik bei uns anrufen, damit wir zu ihm kommen. Deswegen befinden sich nun das Festnetztelefon sowie beide Handys immer in unserer Nähe. Wir lassen sie nicht aus den Augen. Selbst wenn wir schlafen, sind alle Geräte extra laut gestellt und liegen direkt neben uns auf dem Nachtkästchen. Die Ärzte haben uns gesagt, dass sie nur anrufen, wenn Elias in Lebensgefahr schwebt oder eine sehr wichtige Entscheidung, zum Beispiel eine Operation, ansteht. Damit wird die Angst vor dem Klingeln beinahe unerträglich. Das Erste, was wir morgens nach dem Aufstehen machen und abends das Letzte, bevor wir ins Bett gehen, ist, uns auf der Station noch einmal nach Elias zu erkundigen.

Läutet dann am späten Abend trotzdem noch einmal das Telefon, wird mir jedes Mal ganz flau im Magen. Ich fürchte mich vor einem Anruf aus der Klinik. Meistens traue ich mich nicht abzuheben, sondern bitte Rudi darum. Währenddessen sitze ich daneben und warte sehnsüchtig auf ein Zeichen der Entwarnung, dass es sich ‚nur‘ um einen Verwandten handelt, der sich nach Elias' Zustand erkundigen möchte. Ich werde regelrecht hysterisch, wenn von unserem Apparat lange Gespräche geführt werden, möchte ununterbrochen erreichbar sein. Vor allem jetzt, wo es Elias so schlecht geht.

Überhaupt nerven mich die ständigen Anrufe und Nachfragen seitens unserer Familien. Natürlich ist es selbstverständlich, dass alle wissen wollen, wie es um ihn steht. Ob es Neuigkeiten, Verbesserungen oder eben eine Verschlechterung seines Gesundheitszustandes gibt. Aber es sind zu viele. Mir kommt es so vor, als klingele zehnmal täglich das Telefon und eine Oma, eine Tante, Freunde oder Bekannte erkundigten sich nach uns und wir müssten dieselben Begebenheiten x-mal wiederholen. Irgendwann bin ich so gereizt, dass ich nur noch patzige Antworten am Telefon gebe. Schlussendlich gehe ich überhaupt nicht mehr ran, sondern delegiere alles an Rudi. Er managt die gesamte Informationsübermittlung und findet bald eine praktikable Lösung: Montag und Donnerstag ist Anruf-Tag. Dann startet er einen Rundruf und bittet, die Informationen untereinander in Form einer Telefonkette weiterzugeben. Anrufe an anderen Tagen sind schlichtweg unerwünscht, wir müssen auch zur Ruhe kommen. Sollte sich an einem anderen als den genannten Tagen eine wesentliche Veränderung ergeben, melden wir uns natürlich bei unseren Familien.

Das funktioniert nach einigen Anlaufschwierigkeiten ganz gut. Ganz davon abgesehen, dass wir beiden Familien, außer meiner Mama, die ständig um uns ist, längst nicht alle Details von Elias' Krankengeschichte mitteilen. Teils um unsere Familien, insbesondere die Uromas, zu schützen, teils um nicht zu viele negative Gedanken und Sorgen um Elias entstehen zu lassen.

Ich werde langsam abergläubisch und fürchte um Elias Kampfgeist, wenn vielleicht der eine oder andere die Hoffnung und den Glauben an ihn verliert. Im Großen und Ganzen ziehe ich mich ab jetzt völlig in meine eigene Welt zurück, möchte keinerlei Kontakt zur Außenwelt und versuche, all meine Kräfte ausschließlich für unsere kleine Familie zu mobilisieren.

Nach einiger Zeit trauen sich meine Freunde und Bekannten nicht mehr, mich anzurufen oder bei einem zufälligen Treffen anzusprechen. Ich bin wie paralysiert, gehe einen Schritt nach dem anderen und verrichte, teils mechanisch, meine Aufgaben. Bei allen unerwarteten Treffen reagiere ich pampig und genervt. Ich möchte nicht jedem zum hundertsten Mal unsere Geschichte erzählen. Ich möchte ihr Mitleid nicht. Wir werden es schaffen.

Eines beschäftigt mich aber trotzdem.

Ich wundere mich sehr, dass so wenige uns zur Geburt unseres Sohnes gratulieren. Ich bekomme lediglich zwei Glückwunschkarten. Es ist überhaupt kein Vergleich zu Max' Geburt. Damals wurde ich überhäuft mit Geburtsgeschenken und Glückwünschen.

Ich frage mich, warum dem so ist. Hat unser Umfeld Angst, dass Elias doch noch sterben könnte? Gratuliert man Eltern zu einem zu früh geborenen Baby nicht, wie bei einem ‚normalen' Kind?

Er ist trotzdem unser Baby, auch wenn er viel zu klein ist und im Krankenhaus liegen muss.

Was würde passieren, wenn Elias zu den Sternen geht? Bekämen wir dann Beileidskarten, bevor uns gratuliert wurde? Schließlich lebt dieser kleine Mensch, er ist hier und er ist unser Kind. Ich hätte mich sehr gefreut, wenn ich durch solch kleine Gesten hätte spüren können, dass es noch mehr Menschen gibt, die an ihn und uns glauben. Aber scheinbar trauen sich viele einfach nicht, aus Angst, etwas Falsches zu sagen. Falsch ist es allerdings meiner Meinung nach nur, wenn man gar nichts sagt.

Weihnachten werden wir hier ohne Max verbringen. Allein die Vorstellung ist fürchterlich. Ein Kind auf der Intensivstation, das andere bei seinem leiblichen Vater. Wir beide hier allein. Aber ich wünsche Max ein schönes Weihnachten. Und das hat er mit seinem Vater und seinen Großeltern bestimmt. Und zumindest in dieser Zeit brauchen wir dann niemanden zusätzlich von der Familie. Ohne die ginge es nämlich, wenn Max hier ist, nicht.

Heute ist Elias' Nabelschnur abgefallen.

Live zugeschaltet

12. bis 14. Lebenstag

Am Nachmittag haben wir ein sehr langes Gespräch mit den beiden Oberärzten. Beide sind unglaublich nett und geben sich wirklich sehr große Mühe, damit wir alles verstehen, was mit Elias geschieht. Insgesamt habe ich den Eindruck, dass sie zufrieden mit seiner Entwicklung sind. Im Forum bekommt mein Gefühlswirrwarr auch ein schriftliches Gesicht.

Hallo ihr Lieben,

eure Zuversicht und die vielen gedrückten Daumen, angezündeten Kerzen und der Glaube an Elias haben geholfen :-) Ich danke euch.

Er braucht zwar nach wie vor sehr viel Sauerstoff, ist aber insgesamt etwas stabiler und es besteht keine akute Lebensgefahr mehr...

Seit heute bekommt Elias ein Medikament, um den Ductus bei der Schließung zu unterstützen. Morgen wird dann ein Ultraschall vom Herzen gemacht und sollte das Medikament nicht anschlagen, wird Elias operiert werden müssen. Das Löchlein hängt auch unmittelbar mit der Beatmung, also der Lunge, zusammen. Brauchen also noch einmal Daumen bis morgen.

Heute Morgen hat er mich zum ersten Mal angesehen. Beide Augen sind nun geöffnet. Ich kann euch nicht beschreiben, was für Gefühle das in mir ausgelöst hat. Ein unglaublich bewegender Moment. So kleine Knopfäuglein. Und es war wieder so, dass die Sauerstoff-Sättigung gestiegen ist, als ich ihm das Köpfchen gehalten habe und ihn streichelte. Er spürt genau, wer ihn streichelt und dass Mama bei ihm ist.

Ihr könnt euch nicht vorstellen, wie anstrengend die Situation momentan ist... Eine Gefühlsachterbahn sondergleichen. Aber ich konnte ihm heute wieder Mut und Kraft zusprechen und glaube ganz fest daran, dass er das spürt und ihm das hilft.

Wenn es Neuigkeiten gibt, sag ich euch Bescheid. Ich konnte es mir anfangs sehr schwer vorstellen, aber offensichtlich ist es tatsächlich so, dass viele von euch sehr oft an uns denken und ich finde, dann habt ihr

auch das Recht zu erfahren, wie es um ihn steht. Euer Zuspruch hat
mir gestern sehr geholfen.

LG

Nina

...

Entgegen jeder Statistik schlägt das Ductus-Medikament bei Elias voll an. Auf dem Ultraschall von heute ist das Löchlein fast nicht mehr nachweisbar. Hurra, somit bleibt uns die Herz-Operation erspart. Der geplante Termin für Freitag ist abgesagt.

Allerdings haben wir jetzt mit den Nebenwirkungen des Medikaments zu tun. Elias hat recht viel Wasser eingelagert und sieht wirklich fürchterlich aus. Das Medikament hemmt die Ausscheidungen, das heißt, Elias pieselt nicht oder jedenfalls kaum. Das Wasser darf sich nun nicht in der Lunge einlagern, weil das sonst wieder zu Schwierigkeiten bei der Beatmung führen würde. Damit das nicht geschieht, bekommt er jetzt noch ein anderes Medikament und am Nachmittag sieht er schon nicht mehr ganz so aufgeschwemmt aus.

Beim Herz-Ultraschall ist Elias sogar die ganze Zeit über sehr stabil. Erst als die Schwestern die Tubuspflaster neu kleben, fängt er an zu motzen. Für mich ist das aber völlig verständlich. Es fühlt sich bestimmt komisch an und ist sicherlich unangenehm. Mit seinem Schmusestern, den wir gestern mit ins Krankenhaus gebracht haben, lagern die Schwestern ihn ganz toll oder decken ihn damit zu. Endlich hat er etwas ganz Eigenes bei sich.

In der Nacht wurde auch noch einmal die Lunge geröntgt und hier gibt es ebenfalls eine deutliche Verbesserung. Sie ist jetzt deutlich dunkler gefärbt, also besser belüftet. Der Sauerstoff kann zurückgenommen werden und Elias hält sich wesentlich stabiler, wenn die Schwestern an ihn 'rangehen'. Ich finde dieses Wort ja blöd, aber so bezeichnen die Schwestern gelegentlich Elias' Versorgung oder wenn sie ihn berühren. Die Schwestern kommen alle drei Stunden und Elias ärgert sich jedes Mal ganz fürchterlich und möchte in Ruhe gelassen werden. Kein Wunder, er will ja wachsen.

174 Mal am Tag Türe auf, Türe zu – ich zähle einmal mit – ist allerdings das genaue Gegenteil von Ruhe. Es ist notwendig, das sehe ich ein, aber es stresst ihn unheimlich. Allerdings erholt er sich jetzt schneller und ist dann bis zur nächsten Behandlung überwiegend stabil.

Am Abend bricht er allerdings ziemlich ein, nachdem Rudi ihn fertig sondiert hat. Aber das kann daran liegen, dass das Bäuchlein so voll ist, der Magen nach oben an die Lunge drückt und deswegen nicht mehr so viel Sauerstoff Platz hat.

Ein Schmerz- und ein Schlafmittel bekommt er jetzt zusätzlich, damit er sich besser entspannt und sich nicht gegen die Behandlung wehrt. Meistens sieht er jetzt ziemlich zugedröhnt aus. Nur bei den Versorgungsrunden ist er fast immer ziemlich wach und schaut mit großen Augen alles an, was sich in seiner Umgebung abspielt.

Der zweite Zugang an seinem Fuß wird gezogen. Das hängt unter anderem damit zusammen, dass er komplett oral über Muttermilch ernährt wird. Er braucht also keine Infusion zur Ernährung mehr.

Wie schön!

So kann ich mit meiner Milch wenigstens etwas für ihn tun. Mit der Milchmenge bin ich auch total zufrieden. Meistens pumpe ich alle drei Stunden, sofern sich das einrichten lässt. Nur in der Nacht sind es gelegentlich größere Abstände, weil ich es einfach nicht schaffe, nachts auch noch in diesem Rhythmus aufzustehen. Ich komme so schon deutlich genug an meine Grenzen.

Normalerweise schaffe ich pro Pumpgang etwa 60 Milliliter und somit insgesamt einen knappen halben Liter Milch pro Tag. Nachdem Elias acht mal zwölf Milliliter täglich bekommt, bleibt momentan sogar noch was übrig.

Die beiden Zwillingskinder, die neben Elias liegen, gehören jetzt beide dem 1000-Gramm-Club an und haben deswegen einen sehr liebevoll von den Schwestern gebastelten Aufkleber an ihrem Inkubator. Bin ja mal gespannt, wann wir diese magische Grenze überschreiten. Dieses Jahr wird es wohl ziemlich eng werden.

Rudi und ich gehen heute mit Max zum Kindergarten Adventsnachmittag und basteln dort mit ihm. Es ist das erste Mal, dass ich den anderen Kindergarten-Muttis begegne. Die, die mich besser kennen, gratulieren mir, sind aber irgendwie gehemmt. Ich muss zu meiner Schande gestehen, dass ich auch sofort blocke, als sie nach Elias fragen. Dieser Nachmittag soll nur Max gehören. Der ist aber total müde, weil er in der Nacht ewig wach war. Anfangs hat er bei Rudis Bruder auf der Couch gelegen, dann ab halb fünf bei uns geschlafen und ganz wirres Zeug geträumt. Erst als ich ihn gestreichelt habe, hat er sich beruhigt.

Während ich ihm jetzt im Kindergarten die Jacke anziehe, weint er kurz. Als ich ihn frage, was er hat, meint er: „Ich will, dass mein Bruder…"

Mehr verstehe ich kaum. Irgendwas mit ‚raus kommt' oder so.

Ich frage noch einmal nach, aber da erzählt er mir schon wieder etwas völlig anderes. Ich glaube, ich muss ihn morgen mal konkret fragen, was ihn quält. Vielleicht überschätzen wir ihn und er nimmt sich das alles viel mehr zu Herzen, als wir sehen können.

Nun ist Elias schon zwei Wochen alt!

In all das Ungewöhnliche, Anstrengende und Hoffende schleicht sich ein Minimum an Routine. Viele Behandlungen kennen wir schon – Tubusprozedur, Zugang legen, Bluttransfusion, Blutgasmessung, Röntgen, Ultraschall, Cortison-Inhalation, Beatmung.

All das wissen wir, all das prägt auch Elias' vierzehnten Lebenstag. Und trotzdem ist es oft schwer, das alles mit anzusehen. Insbesondere jetzt, wo er durch das Ductus-Medikament diese extremen Ödeme entwickelt hat. Elias ist total aufgeschwemmt, Nacken und Hals erkennen wir kaum noch und alle Gliedmaßen sind stark geschwollen. Er macht Fortschritte, das sagen wir uns immer wieder. Auch wenn er zurzeit ganz und gar nicht gesund aussieht. In der Klinik bekommen wir das Angebot, Elias abends via Webcam ‚Gute Nacht' zu sagen. Dieses Projekt wird vom hiesigen Frühchen-Verein initiiert und unterstützt. Es wird, nachdem wir unser Einverständnis dazu gegeben haben, eine kleine Kamera über dem Inkubator angebracht. Außerdem bekommen wir entsprechende Zugangsdaten für eine Homepage im Internet. Bei einem kurzen Anruf in der Klinik können wir erfragen, ob es möglich ist, die Kamera einzuschalten. Vorausgesetzt das Baby braucht gerade keine Behandlung, wird die Kamera für etwa 15 Minuten aktiviert und wir können Elias nach Eingabe eines Passwortes auf unserem Computerbildschirm sehen.

Wir haben die Hoffnung, dass gerade für Max, der seinen Bruder noch nie live sehen durfte, diese Art der Kommunikation besonders wertvoll ist. Max aber findet das alles zwar sehr interessant, scheinbar ist er jedoch noch zu klein, um zu verstehen, dass Elias gerade in diesem Moment tatsächlich genauso in seinem Bettchen liegt und wir ihm dabei zusehen. Er kann den Unterschied zwischen einem normalen Video und der Webcam nicht erkennen. Die Webcam ist aber auch für uns als Eltern wichtig, denn wir können uns abends noch einmal davon überzeugen, dass es Elias gut geht und anschließend beruhigt ins Bett gehen.

Ein Teufelskreis
15. bis 17. Lebenstag

Elias geht es heute schlecht, mir auch. Es ist beinahe unerträglich mit anzusehen, was sie alles mit dem kleinen Winzling anstellen müssen, um ihm zu helfen. Er bekommt unzählige neue Medikamente. Alles scheint ein Teufelskreis zu sein.

Noch immer sind Elias' Händchen, Füßchen und besonders die Augenlider so angeschwollen, dass es schmerzhaft sein muss. Sein Hals ist kaum mehr erkennbar. Elias scheidet keinen Urin aus, deshalb muss er hierfür ein Medikament bekommen. Dieses soll die Nieren wieder anregen, hat allerdings die Nebenwirkung, dass es den Blutdruck senkt. Deshalb bekommt er auch dafür wieder ein anderes Medikament.

Um ihm die Schmerzen zu nehmen, bekommt er nun auch ein stärkeres Schmerzmittel. Hinzu kommt außerdem ein neues Medikament, welches seine Muskeln lähmt. Damit wollen die Ärzte erreichen, dass er sich ruhiger verhält und nicht immer so viel mit Händen und Füßen wedelt und zappelt. Dadurch verbraucht er nämlich zu viel Sauerstoff.

Man raubt ihm all seine Sinne, er ist völlig ruhig gestellt und trotzdem hat er seinen eigenen Willen. Ein Erwachsener würde mit der verhältnismäßig gleichen Dosis an den oben genannten Medikamenten tief und fest schlafen, in einem narkoseähnlichen Zustand dämmern. Elias allerdings wacht immer wieder auf, kann aber nicht mehr geradeaus schauen und verdreht die Augen. Wenn er wach ist, kann er sich durch das Relaxierungsmittel nicht mal mehr bewegen. Das Medikament ist so stark, dass er so gut wie nicht mehr selbst atmen kann. Dazu würde er schließlich die Muskeln des Zwerchfelles brauchen. Auch der Schließmuskel des Magens funktioniert nicht mehr richtig, sodass die Nahrung manchmal einfach aus ihm herausläuft.

Gestern hatte er die Augen ganz weit aufgerissen und die Milch kam ihm aus der Nase. Es ist schrecklich. Ich meine in seinen Augen die pure Angst zu sehen. Als ob er stumm, nur mit seinen Blicken, rufen würde: „Mama, hilf mir!"

Ich kann aber nur untätig daneben sitzen und hoffen, dass diese schreckliche Zeit bald vorbei ist. Ich kann nichts tun, um ihm die Situation zu erleichtern. Ich fühle mich fürchterlich. Wenn ich ihn doch nur auf dem

Arm halten könnte, um ihn am ganzen Körper spüren zu lassen, dass ich für ihn da bin. Das ist allerdings momentan völlig undenkbar.

Die Ärzte erwähnen uns gegenüber immer wieder, dass Elias ‚völlig abgeschossen' sei und ‚überhaupt nichts mehr mitbekommt'. Das soll uns wohl unsere Sorgen nehmen. Tut es aber nicht. Ich habe nämlich einen anderen Eindruck. Sobald wir ihn berühren, kommt von Elias eine Reaktion. Manchmal bewegt er einen Zeh, manchmal zucken die Augenlider. Ein anderes Mal erkennen wir seine Antwort nur an den Ausschlägen auf dem Überwachungsmonitor, weil sich beispielsweise sein Puls kurzfristig erhöht.

Schon morgens ist Elias so instabil, dass er beinahe den kompletten Vormittag mit 100 Prozent Sauerstoff beatmet werden muss. Das Röntgenbild der Lunge ist auch wieder etwas schlechter. Der Effekt des Surfactants lässt nach. Er wird, nachdem gestern die konventionelle Atmung probiert wurde, wieder auf die Hochfrequenz-Oszillations-Beatmung umgestellt. Daraufhin geht es ihm etwas besser.

Die Schwester am Nachmittag mag er offensichtlich. Bei ihr ist er wesentlich stabiler als bei der diensthabenden Schwester am Vormittag. Das Röntgenbild vom Nachmittag ist dann auch etwas besser, dafür rutscht der Blutdruck in den Keller, was damit zusammenhängt, dass die Lunge geblähter ist und von oben auf das Herz drückt. Der Hund beißt sich ständig selbst in den Schwanz.

Heute geht es mir nicht so besonders ... (Vorsicht lang)

...was daran liegt, dass es Elias auch nicht so gut geht. Er braucht sehr viele Medikamente, um die Nebenwirkungen des Medikamentes für/ gegen das Löchlein im Herzen zu bekämpfen. Ein wahrer Teufelskreis. Ich habe meine Gedanken in einer Art Krankenhaustagebuch festgehalten und möchte sie euch gerne mitteilen, vielleicht könnt ihr mich etwas aufbauen. Wem es selbst nicht so gut geht, bitte nicht lesen... Die medizinischen Fakten kopiere ich jetzt aber nicht hier rein, das würde den Rahmen sprengen.

Auszug aus meinem Tagebuch:

Er tut mir so unglaublich leid. Der arme Wurm weiß überhaupt nicht, wie ihm geschieht. So viel Schmerz, so viel Leid und Angst, wo er doch eigentlich noch wohl behütet in meinem Bauch sein sollte. Was habe ich falsch gemacht? Warum konnte ich ihn nicht halten? Woher hatte er die Infektion in der Lunge? Ich fühle mich als Versager. Mir wurde mein Baby entrissen, ich wurde meiner Schwangerschaft, auf die ich mich so gefreut habe, beraubt. So sehr habe ich mich auf die letzten Wochen, auf den dicken Bauch, auf die Tage des Entgegenfieberns der Geburt, so sehr auf das Stillen gefreut. Nichts ist so, wie es sein sollte.

Nicht einmal halten und küssen kann ich ihn. Ihm Trost spenden. Das Händchen auf den Kopf legen, ist einfach kein Ersatz. So kann er mein Herz nicht schlagen hören, mich nicht riechen, mich nicht spüren und ich kann es auch nicht. Ich weiß nicht einmal, ob er registriert, wenn ich da bin.

Ob er meine Hand spüren kann mit all den Medikamenten? Was würde ich darum geben, wenn er wieder in meinem Bauch sein und ich es besser machen könnte. Vielleicht ließe es sich mit dem Wissen, was er jetzt alles aushalten muss, verhindern? Alles fühlt sich so falsch an. Wird er jemals diese Zeit vergessen können? Was nimmt er mit nach Hause? Was kommt da noch auf uns zu? Wird er jemals so unbeschwert sein können wie andere Kinder? Wann ist diese schreckliche Zeit nur vorbei?

Ich hoffe jeden Tag, dass er etwas stabiler ist, damit ich mit ihm kuscheln kann und an jedem neuen Tag kommt stattdessen eine andere Hiobsbotschaft. Es ist so frustrierend. Wo ist das Licht am Ende des Tunnels?

So gerne würde ich ihn trösten, ihm sagen: „Mama ist hier und passt auf dich auf."

Wird er mir jemals vertrauen können, wo ich ihm in dieser schlimmen Situation nicht habe helfen können? Ihn einfach den Ärzten überlassen, die so viele schlimme Dinge mit ihm anstellen müssen, um ihn am Leben zu erhalten?

Da drängt sich mir die Frage auf, ob es richtig ist, ihm das alles anzutun. Das ist natürlich völlig irrational. Keinesfalls würde ich ihn gehen lassen. Niemals, nicht mehr. Er ist mein Baby, mein Sohn, zu dem ich zeitlebens eine ganz besondere Beziehung haben werde. Aber es tut so weh, es zerreißt mir jedes Mal das Herz, wenn ich sehe, wie den ganzen Tag an ihm gezerrt, gestochen, gedreht und weiß ich, was alles gemacht wird. Es hört auch nicht auf, wenn ich nach Hause gehe. Mein Herz ist wie abgeschnürt, ich möchte am liebsten nur noch schlafen.

Ich bin so unglaublich müde. Essen tu ich nur, um eine gute Milch für Elias zu haben. Hunger habe ich keinen. Ich möchte nur allein sein, kann und will mit niemanden meinen Schmerz teilen. Er gehört nur mir allein. Ich denke, es kann sich auch niemand vorstellen, was in mir vorgeht, wie ich mich fühle. So viel Schuld, so viel Verzweiflung. Wann wird das ein Ende haben? Wie soll ich die nächsten Monate überstehen.

Wir haben gerade einmal zwei Wochen geschafft und es wird noch mindestens 14 weitere Wochen brauchen, bis ein Ende in Sicht ist.

Woher soll ich die Kraft und die Energie nehmen? Wie soll ich meinem großen Sohn gerecht werden, wenn mein Herz und meine Lebensfreude bei und an Elias gebunden sind? Es tut so unglaublich weh. Ich weiß nicht, wie viele Tränen ich vergossen habe, aber der Schmerz lässt nicht nach. Es verschafft mir keine Erleichterung.

LG

Nina

...

Am nächsten Tag ist Elias insgesamt wesentlich stabiler. Durch die Oszillationsbeatmung und beim Umlagern lockert sich sehr viel Sekret in der Lunge. Dadurch ist Elias sehr unruhig und die Sauerstoffsättigung wird sehr schlecht, obwohl das Sekret abgesaugt werden kann.

Gerade als die Sauerstoffsättigung ohnehin schon nicht optimal ist, steigt die Beatmungsmaschine kurzfristig aus. Eine Menge Sekret verstopft den Tubus und so kann die Maschine Elias nicht mehr beatmen. Sie bimmelt nur noch wild, aber es kommt kein Sauerstoff mehr an.

Es wird auf einmal sehr hektisch und alle sind total aufgeregt. Nach wenigen Augenblicken zeigt auch der Überwachungsmonitor an, dass die Sauerstoffsättigung zu niedrig ist. Die Schwestern und Ärzte drehen an allen möglichen Knöpfen und Schläuchen, saugen immer wieder ab und nach kurzer Zeit springt der Apparat endlich wieder an.

Rudi und ich stehen völlig fassungslos daneben, denn der Anblick, der sich uns bietet, ist mehr als schrecklich. Ich nehme weder das Piepsen der Maschine wahr, noch das emsige Treiben des Personals. Ich bin schockiert, als ich sehe, dass sich Elias' Brustkorb nicht mehr bewegt. Er hebt und senkt sich einfach nicht mehr, keine Bewegung, nichts.

In diesem Moment wird mir sehr deutlich bewusst, vielleicht zum ersten Mal überhaupt, wie absolut lebensnotwendig diese ganzen Maschinen und Medikamente sind. Ohne das alles hört unser Zwerg einfach auf zu atmen und stirbt. Dieses Bild des eingesunkenen Brustkorbs werde ich in meinem ganzen Leben nicht vergessen. Meine Gedanken rasen und ich denke nur: Atme, atme, bitte atme doch!

Trotz der Hektik scheint die Welt in diesem Moment für mich stillzustehen. Warum tut denn keiner was? Es handelt sich natürlich nur um den Bruchteil einer Sekunde, aber trotzdem! Später erklärt mir die Schwester, dass ein Maschinenausfall längst nicht Ellas' Todesurteil ist. Schließlich wird er von hochqualifiziertem Personal betreut und erstens wäre innerhalb kürzester Zeit eine Ersatzmaschine zur Hand und zweitens würde er dann vorübergehend per Hand mit einem Beatmungsbeutel beatmet werden. Trotzdem, dieses Bild brennt sich in meine Gedanken ein – mein kleiner

Engel so schutz- und hilflos, völlig bewegungslos dort in seinem Glashaus. Elias' Leben hängt in meinem Erleben am seidenen Faden.

Am folgenden Nachmittag ist Elias ist trotz Sedierung und Relaxierung sehr unruhig, dabei aber trotzdem relativ stabil bei einem Sauerstoffbedarf um die 55 Prozent. Auf einmal wird er jedoch immer nervöser und die Sauerstoffsättigung fällt. Die Schwester kann relativ viel Sekret über den Tubus absaugen. Sie hört dann auf und sagt, dass sie ihn inhalieren lassen möchte und ihn später noch einmal absaugt. Ich habe in diesem Moment schon das Gefühl, dass noch Sekret im Tubus ist, will ihr aber nicht vorschreiben, was sie tun soll. Schließlich ist sie sehr gut geschult und sich ihrer Arbeit bewusst. Nachdem die Sättigung trotzdem zunehmend schlechter und Elias instabiler wird, lagert die Schwester ihn um und saugt noch einmal sehr viel Sekret aus der Lunge ab. Ich fürchte, dass die Beatmungsmaschine erneut aussteigen wird. Glücklicherweise ist dies nicht der Fall und die Sauerstoffsättigung steigt wieder stetig an.

Leider wird die orale Ernährung komplett gestoppt, weil Elias Bäuchlein etwas aufgebläht ist. Nun bekommt er sein Essen wieder intravenös.

An die Entfernung des Zentralkatheters brauchen wir also vorerst nicht mehr denken.

Wieder ein Rückschlag.

Ein Grund, eine Antwort?

18. Lebenstag

Mein kleiner Elias,

heute hatten wir sehr viel Angst um dich.

Dein kleiner Darm ist irgendwo, aus irgendeinem unbekannten Grund verstopft. Normalerweise wäre dein Dünndarm schmaler als ein Bleistift. Bei dir ist er an einer Stelle auf etwa zwei Zentimeter aufgedehnt. Dies können die Ärzte auf einem Röntgenbild sichtbar machen, nachdem sie dir über die Magensonde ein Kontrastmittel verabreicht haben. Da in deiner Geburtsklinik leider keine Kinderchirurgen sind, wird in einem ersten Gespräch mit den Oberärzten diskutiert, ob du nicht vielleicht in eine andere Kinderklinik verlegt werden solltest, weil es dort ganz tolle Kinderchirurgen gibt. Da auch die Beatmung zusehends schwieriger wird, spricht ein Arzt sehr einfühlsam mit uns in einem separatem Raum, dass es nun möglich ist, dass wir dich verlieren könnten…

Während dieses Gesprächs kommt noch ein anderer Arzt dazu und berichtet, dass nun auch der Ductus, welcher fast vollständig geschlossen war, wieder aufgegangen ist. Das Gesicht des Arztes wird immer sorgenvoller. Nach kurzer Zeit teilt er uns mit, dass wir uns entscheiden müssen. Entweder wir lassen dich in die andere Klinik verlegen, damit du operiert werden kannst, oder wir entscheiden uns gegen eine Verlegung und die Operation. Das würde aber bedeuten, dass wir dir keine Überlebenschance mehr einräumen. Ohne die Operation wirst du sterben. Du würdest starke Schmerzmittel bekommen und langsam einschlafen.

Sind wir schon bereit aufzugeben? Haben wir den Glauben an dich verloren? Warum nur? Warum nur wird dir und uns so eine große Last auferlegt? Sind das alles Zeichen, dass du keine Kraft, keinen Lebenswillen mehr hast? Daran möchte und kann ich nicht glauben. Der Arzt legt uns nahe, mit der Klinikseelsorgerin zu sprechen. Wir sollen uns Gedanken darüber machen, wie weit wir gehen wollen. Was noch alles für dich getan werden soll.

Dein Papa und ich gehen spazieren, wir sind ganz verzweifelt und stehen unsagbare Ängste aus. Wir diskutieren lange. Zu einem Ergebnis kommen wir nicht wirklich. Wie sollen zwei Eltern, von denen du sehnsüchtig erwartet wurdest und die dich sehr, sehr lieben, entscheiden, ob du leben darfst/sollst? Auch wenn dein Weg durch eine eventuelle Darm-Operation nicht leichter wird, ist das ein Grund, dir ein Leben, welches du doch vielleicht trotzdem glücklich leben wirst, zu nehmen? Ich kann nicht beschreiben, welche Verzweiflung, welche Wut, welcher Unglauben mich erfasst. Ich suche nach einem Grund, einer Antwort, die ich nicht finden werde. Ich sehne mich nach der schützenden Hand, nach jemandem, der zu mir kommt und sagt, dass alles gut wird. Dann könnte ich all diese Last so leicht ertragen. Aber dieser Jemand wird nicht kommen ...

Als wir anschließend wieder zu dir wollen, bittet uns der Arzt noch einmal in das Besprechungszimmer. Zwischenzeitlich haben die Radiologen und Chirurgen der hiesigen Klinik sich die Röntgenbilder von deinem Darm angesehen und sich mit den Kinderchirurgen der anderen Kinderklinik beraten. Sie sind zu dem Entschluss gekommen, dass es besser für dich ist, dich sofort zu verlegen, sofern wir uns für eine Operation entscheiden. Denn wenn die Situation eskaliert – der Darm perforiert –, können dir die Ärzte hier nicht mehr helfen. Deine Beatmung ist nach einer erneuten Gabe von Surfactant wieder auf die konventionelle Form umgestellt worden und darunter bist du jetzt einigermaßen stabil. Also wäre eine Verlegung jetzt ratsam, solange es dir den Umständen entsprechend gut geht.

Dein Papa und ich werden gefragt, ob wir eine Verlegung wünschen. Was soll ich sagen? Unsere Entscheidung steht fest. Wir glauben an dich, du wirst es schaffen. So gerne wären wir hier geblieben. So gut haben wir uns aufgehoben gefühlt. So tolle Ärzte und Schwestern, so eine schöne Atmosphäre. Aber wir haben keine Wahl. Es hilft alles nichts, wenn sie dich hier nicht operieren können.

Wir geben unsere Einwilligung und schon beginnen die Vorbereitungen für deinen Transport. Ein besonderer Inkubator mit Krankenwagen wird bestellt. Alle deine Sachen werden gepackt und nach einer halben Stunde schon ist alles so weit.

Während der ganzen Hektik, die nun ausgebrochen ist, entdecke ich deinen Papa. Er steht einfach mitten auf der Intensivstation und weint. Ganz bitterlich – die Verzweiflung und die Fassungslosigkeit ob der lebensgefährlichen Tatsachen für dich stehen ihm ins Gesicht geschrieben. Im ersten Moment bin ich völlig schockiert, meinen Fels in der Brandung so verletzlich, so hilflos zu sehen. Dann berührt es mich in meinem Innersten. Wir nehmen uns in den Arm und versuchen, uns gegenseitig zu stützen, uns Mut zuzusprechen. Wir können jetzt nichts anderes für dich tun, als dich den Ärzten zu überlassen und ihnen zu vertrauen. Ich will eigentlich bei dir im Krankenwagen mitfahren, aber nachdem es deinem Papa sehr schlecht geht, will ich auch ihn nicht alleine lassen. Weil ich im Krankenwagen auch nicht neben dir hätte sein dürfen, sondern vorn beim Fahrer, entschließe ich mich, mit Papa direkt hinter dir herzufahren. Das klappt auch sehr gut. Dir gefällt das Autofahren. Du bist stabil und auch dein Puls bleibt niedrig. Du regst dich nicht auf und brauchst keine zusätzlichen Medikamente. Nur ein bisschen kalt ist dir. Bei der Ankunft in der neuen Klinik hast du nur noch 35 Grad Körpertemperatur.

Papa fährt einfach hinter dem Krankenwagen her. Der ist zwar mit Blaulicht, aber sehr langsam unterwegs, um dich zu schonen. Alles in allem verläuft der Transport problemlos und du kannst in der Kinderklinik in dein neues Glashäuschen einziehen.

Aber Ruhe wird dir nicht gegönnt. Sofort werden neue Röntgenbilder gemacht und ein Arzt versucht, dir Blut abzunehmen. Das ist gar nicht so einfach, weil du so ausgekühlt bist. Diese Zeit vergeht für uns unendlich langsam, denn wir dürfen in dieser Zeit nicht zu dir. Aber deine Beatmung ist stabil. Du brauchst nur 28 Prozent Sauerstoff, das ist Rekord. Auch der Beatmungsdruck kann stark reduziert werden. Vor deinem Transport brauchtest du noch 100 Prozent Sauerstoff. Ist das wieder ein Zeichen? Willst du uns Mut machen? Oder bist du einfach erleichtert, dass endlich jemand dein Problem erkannt hat und du nun verlegt bist? Wir glauben an dich, du wirst das schaffen!

Ein Anästhesist, ein Kinderchirurg und der diensthabende Oberarzt reden mit uns, klären uns über alle Risiken und Nebenwirkungen der Operation auf. Gott sei Dank hat sich dein Zustand auf den neuesten Röntgenbildern nicht verschlechtert und so können die Ärzte auf eine Not-Operation in der Nacht verzichten. Wenn sich allerdings bis morgen nichts auf den Bildern verändert, wird die Darm-Operation wie geplant vorgenommen. Dir bleibt einfach nichts erspart... Dazu wird dein kleines Bäuchlein aufgeschnitten und die Ärzte müssen zuerst einmal nachsehen, was eigentlich der Grund für deine Beschwerden ist. Dann wird weiter entschieden. Zu über 90 Prozent wirst du vorübergehend einen künstlichen Ausgang brauchen. Dieser kann aber wieder, wenn du groß und stark genug bist (vermutlich mit drei bis fünf Kilo), zurückverlegt werden und es bleiben bloß zwei Narben zurück, die man später kaum sehen wird.

Der Anästhesist erklärt uns, dass du keine herkömmliche Narkose bekommen wirst. Beatmet wirst du ohnehin schon und Medikamente zur Sedierung und Relaxierung erhältst du auch. Diese werden einfach höher dosiert und du bekommst noch ein Schmerzmittel dazu, das du auch schon kennst. Schmerzen musst du keine haben.

In der Nacht fahren wir wieder nach Hause und kommen morgen zu dir. Aber in Gedanken bin ich immer bei dir, ich stütze dich, schicke dir alle meine Kraft, um zu kämpfen, kleiner Schatz.

Ein Ort für meine Gedanken

19. bis 22. Lebenstag

Ihr Lieben,

es reißt nicht ab...

Elias scheint nun alle Komplikationen mitzunehmen, die ein Frühchen bekommen kann. Gestern Abend wurde er in eine andere Klinik verlegt, weil in der ersten Klinik keine Kinderchirurgen im Haus sind. Heute Vormittag muss er nun leider am Darm operiert werden.

Dazu wird das kleine Bäuchlein aufgemacht, um zuerst einmal nachzusehen, was dort eigentlich los ist. Sie haben ihm gestern ein Kontrastmittel verabreicht und damit festgestellt, dass ein Stau im Dünndarm ist. Dadurch ist dieser immens aufgebläht. Die Ursache dafür wissen wir erst nach der Operation. Durch die Operation wird er, aller Voraussicht nach, vorübergehend (bis er zwischen drei und fünf Kilo Körpergewicht hat) einen künstlichen Ausgang benötigen.

Zudem ist der Ductus (das Löchlein beim Herzen) wieder aufgegangen. Auch diese Operation wird ihm nicht erspart bleiben. Aber der Darm hat jetzt Vorrang.

Es ist furchtbar. Wir haben so große Angst, ihn jetzt zu verlieren. Er ist doch so instabil und jetzt zwei schwere, große Operationen, die dann auch nicht die letzten bleiben werden.

Gestern wurde uns nahegelegt, mit der Seelsorgerin zu sprechen, wie weit wir nun gehen möchten... Wie lange es einen Sinn hat, was alles für ihn getan werden soll und ob das gut für ihn ist.

Wir brauchen für die bevorstehenden Operationen alle verfügbaren Daumen und positiven Gedanken. Ich danke euch, dass ihr immer für mich/uns da seid.

Traurige Grüße

Nina

...

Wir sind jetzt auf dem Weg zu dir.

Die Röntgenbilder haben sich nicht verändert und somit musst du um 13 Uhr operiert werden. Wir werden dir noch einmal Mut und Kraft zusprechen, in der Hoffnung, dass du es spüren kannst. Wir glauben an dich. Du wirst auch diese Hürde meistern. Die Beatmung war über Nacht stabil und das ist doch schon mal ein gutes Zeichen, oder?

Wir werden auch versuchen, mit einem Seelsorger oder Psychologen zu sprechen, wie wir mit deinem großen Bruder umgehen sollen, wie wir ihm am besten die schwierige Situation erklären können und warum Mama und Rudi gerade so traurig sind.

Ich vermisse dich und möchte dich so gerne halten und dir meine Liebe zeigen. Papa und ich warten sehnsüchtig auf den Moment, wo wir dich gesund in die Arme schließen können. Halte durch! Wir schaffen das, alle gemeinsam. So viele Menschen glauben an dich, an uns. Viele werden heute an dich denken und dir Kraft schicken und heute Nachmittag hoffentlich feststellen, dass du allen zeigst, wie viel Lebenswillen in dir steckt.

Wir haben auch sehr viel Angst, so wie alle in der Familie. Deine Großeltern, Urgroßeltern, deine Onkeln und Tanten, unsere Freunde und weitläufige Verwandte. Wir alle denken an dich.

Ich hoffe inständig, dass der künstliche Ausgang kein Hindernis ist, dass ich bald mit dir kuscheln kann. Ich denke, dass du aus der Nähe zu mir viel Kraft und Liebe schöpfen kannst und wir bald die Chance dazu bekommen werden.

Ich möchte nicht, dass du das erste Mal ganz nah bei mir sein kannst, wenn du für immer schlafen möchtest. Aber wenn es so das Beste für dich sein muss, dann werden wir auch diesen Weg mit dir gemeinsam gehen. Mami und Papi haben dich lieb und wir werden alle Kraft, die in uns steckt, an dich weitergeben. Welcher Weg auch immer das sein mag.

Es ist Nachmittag: Du hast es geschafft! Um kurz nach 14 Uhr wurdest du in den Operationssaal gefahren. Deine Windel war aufgeklappt, deine Ärmchen und Beinchen waren mit einer Mullbinde warm eingewickelt, die diensthabende Schwester hat dir aus einem Verbandsschlauch ein Mützchen gebastelt, damit du nicht frierst. Der OP-Raum wurde aber trotzdem auf 30 Grad vorgeheizt.

In der Zwischenzeit waren Papa und ich sehr aufgeregt und sind zum Essen gegangen, um uns abzulenken und bei Kräften zu bleiben. Als wir um kurz vor 16 Uhr in der Klinik zurück waren, konnten wir schon mit dem Arzt sprechen. Er erklärte uns, was bei der Operation alles gemacht wurde und was die Chirurgin gefunden hat. Vermutlich war es eine angeborene Engstelle im Darm, die dir diese Schwierigkeiten eingebracht hat. Außerdem war ein Stück des oberen Dünndarmes an der Engstelle verklebt. Dies wurde vermutlich durch eine kleine Entzündung ausgelöst. Die Verklebung wurde gelöst und das obere Dünndarmstück wieder mit einer Unnnähung stabilisiert. Das aufgeblähte Stück Dünndarm wurde kurzerhand entfernt. Es waren nur einige Zentimeter und wird dir später keine Schwierigkeiten machen. Das Schönste ist, dass der Darm an den Schnittstellen völlig gesund war und die Enden wieder miteinander vernäht werden konnten. Somit brauchst du, entgegen aller Prognosen, keinen künstlichen Ausgang.

Was sind wir erleichtert. Wenigstens das bleibt dir erspart. Und damit auch eine weitere Operation, nämlich die Rückverlegung des künstlichen Ausgangs. Papa hat das Röntgenbild, auf dem man den aufgeblähten Darm sehen kann, abfotografiert, so dass du dir das, wenn du groß genug bist, anschauen kannst und weißt, woher die Narbe auf deinem Bauch kommt.

Als du wieder zurück auf die Station kamst, stellten wir überrascht fest, dass alles gar nicht so schlimm aussieht, wie wir befürchtet hatten. Der Schnitt ist nur circa fünf Zentimeter lang, doch damit fast so groß wie dein ganzer Bauch im Querschnitt. Laut den Schwestern und Ärzten wird das aber sehr schön verheilen und später kaum noch sichtbar sein. Auch die Narbe von einem künstlichen Ausgang bleibt nun weg. Was für ein Glück.

Die Operation hast du insgesamt sehr gut überstanden. Du hast zwar noch eine Bluttransfusion bekommen, aber das war notwendig, um deinen Blutdruck und Kreislauf zu stabilisieren. Neuerdings hast du auch einen Blasenkatheter, damit die Ärzte und Schwestern genau sehen können, ob du genug Pipi ausscheidest. Das ist ganz wichtig, damit sie genau wissen, wie viel Flüssigkeit du brauchst.

Auf der Station wurde alles, was du zum Leben brauchst, wieder angeschlossen und noch einmal Blut abgenommen. Dein erster Schneeanzug, wie Papa es nennt, wurde dir wieder ausgezogen und du wurdest liebevoll mit deinem Kuschelteddy und deinem kleinen Waschlappen von mir zugedeckt.

Am Abend ist dein Gesichtlein ganz doll angeschwollen von dem vielen Wasser, das du eingelagert hast. Die nächsten Tage, so hat uns die Schwester vorgewarnt, wird das operationsbedingt noch schlimmer werden. Aber in einer Woche solltest du schon wieder viel besser aussehen.

Heute sind wir dann auch eher nach Hause gefahren. Zum einen, weil du jetzt viel schlafen musst, um gesund zu werden, zum anderen, weil dein Bruder auch seine Mama braucht. Leider war Max heute sehr quengelig und müde. Als ich dann seine Temperatur gemessen habe, wusste ich auch warum. Er hatte fast 39 Grad Fieber und ich habe ihn, nachdem er einen Fiebersaft bekommen hat, ins Bett gesteckt. Auch er merkt den Stress, die Angst um dich und einfach, dass ich zu wenig für ihn da bin momentan. Aber Oma ist auch hier und kümmert sich ganz toll um meinen Großen. Eine riesengroße Entlastung!

Nun hoffe ich, dass, wenn ich morgen wieder zu dir komme, dein Sauerstoffbedarf immer noch so gut ist wie heute. Nach der Operation hast du nur 35 Prozent gebraucht und die Beatmungsform ist immer noch konventionell.

Die schönste Nachricht heute allerdings war: Wenn alles gut verläuft, dürfen wir in einer Woche vielleicht schon kuscheln. Damit geht für mich und hoffentlich auch für dich ein großer Wunsch in Erfüllung. Die Sehnsucht, dich halten zu dürfen, ist schon beinahe übermächtig.

Nun bin ich müde und erschöpft und werde bald ins Bett gehen. Ich freue mich schon auf morgen, wenn ich dich wieder sehen kann.

...

Hallo ihr Lieben,

Elias hat die Operation gut hinter sich gebracht.

Nun hat er wieder einmal bewiesen, dass wir aus der Reihe tanzen. Zu über 90 % wird bei solchen Eingriffen ein künstlicher Ausgang gelegt. Bei ihm war es nicht nötig. Wir sind so erleichtert.

Danke für die vielen Daumen!

Jetzt hoffen wir, dass die Narbe außerhalb und die Narbe im Darm gut und komplikationslos verheilen. Dann widmen sich die Ärzte dem nächsten Problem, der Ductus-Operation. Aber eines nach dem anderen. Jetzt hat er erst einmal ein paar Tage Zeit, sich zu erholen und sich zu stabilisieren. Dazu bekommt er jetzt viele Medikamente und ist in einem Dämmerzustand ohne Schmerzen.

Wir sind nun wieder zuversichtlich, er sah vorhin nach der Operation ganz entspannt aus und braucht auch erstaunlich wenig Sauerstoff, der kleine Angeber.

Ich werde lernen müssen, dass wir nun von einem Tag auf den anderen leben müssen und nie wissen, wie die nächsten Stunden verlaufen. Jedes Mal, wenn das Telefon klingelt, setzt mein Herz ein paar Takte aus, weil ich Angst vor einem Anruf aus der Klinik habe ... Aber uns bleibt wohl nichts anderes übrig, als mit ihm diesen (schweren) Weg zu gehen und stark zu bleiben.

Fühlt euch alle mal umarmt. Danke auch für die Anteilnahme. Ich melde mich, wenn es was Neues gibt.

GGLG

Nina

...

Du bist so unglaublich stark und ich bin so stolz auf dich!

Heute geht es dir schon so viel besser und ich bin richtig erleichtert.

Nachdem Max heute etwas Fieber hatte, konnte er nicht in den Kindergarten. Oma musste aber zu sich nach Hause fahren und so konnten Papa und ich heute nur getrennt zu dir. Papa war am Nachmittag da und währenddessen hat sich dein Sauerstoffbedarf stark reduziert. Du brauchst momentan nur 25 Prozent. Das sind so schöne Neuigkeiten. Du bleibst auch beim Umlagern und Wickeln stabil. Offensichtlich hattest du starkes Bauchweh und hast deswegen so empfindlich auf Berührungen reagiert. Es hat dir einfach wehgetan. Jetzt musst du keine Schmerzen mehr haben und es geht dir zusehends besser.

Wie du es gemacht hast, weiß keiner so genau. Aber heute Morgen wurde noch einmal nach dem Ductus geschaut und was soll ich sagen? Er hat sich wieder geschlossen. Noch eine sehr gute Nachricht. So bleibt dir die Operation zur Verschließung also weiterhin erspart. Was für ein Glück.

Die schönste Nachricht allerdings war, dass ich dich schon Anfang nächster Woche endlich in die Arme schließen darf, wenn du weiterhin so stabil bleibst. Die Schwester heute war ganz überrascht, dass ich dich bis jetzt noch nicht ein einziges Mal halten durfte. Das wäre in dieser Klinik wohl sehr ungewöhnlich. So geht dann mein ganz persönlicher Weihnachtswunsch in Erfüllung.

Es ist wirklich erstaunlich, was für einen Lebenswillen und was für eine Kraft du an den Tag legst. Da könnten sich viele Menschen eine Scheibe abschneiden.

Als ich am Abend bei dir war, habe ich dein Füßchen gehalten und dein Köpfchen gestreichelt. Ein Händchen war angesichts der vielen venösen Zugänge nicht frei. An einem hing die Sauerstoffsättigungsmessung, am anderen wurdest du transfundiert. Medikamente bekommst du momentan gar nicht so viele. Ein Mittel, damit du keine

Schmerzen hast – ein anderes, damit du gut schlafen kannst. Dann noch die Hauptinfusion, über die du momentan ernährt wirst. Muttermilch kannst du zurzeit nicht bekommen, weil dein Darm jetzt viel Ruhe braucht. Und das war's dann auch schon. Die Antibiotika erhältst du noch extra in Einzeldosen.

Als ich dich streichelte, hast du Grimassen geschnitten. Mal die Stirn in Falten gelegt, mal geschmatzt, mal deinen Mund verzogen. Alles Zeichen, dass du mich wahrnehmen kannst und meine Anwesenheit bemerkt hast und sie dir hoffentlich auch gut tut.

Wenn ich über dein Füßchen streiche, wackelst du mit den Zehen und bewegst den Fuß. Ob du später einmal kitzelig sein wirst?

Schlaf gut, kleiner Engel.

...

Hallo Mädels,

ich bin heute richtig guter Dinge. Elias macht sich prima.

Die Ärzte sind sehr überrascht, wie tapfer sich Elias schlägt und sich stetig stabilisiert. Scheinbar hat es endlich ‚Plopp' gemacht und jetzt geht es voran. Sie können es sich nicht erklären, aber so einen plötzlich positiven Verlauf haben sie ihm wohl nicht zugetraut. Wir werden es ihnen schon zeigen! Mein kleiner, tapferer Kämpfer. Ich bin jetzt schon so stolz auf ihn, was er alles geschafft hat. Es grenzt wirklich an ein Wunder. Mein ganz persönliches Weihnachtswunder :-)

So, jetzt hoffe ich inständig, dass er sich die nächsten Tage so gut hält.

GGLG

Nina

...

Viel Neues gibt es heute nicht von dir zu berichten. Außer dass du alles immer noch ganz toll meisterst.

Von dem blöden Blasenkatheter wurdest du wieder befreit. Der Sauerstoffbedarf ist weiterhin stabil und recht niedrig und hat sich um die 40 Prozent eingependelt. Heute hast du auch schon einige Male wieder selbst mitgeatmet, obwohl du nicht wirklich wach warst. Die nächsten Tage wirst du dann wohl zum Atmen motiviert. Das hängt aber noch an einigen Faktoren, zum Beispiel an dem Kohlendioxid-

gehalt im Blut, der Schmerzmittel-Dosis und einigem mehr, das ich nicht verstanden habe. Es ist für mich mittlerweile sehr mühselig, dem ganzen medizinischen Blabla zu folgen. Ich bin kein Arzt und irgendwie vertrage ich keinen Input mehr, kann nichts mehr aufnehmen. Papa und ich waren lange bei dir. Ein Ultraschall von deinem Köpfchen wurde auch gemacht, um zu kontrollieren, ob durch die Operation eine Veränderung am Gehirn stattgefunden hat. Es ist aber alles in Ordnung.

Der Zugang an deinem Füßchen ist mal wieder kaputt und musste gezogen werden. Du brauchst erfreulicherweise verhältnismäßig wenige Medikamente. Eigentlich nur deine Hauptinfusion, ein Schlaf- und ein Schmerzmittel. Keine Blutdruck-, keine Kreislauf-, keine Nierenmedikamente. Das schaffst du alles ganz alleine.

Auf Nachfragen hat der Arzt mir die größte Freude gemacht. Wenn du auch morgen noch so brav bist, dürfen wir endlich einen Kuschelversuch starten. Nach drei endlos langen Wochen. Ich freu mich so, aber gleichzeitig habe ich viel Angst und bin sehr aufgeregt. Hoffentlich gefällt es dir bei mir und das Herausnehmen aus deinem Haus stresst dich nicht zu sehr. Hoffentlich bleibst du mit der Sauerstoffsättigung stabil. Es wäre furchtbar, wenn dich die Schwester gleich wieder zurück in dein Glashaus legen müsste. Ach was, wir schaffen das schon und es tut dir bestimmt gut, bei mir zu sein. Ich bin schließlich deine Mama und vielleicht kann ich dir dann ein bisschen Kraft weitergeben, damit du nicht meinst, alles allein schaffen zu müssen.

...

Ihr seid total verrückt!

... und dafür möchten wir euch von ganzem Herzen danken! Am liebsten würde ich euch jetzt alle mal ganz toll drücken.

Ich bin einfach total gerührt. Schon allein eure Zusprache und eure Anteilnahme geben mir immer sehr viel Halt. Ich habe durch euch einen Ort, an den ich mich zurückziehen und trotzdem mitteilen kann. Momentan möchte ich sehr wenig Kontakt zur Außenwelt, deshalb bin ich sehr froh, wenn ich meinen Gedanken hier freien Lauf lassen kann.

Dass ihr alle so oft und so fest an uns denkt, gibt mir unglaublich viel. Als dann hier auch noch ein Päckchen von euch für uns eintrudelte, war ich vor Rührung den Tränen nahe. Danke!

Dass das nicht nötig gewesen wäre, brauche ich wohl nicht zu erwähnen. Trotzdem habe ich mich wahnsinnig gefreut.

Besonderer Dank gebührt Mascha, die das Ganze wohl organisiert hat. Kleine Schlitzohren seid ihr wohl ... So ganz heimlich hinter meinem Rücken.

Sogar an Max habt ihr gedacht. Er hat sich sehr über die Autos gefreut. Dass dann auch noch Piraten drauf waren, war die Krönung.

Die Sachen sind mit so viel Liebe ausgesucht, ich könnte jetzt noch seitenlang schwärmen und weiß gar nicht, wie ich mich revanchieren soll.

Also noch mal: Danke!

...

Mein ganz persönliches Weihnachtsgeschenk

23. bis 25. Lebenstag

Heute ist es endlich so weit. Mein lang ersehnter Wunsch wird erfüllt und ich darf meinen kleinen Engel endlich in die Arme schließen. Was für ein unbändiges Glücksgefühl! Durch den Inkubator weiß ich, wie klein er aussieht. Wie winzig sich dieses Menschlein aber anfühlt, kann man sich gar nicht vorstellen. Und er ist so zufrieden. Ganze 4 Stunden liegt er warm eingekuschelt auf meiner nackten Brust. Es ist schön, ihn so nah spüren zu können. Zu spüren, wie er sich bewegt, wie er atmet, wie warm er ist. Es ist fast ein bisschen so, als wäre ich wieder schwanger. Mit der dicken Kuscheldecke warm eingemummelt kann man Elias fast nicht mehr sehen. Sein Köpfchen liegt auf meinem Brustkorb und der kleine Körper hört direkt unter meinem Busen schon wieder auf. Er ist so unglaublich klein. Sein Gewicht merke ich fast gar nicht. Die Beinchen hat er angezogen, die Händchen liegen links und rechts auf meiner Brust.

Den ganzen Trubel einer Intensivstation um mich herum nehme ich überhaupt nicht mehr wahr. Das Gebimmel der Überwachungsmonitore; die Schwestern, die ständig um einen herumwuseln; die vielen Untersuchungen; das hektische Treiben – alles vergessen. Ich sitze auf einem Liegestuhl in waagerechter Position und habe endlich, endlich meinen kleinen Sohn bei mir. Endlich kann ich ihn riechen, spüren, fühlen. Ihm ganz nahe sein. Ihn küssen, halten und streicheln.

Wie sehr habe ich mich danach gesehnt. Nach der ersten Zeit des Kennenlernens und als ich mich an das kleine Würmchen auf meiner Brust gewöhnt habe, schlafen wir beide ein. Die ganze Anspannung der letzten Wochen fällt von mir ab. Meine Zuversicht ist zurück. Wir werden es schaffen, da bin ich mir nun wieder ganz sicher.

Es gibt keine Sättigungsabfälle, im Gegenteil, sein Sauerstoffbedarf sinkt auf unglaubliche 25 Prozent. Es ist einfach wunderschön, ihm ein bisschen Nähe und Geborgenheit geben zu können. Ich will ihn gar nicht mehr hergeben. Dieses herrliche Gefühl hält an und ich könnte tanzen und jubeln. So schön ist es.

Wenn er weiterhin so stabil bleibt, darf ich ihn ab jetzt jeden Tag aus seinem Häuschen zu mir nehmen, wobei das ein ziemlicher Akt ist, denn bis er bei mir ist, brauchen wir zwei Schwestern, die alle Schläuche ab- und umstöpseln.

Ich schwebe immer noch wie auf Wolken und freue mich unheimlich auf morgen!

Elias hat auch endlich so gut wie kein Wasser mehr. Zur Verbesserung seiner Ausscheidungen wird ihm ein Mittel verabreicht und dieses hilft super. Rudi und ich sind insgesamt acht Stunden bei Elias und wir genießen es beide sehr. Auch meine Mama schaut kurz mal vorbei und ist überrascht, wie schön Elias wächst.

Morgen wird er wieder gewogen und dann bekommen wir endlich ein realistisches Gewicht. Ich schätze 850 Gramm, Rudi 899 Gramm und Oma 905 Gramm. Mal sehen, wer dem realen Gewicht am nächsten kommt. Die Ärzte und Schwestern sind weiterhin sehr zufrieden mit unserem Zwerg. Er ist das erste Mal wieder richtig wach und atmet auch fleißig mit. Manchmal zwar gegen die Maschine, was ihm nicht wirklich gut tut, aber insgesamt kommt er sehr gut mit der Beatmung zurecht. Ich bin so stolz auf ihn! Ich hoffe, dass ihm unsere Kuschelstunden genauso gut tun wie mir!

Es fällt mir jetzt auch nicht ganz so schwer, dass meine beiden Kinder morgen nicht bei mir sind. Max ist mit seinem Papa bei den Großeltern, damit wenigstens er ein schönes, stressfreies Weihnachten hat. Ich weiß ja, dass ich zumindest Elias morgen wieder in die Arme schließen kann und das zu wissen, ist einfach wunderschön.

Mir geht es heute endlich einmal wieder richtig gut. Seit langem habe ich wieder einmal gelacht. So viele Anspannungen haben sich gelöst. Ich weiß nicht, für wen dieser erste Hautkontakt wichtiger war – für Elias, oder für mich?

Ein sehr eigenartiges Weihnachten ist dieser 24. Dezember 2007.

Schon morgens wird Elias gewogen. Auf stolze 860 Gramm bringt er es nun schon. Ich habe die Wette also gewonnen. Einer Mama macht eben so schnell keiner was vor. Rudi und ich sind den ganzen Tag bei Elias und am Nachmittag darf ich fast fünf Stunden lang mit ihm kuscheln. Dabei hat er ein ganz fesches Mützchen von der Station auf, damit das Köpfchen nicht auskühlt. Während wir noch im Krankenhaus sind, räumt meine Mama, unsere gute Seele, daheim auf, putzt und kauft ein. Was für ein Glück, dass wir sie haben. Außerdem kocht sie auch noch, und so sitzen wir am Weihnachtsabend gemeinsam, leider ohne Kinder, in unserer Wohnung.

Es macht mich traurig, Elias in seinem Inkubator und Max mit seinem Papa bei den Großeltern zu wissen. Keines meiner Kinder ist bei mir. Der Anblick des geschmückten Weihnachtsbaumes mit den eingepackten Geschenken für die Kinder darunter ist sehr trostlos. Leuchtende Kinderaugen fehlen mir an diesem Abend besonders. Ich vermisse beide ganz fürchterlich. Auch mein Sternenkind Louisa – für sie brennt den ganzen Abend eine Kerze, damit auch sie weiß, dass wir an sie denken. Eine feierliche Stimmung will sich nicht wirklich einstellen und trotzdem fällt es mir nicht so schwer, wie ich befürchtet hatte. Der gesamte Abend verläuft sehr ruhig, ist aber auch auf eine ganz besondere Art und Weise besinnlich. Nach dem Essen starten wir noch einen Familienrundruf und anschließend spielen wir Karten. Mama und ich zeigen Rudi ganz schön, wo der Bartel den Most holt. Dabei kann ich endlich mal wieder etwas abschalten und schlafe in der folgenden Nacht tief und fest.

Am ersten Feiertag fährt meine Mama morgens in unsere Heimat. Dabei nimmt sie Elias' Plazenta und einige Flaschen Muttermilch zum Einfrieren mit. In einer Kühltasche natürlich, aber zum Schmunzeln ist das schon. So warten die Sachen schon auf uns.

Wenn der Umzug geschafft ist, dann können wir im Frühjahr ein Bäumchen im Garten darauf pflanzen.

Große, blaue Knopfaugen

26. bis 35. Lebenstag

Ich sitze gerade hier neben deinem Häuschen und du liegst heute bei deinem Papa auf der Brust. Es ist mir nicht leicht gefallen, dich ab-zugeben, aber Papa hat es sich so gewünscht und sich so auf dich ge-freut. Also muss ich heute wohl auf dich verzichten. Aber morgen, da kommst du wieder zu mir.

Heute früh waren die Chirurgen bei dir und haben deinen Bauch an-gesehen. Der ist schön weich und es gibt keinerlei Hinweise, dass es irgendein Problem gibt. Sie waren allesamt überrascht, wie gut es dir geht. Du machst das weiterhin ganz prima.

Manchmal bist du jetzt zu aufmüpfig. Wenn du wach bist, zappelst du ganz gerne und wehrst dich gegen die Beatmung. Ich kann dich aber sehr gut verstehen. Wer hätte schon gern einen dicken Schlauch im Hals, der drückt und mit dem man nicht mal schreien kann? Aber Papa und ich haben vorhin mit einem der Stationsärzte gesprochen und er hat gesagt, dass die Extubation näher rückt. Vielleicht sind wir schon in einer Woche so weit. Das wäre wirklich schön. Vor al-lem für dich. Ich glaube, wenige Mütter können nachvollziehen, wie sehnsüchtig ich auf das Schreien meines Kindes warte. Vorhin hast du einmal ganz kurz geweint und es tut mir wirklich in der Seele weh zu sehen, dass du Kummer hast. Genauso schlimm finde ich es aber, dass bei deinem Weinen kein Laut zu hören ist. Das wird sich jedoch bald ändern und ich schätze, dann bin ich irgendwann froh, dich nicht mehr weinen hören zu müssen.

Ach kleiner Schatz, ich bin so stolz auf dich. Du schlägst dich so un-glaublich tapfer! Deinen Durchhaltewillen wirst du hoffentlich dein Leben lang behalten.

Auch nach dem Stillen habe ich den Arzt vorhin gefragt. Heute Vor-mittag hast du das erste Mal wieder Glukose über die Magensonde bekommen. Allerdings warst du danach etwas unruhig. Da aber heute früh auch die Schmerzmittel-Dosis reduziert wurde – weil du offen-sichtlich keinerlei Schmerzen hast –, könnte deine Unruhe entweder mit der Glukose im Bauch, die du (noch) nicht verträgst, oder mit der Reduktion des Schmerzmittels zusammenhangen. Die Schwestern werden jetzt langsam versuchen, deine Nahrungsaufnahme wieder zu steigern. In ein bis zwei Wochen solltest du wieder voll auf Mut-termilch aufgebaut sein und damit wärst du auch endlich den blö-den Zentralkatheter los. Wenn du bei sechs bis sieben Millilitern pro

Mahlzeit bist, extubiert bist und gut schlucken und saugen kannst, können wir die ersten Stillversuche wagen.

Ich versuche, dir jetzt schon immer den Schnuller schmackhaft zu machen. Damit kannst du das Saugen nämlich trainieren, denn das Trinken an Mamas Brust ist anstrengend. Aber wir schaffen das bestimmt.

Also stehen die kommenden ein bis zwei Wochen große Veränderungen an: die Extubation, selber atmen, den Zentralkatheter ziehen, wieder oral ernähren und dann hoffentlich bald stillen. Es ist einfach toll zu wissen, dass du nun so große Fortschritte machst. Ich freue mich schon sehr über Kleinigkeiten. Wenn an deiner Beatmungsmaschine der Druck oder der Sauerstoff reduziert wird. Oder du keinen Zugang mehr außer dem Zentralkatheter hast, so wie momentan. Endlich kannst du deine Händchen und Füßchen einigermaßen frei bewegen.

Wie wach du vorhin warst, als wir zu dir kamen. Aus deinen großen, blauen Knopfaugen hast du mich angesehen und die Stirn gerunzelt. Was für ein schönes, wenn auch winziges Baby du bist.

...

Heute wurdest du wieder gewogen und hast noch mal abgenommen. Wahrscheinlich immer noch Wasser. Aber wie soll man auch zunehmen, wenn man – wie du – nüchtern bleiben muss. Naja, immerhin hast du heute alle drei Stunden zwei Milliliter Glukose bekommen und am Abend schon einen Milliliter Muttermilch und einen Milliliter Glukose. Lieber starten wir jetzt wieder langsam, bevor du wieder Bauchweh und schlimmstenfalls noch einmal Probleme mit dem Darm bekommst. Deine Kalorien, Fette etc. bekommst du momentan noch über den Zentralkatheter.

Deine Ur-Oma hat auf unsere Bestellung vom Heiligabend hin schon ein Mützchen für dich gestrickt. Stell dir vor, sie hat Maß an einer Mandarine genommen...

Babywolle hatte sie zufällig auch zu Hause und so ist es heute schon fertig und wird morgen mit der Post geschickt. Dann hast du deine ganz eigene Kopfbedeckung und wir brauchen kein Klinikmützchen mehr beim Kuscheln.

Das Medikament für die Nieren brauchst du nun nicht mehr. Die Schmerz- und Schlafmittel wurden reduziert. Dementsprechend wach warst du heute beim Kuscheln mit mir. Da habe ich mir sogar Sorgen gemacht, dass dir das Schmusen heute nicht gefällt, so unruhig warst du. Aber die Schwester hat mich beruhigt und mich darauf hingewie-

sen, dass du einfach nur ein sehr lebhaftes Kerlchen bist. Das weiß ich ja eigentlich. Schließlich hatte ich dich, trotz allem, lange genug in meinem Bauch. Jedenfalls meinte die Schwester, dass wir uns da noch auf etwas gefasst machen können. Ich freu mich drauf!

Als dich die Schwester heute aus deinem Haus geholt hat, hat sie den Beatmungsschlauch etwas länger als gestern abgestöpselt. Du kannst schon ganz gut allein atmen und das wäre schonender für dich, als dich mit dem angeschlossenen Schlauch zu mir zu legen. Hat das gruselig ausgesehen. Du hast ganz tief Luft geholt und dabei ist dein Brustkorb stark eingesunken. Da hab ich richtig Angst bekommen. Aber geatmet hast du prima alleine und auch die Sauerstoffsättigung ist stabil geblieben. Ich warte sehnsüchtig darauf, dass du bald extubiert werden kannst. Aber heute war ich froh, als der Schlauch wieder dran war und ich mir sicher war, dass du wieder genug Luft bekommst.

Übrigens bist du schon ganz wild auf einen Schnuller. Dein kleiner Mund steht die meiste Zeit des Tages offen, deshalb hab ich dir heute einfach mal meinen kleinen Finger hingehalten und – wer sagt es denn? Genuckelt hast du. So was Süßes. Ganz verliebt bin ich in dich! Und wenn man dir den kleinsten Schnuller, der immer noch recht groß für dich ist, gibt, funktioniert das Saugen eigentlich schon ganz gut.

Papa hat dich heute zum ersten Mal selber gewickelt und das eigentlich ganz gut hingekriegt.

Jetzt hoffen wir, dass du weiter so tapfer bleibst und so tolle Fortschritte machst.

• • •

Heute wurden endlich die Schmerz- und Beruhigungsmittel komplett abgesetzt, weil du offensichtlich keine Schmerzen mehr hast und somit die Medikamente nicht mehr brauchst. Und es ging dir sehr gut damit. Du hast eigentlich den ganzen Tag geschlafen.

Zum ersten Mal kam heute auch die Krankengymnastin zu dir. Sie versucht, vorhandenes Sekret in der Lunge zu lockern und deine Beatmung durch bestimmte Lagerungstechniken zu verbessern. Dir hat das alles sehr gut gefallen und du hast selig weitergeschlafen. Die Frau war aber auch sehr nett und hat zuerst ganz langsam Kontakt zu dir aufgenommen. Nicht gleich deinen Kuschelteddy, den du als Zudecke benutzt, weggezogen, sondern erst einmal über den Teddy gezeigt, dass sie da ist. Insgesamt hat sie heute nicht viel gemacht, zumindest hat es so ausgesehen. Sie hat dir Begrenzung an den Füßen und am

Oberkörper gegeben und dich ein wenig umgelagert. Dir hat das gut getan, du hast fleißig mitgeatmet und bist trotzdem stabil geblieben.

Alle vier Stunden bekommst du jetzt zwei Milliliter Muttermilch und verträgst das sehr gut. Heute Nacht hast du auch endlich etwas Stuhl abgesetzt. Hoffentlich funktioniert das weiterhin so gut. Pipi klappt gut, auch ohne Medikamente.

Papa ist etwas erkältet und hatte heute ganz viel Angst, dich anzustecken. Kuscheln konnten auch wir beide heute leider nicht, weil zuerst einige andere Kinder noch Ultraschall oder andere Untersuchungen brauchten und somit kein Platz auf der Station war. Danach war es schon halb fünf und um sechs musste dir schon Blut abgenommen werden. Nachdem du so schön geschlafen hast und das offensichtlich mit all den neuen Eindrücken auch brauchtest, haben wir dich in deinem Häuschen gelassen und sind heute auch einmal eher nach Hause gegangen. Dafür waren wir heute auch am Vormittag ganz lange bei dir. Ach, ich denke immer, dass ich mich rechtfertigen muss, wenn ich nicht die komplette Besuchszeit bei dir bin.

...

Heute ging es dir leider nicht ganz so gut. Irgendwie warst du, trotz abgesetzter Beruhigungs- und Schlafmittel, ganz schlapp. Wir haben dich heute gar nicht richtig wach gesehen. Ich bin fest davon überzeugt, dass dir irgendwas nicht passt oder dir etwas wehtut. Nur was?

Als du nun heute bei mir zum Kuscheln warst, hast du unruhig herumgehampelt. Dabei hast du immer wieder die Luft angehalten und gegen die Beatmungsmaschine gepresst. Deswegen konnte kein Sauerstoff in deine Lungen und die Sättigung ist rapide gefallen. Teilweise von über 90 bis auf unter 60 Prozent. Das hat Papa und mir ganz schön Angst gemacht. Ich dachte, es liegt vielleicht an mir. Als du dann mit der Sättigung, trotz erhöhtem Beatmungsdruck und Sauerstoff nicht mehr so recht hoch gekommen bist, wurde mir schon ziemlich mulmig. Irgendetwas stört dich.

Nach dem Absaugen durch die Schwester wurde es etwas besser, aber noch nicht wieder so stabil wie die Tage zuvor. Aber das haben wir ja befürchtet, dass es jetzt nicht in einem Stück so problemlos weitergeht. Heute war ich dann direkt erleichtert, als dich die Schwester wieder zurück in dein Häuschen gebracht hat. Ich hatte einfach das Gefühl, dass man dich dort, sollte die Sauerstoffsättigung nicht wieder besser werden, einfach besser betreuen kann.

Vielleicht hast du einfach nur Bauchweh, weil dir die Narbe im Darm doch wehtut und jetzt nach langer Zeit wieder Nahrung da durch muss. Oder dir sind die Gesamtumstände einfach zu viel. Es wird dir gerade mal wieder einiges abverlangt. Vielleicht bist du einfach überfordert. Wir werden sehen, was die nächsten Tage bringen. Ich jedenfalls finde, du machst das alles prima und wir sind immer noch sehr stolz auf dich.

Außerdem sind Papa und ich beide etwas erkältet. Deswegen musste ich heute beim Kuscheln einen Mundschutz tragen, um dich nicht anzustecken. Eine Infektion könnte sehr gefährlich für dich werden.

Ich habe heute mit einer Arbeitskollegin telefoniert, die ihre Zwillinge einen Tag vor dir zur Welt gebracht hat. Allerdings in der 39. Schwangerschaftswoche. Schon eigenartig, wenn wir beide von unseren Geburtserlebnissen erzählen und den Erfahrungen seit den Geburten. Unterschiedlicher könnten die Berichte nicht sein…

Dein großer Bruder fehlt mir jetzt schon sehr. Er ist nun seit einer Woche bei seinen Großeltern und unser Hund ist bei einer befreundeten Nachbarin. Dadurch ist unsere Wohnung immer sehr leer, wenn Papa und ich nach Hause kommen. Aber am Montag kommt Max wieder zurück und dann können wir zusammen Silvester feiern.

• • •

Papa und ich sitzen gerade in einem Café und essen zu Mittag. Heute Vormittag waren wir bei dir und es geht dir nicht wirklich besser…

Weil du einfach zu viele Sauerstoffsättigungsabfälle hast, wenn du zappelst, bekommst du jetzt wieder ein Beruhigungsmittel. Im Laufe des Tages wurde die Dosis sogar schon erhöht. Wenn du weiter so gegen die Beatmung presst, können die Sauerstoffsättigungsabfälle gefährlich für deine Augen und dein Gehirn werden. Die Schwankungen sind immer recht groß und das macht mir ganz schön Sorgen.

Heute Nacht, aber auch noch mal am Morgen hast du schon Stuhl abgesetzt, was jedes Mal große Erleichterung auslöst. Offensichtlich ist die Schnittstelle im Darm zumindest für kleinere Mengen Nahrung durchgängig. Das ist auf jeden Fall Gold wert. Papa hatte die ganze

Zeit Sorge, dass dein Bäuchlein noch einmal aufgeschnitten werden muss, um den Darm durchgängig zu machen.

Das Schnullern klappt auch schon prima. Du nuckelst wie ein Großer und ich bin fest davon überzeugt, dass wir das mit dem Stillen noch hinbekommen. Die Wattestäbchen, mit denen wir dir bei der Mundpflege Muttermilch zum Saugen geben, findest du richtig klasse und nuckelst daran, was das Zeug hält.

Heute kam der befürchtete Absturz, den die Ärzte uns schon prophezeit hatten...

Du wolltest dich einfach nicht beatmen lassen. Dich stört der Tubus und das kann ich auch sehr gut verstehen. Die Beatmung wurde wieder auf ,kontrolliert assistiert' umgestellt und als Papa und ich am Nachmittag kamen, war dein Sauerstoffbedarf bei 40 Prozent. Ich war ganz schön enttäuscht. Nix war's mit der Extubation! Bevor wir kamen, muss die Beatmungssituation wohl wesentlich dramatischer gewesen sein, weil du nonstop rumgezappelt und gegen die Maschine gepresst hast. Nachdem du so instabil warst, durfte dich Papa heute auch nicht zum Kuscheln herausnehmen. Außerdem wurden heute auch einige Kinder im Zimmer geröntgt und dann müssen alle Besucher das Zimmer verlassen.

Heute kam meine beste Freundin, um dich zu besuchen und war erstaunt, wie klein du bist. Dabei hast du doch schon 50 Prozent an Gewicht zugelegt!

Als ich mit meiner Freundin Kaffee trinken war, bist du so sehr mit der Sättigung abgefallen, dass der Doktor dir per Infusion ein Medikament zur Muskellähmung geben musste. Somit bist du wieder relaxiert und ein Schmerzmittel bekommst du jetzt auch wieder, um dich besser beatmen zu können. Die Abfälle sind sonst einfach zu häufig, und das ist nicht gut für dich.

Ich bin jetzt ziemlich frustriert und traurig, obwohl ich wusste, dass es auch wieder einmal einen Rückschritt geben wird.

Meiner Meinung nach wäre es das Beste, dich zu extubieren, denn dann würde dich der Tubus nicht mehr stören. Allerdings bräuchtest du ja noch eine Atemunterstützung und damit gelangt auch immer etwas Luft in den Darm und die Ärzte fürchten, dass die Schnittstelle das nicht aushalten könnte. Sie wollen erst abwarten, bis du komplett mit der Nahrung aufgebaut bist – zwölf Mal täglich zwölf Milliliter –, dann bekommst du als Zusatz noch FMS, eine besondere Frühgeborenennahrung, die dickt den Stuhl ein. Wenn das gut klappt, kann man davon ausgehen, dass auch die Luft im Darm kein Problem mehr wäre. Nachdem du heute schon zwölf mal neun Milliliter bekommen hast, ist das auch gar nicht mehr so weit entfernt. Hoffentlich!

Es tut mir so unendlich leid, dass du jetzt wieder so reglos daliegen musst und doch alles mitbekommst.

Ich werde morgen sofort mit Beginn der Besuchszeit bei dir sein und bis zum Abend bei dir bleiben. Dann bist du wenigstens nicht allein. Helfen kann ich dir leider trotzdem nicht, aber vielleicht fühlst du dich dann ein bisschen geborgen, sofern wir morgen kuscheln dürfen.

Ich liebe dich, kleiner Engel, und du wirst das schaffen. Wir werden noch so viel Zeit haben, dich für all das, was du erleben musst, zu entschädigen.

. . .

Eine lange, beschwerliche Zeit

37. bis 46. Lebenstag

Hallo Mädels,

erstmal vorweg. Alles in bester Ordnung, so weit man das in unserer Situation sagen kann.

Elias ist weiterhin relativ stabil, wurde allerdings vorgestern wieder komplett ruhig gestellt. Er hat sich sehr gegen die Beatmung gewehrt und das kann ich auch sehr gut verstehen. Wer möchte schon gerne, bei vollem Bewusstsein, einen Schlauch in der Lunge haben und nicht selber entscheiden können, ob und wie schnell man atmet...

Eigentlich war geplant, ihn am Freitag zu extubieren. Ich war sehr enttäuscht, dass das nun nicht geklappt hat, denn jeder Tag, den er weiter künstlich voll beatmet wird, ist nicht gut für seine Lunge und seine Augen.

Außerdem liegt er jetzt wieder platt wie eine Flunder in seinem Haus, wie die Schwestern den Inkubator liebevoll nennen. Das tut weh, bis vorgestern war er noch topfit und bekommt jetzt Schmerzmedikamente und ein Mittel zur Lähmung der Muskeln. Er hat einfach immer voll gegen die Beatmungsmaschine gepresst und dadurch ist die Sauerstoffsättigung im Blut rapide abgefallen, weil er noch keine muskulären Reserven hat. Bei einer Abwägung, was nun akut besser für ihn ist, haben sich die Ärzte für die Ruhigstellung entschieden.

Aber es ist als Mama schlimm mit anzusehen. Gott sei Dank handelt es sich jetzt aber nicht mehr um Wochen, sondern nur noch um Tage. Angepeilt wird jetzt nächste Woche. Sobald die Medikamente abgesetzt werden, muss es sehr schnell gehen mit dem Extubieren, weil er sich sonst wieder wehrt.

Außerdem hat er sich noch eine Sepsis (Blutvergiftung) durch einen zentralen Venenkatheter zugezogen. Das ist aber wohl ein weitverbreitetes Problem und kann mit Antibiotika sehr gut behandelt werden.

Das waren die schlechten Nachrichten.

Die guten sind: Er nimmt super zu und wächst sehr schnell. Gestern hat er schon 1020 Gramm gewogen und ist jetzt 36,5 Zentimeter lang. Somit hat er schon 50 Prozent an Gewicht zugelegt und ist 5,5 Zentimeter gewachsen. Ich finde, das ist eine ganz schöne Leistung.

Ernährt wird er per Magensonde mit Muttermilch. Was für eine Arbeit, die Milch immer abzupumpen. Uff, aber ich weiß ja, für wen.

Wenn er wach ist, ist er natürlich das süßeste Baby auf der ganzen Welt. Der ganz normale Mutterstolz stellt sich auch bei einer Frühchenmama ein.

In die riesengroßen Knopfaugen muss man sich einfach verlieben. Ich kann den Moment, wenn ich ihn endlich mit nach Hause nehmen darf, kaum abwarten.

GGLG

Nina

...

Ich bin total frustriert. Seit vorgestern schon bist du komplett sediert und relaxiert. Noch gestern haben Papa und ich uns lange mit einem Assistenzarzt unterhalten. Dieser meinte, dass eventuell eine Verlegung in die heimatnahe Klinik sogar schon Ende Januar denkbar wäre und du nächste Woche extubiert werden kannst.

Nachdem unser Haus jetzt leer steht, waren Papa und ich ganz verzückt bei dem Gedanken, die Stadt bald verlassen zu können.

Was soll ich sagen… Nachdem wir heute Morgen zu dir kamen, knallte uns eine Schwester die Fakten um die Ohren. Der Leiter der Neointensiv möchte dich gerne noch 10 –14 Tage relaxiert und sediert sehen. Einfach, weil es dir gut tut und du in Ruhe wachsen kannst. Die Extubation ist somit in weite Ferne gerückt und ich bin sehr traurig. Die Ärzte haben einfach Angst, deinen Darm überzustrapazieren. Dich noch weitere zwei Wochen so lahmgelegt zu wissen, tut weh. Wieder einmal würde ich dir deine Last so gerne abnehmen. Dir so gerne Trost spenden und jetzt weiß ich nicht einmal, ob du überhaupt registrierst, wenn wir stundenlang neben deinem Inkubator sitzen, mit dir reden und dir Mut zusprechen.

An eine Verlegung ist frühestens in sechs bis acht Wochen zu denken. Noch ein Tiefschlag. Die Schwester meinte zwar, dass wir es so sehen müssen, dass du ein wahres Wunder bist. Nur eins von 1000 Kindern aus der 23. Schwangerschaftswoche wäre so gut beieinander, wie du es bist. Das wissen wir, obwohl ich auch nie daran gezweifelt habe, dass du dich genau so tapfer schlägst, wie du es gerade tust. Aber die Extubation und somit der Umzug schienen so nah. Neben dir liegt auch noch ein kleineres Baby, welches mittlerweile schon selber atmet. Aber natürlich darf man euch nicht vergleichen. Das andere Baby ist nach 27+5 Schwangerschaftswochen geboren und, noch wichtiger, es ist gesund. Und trotzdem ist es schwer, es so ganz ohne Schläuche zu sehen. Ich würde es mir für dich so wünschen.

Nicht mal mehr känguruhen können wir. Nachdem du ja komplett ruhig gestellt bist, wäre das zu gefährlich. Du könntest dir die Bänder überdehnen, ein Beinchen oder Ärmchen verdrehen, dich verschlucken, oder, oder, oder.

Du bekommst auch wieder diverse Medikamente zum Schlafen, gegen die Schmerzen und zur Muskellähmung. Damit befindest du dich in, O-Ton Arzt: „In anderen Sphären..."

Gelegentlich setzt du dich aber darüber hinweg, machst die Augen auf und schaust mich ganz traurig an. Dann bricht mir jedes Mal das Herz. Noch vor wenigen Tagen warst du topfit und jetzt das. Aber das ist wohl der gefürchtete Rückschlag und auch das werden wir noch schaffen, mein Engel.

...

Hallo Mädels,

vorab, Elias ist stabil und es geht ihm weiterhin den Umständen entsprechend gut. Er ist heute schon 44 Tage alt!

Gestern hatte er zwar einen drastischen Sauerstoffsättigungsabsturz, was sehr beängstigend war, aber jetzt ist alles wieder in Ordnung. Was die Ursache war, wissen wir nicht und müssen erstmal die ganzen Laborbefunde abwarten. Möglich und hoffentlich der Grund: Dass ein Schleimpfropf den Tubus verstopft hat und er deswegen einen stark erhöhten Sauerstoffbedarf – bis zu 100 Prozent – hatte. Mal wieder ist unsere Geduld gefragt.

Leider ist aber gestern unser Nachbarskind im Krankenhaus gestorben. Sein Name ist Erik. Ich bin geschockt und völlig aufgelöst. Die armen Eltern...

Die ganze Nacht habe ich nicht schlafen können. Immer das Bild von dem toten Baby im Kopf. Das erste Mal, dass ich ein totes Kind gesehen habe. Schrecklich. Ich wusste gar nicht, was ich den Eltern sagen sollte, aber einfach gar nichts sagen, fand ich auch nicht richtig. Immerhin lagen Elias und Erik nun über einen Monat nebeneinander und wir haben uns mit den Eltern immer viel unterhalten.

Nachdem es Elias dann gestern auch so schlecht ging, hatte ich unglaublich viel Angst. Es ist ja mittlerweile das zweite Kind, welches gestorben ist, seit wir in dieser Klinik sind. Da es eine Spezialstation

für besonders schwere Fälle ist, ist das auch verständlich. Aber trotz-
dem ist es so unglaublich schwer zu ertragen und diese Erfahrungen
zermürben. Ein wahr gewordener Alptraum. Ich bin so froh, wenn
mein Kleiner da heil rauskommt.

Vielleicht zündet ihr auch eine Kerze an?

Traurige Grüße

Nina

...

Bis gestern warst du ruhig gestellt. Was für eine lange, beschwerliche
Zeit für dich. Was für eine furchtbare Zeit für Papa und mich, dich so
reglos liegen zu sehen. Aber morgen ist das – hoffentlich endgültig –
vorbei. Morgen ist dein großer Tag. Du wirst extubiert. Was für eine
Freude. Ich bin seit gestern, als die Ärzte es mir erzählt haben, völlig
aus dem Häuschen und ganz aufgeregt.

Letzten Samstag ging es dir nicht so gut und wir befürchteten schon
eine schlimme Infektion. Ohne Vorankündigung brauchtest du in der
Nacht auf einmal bis zu 80 Prozent Sauerstoff und einen sehr ho-
hen Beatmungsdruck. Ein Röntgenbild zeigte die Ursache. Der rechte
Lungenflügel war total unterbelüftet. Am Nachmittag wollte der Arzt
schon auf die Rüttelbeatmung umstellen, da hast du dich in Rücken-
lage auf einmal wieder stabilisiert. Entweder hat ein Schleimpfropf
einen Durchgang zum linken Lungenflügel verstopft, oder die Lunge
ist, so drückt es der Arzt aus: „Einfach mal kurz zusammengefallen,
das gibt's bei Frühchen."

Wie auch immer, eine Infektion konnte im Nachhinein ausgeschlos-
sen werden. Alle Entzündungswerte im Blut waren in Ordnung. Du
hast aber, nachdem die Ärzte vorerst nicht wussten, was Sache ist,
Antibiotika für alle Eventualitäten bekommen. Weniger schön, da es
unnötig war, aber das kann man ja vorher nicht wissen.

Gestern Nachmittag war dein Sauerstoffbedarf dann nur noch bei
21 bis 35 Prozent. Allerdings hast du nur geschlafen. Ich habe fünf
Stunden neben dir gesessen und du hast dich nicht gerührt. Als ob
du wüsstest, dass du deine Kraft für morgen brauchst. In der Nacht
wurde dann das Mittel zur Muskellähmung komplett abgesetzt. So-
mit hast du dich heute endlich wieder bewegen können, aber trotzdem
hast du wieder den ganzen Vormittag geschlafen.

Du fehlst mir, bist ganz nah und doch so weit weg. Am Samstag durf-
test du nicht aus deinem Häuschen, weil du in der Nacht einen so

hohen Sauerstoffbedarf hattest. Am Sonntag wurde auf der Station geröntgt und es kam ein Neuzugang, also hattest du auch keinen Ausgang. Und gestern dachten die Ärzte, dass du eine Routine-Augenuntersuchung brauchst. Wieder war es nichts mit dem Kuscheln, weil keiner genau wusste, wann der Arzt kommt.

Um 18 Uhr bin ich dann gegangen, und als ich abends noch mal angerufen habe, um nachzufragen, ob deine Augen in Ordnung sind, sagten sie mir, dass sie sich um eine Woche verrechnet hätten und sie die Untersuchung erst nächste Woche machen würden. Grrr, dann hätten wir doch kuscheln können!

Heute Nachmittag musste ich bei deinem großen Bruder bleiben und Papa war bei dir. Morgen ist die Extubation, also darf ich dich wieder nicht spüren. Bin ja mal gespannt, wann ich dich wieder halten darf. Ich habe doch schon so große Sehnsucht nach dir.

Am Samstag ist dein Nachbarskind, Erik, gestorben. Es war furchtbar. Eine der Schwestern haben Papa und ich schon beim Hinweg auf der Straße getroffen. Gegen die Vorschriften hat sie uns vorgewarnt und ich war sehr froh darum. Papa und ich haben den Eltern unser Beileid ausgesprochen und ich habe mich noch von dem Baby verabschiedet und ihm eine gute Reise zu den Sternen gewünscht. Ich habe zuvor noch nie ein totes Kind gesehen und es hat mich bis heute nicht losgelassen. Abends habe ich eine Kerze für Erik angezündet und viel an die Eltern und ihn gedacht. So schlimm es auch ist, vielleicht war es am Ende für ihn das Beste. Die Lunge und das Herz waren sehr schwer krank und er hätte wahrscheinlich nie eine Chance auf ein normales Leben gehabt. Aber wem steht es zu, darüber zu urteilen?

Vor zwei Wochen ist bereits ein anderer Junge auf der Station zu den Sternen gegangen. Es ist einfach schrecklich. Es sind Kinder, Babys, die da sterben. Noch ein anderes Baby, das im gleichen Zimmer mit dir liegt, wird es nicht schaffen. Es kam in der 25. Schwangerschaftswoche auf die Welt und war zunächst ganz gesund. Allerdings bekam es eine ganz schlimme Darmerkrankung. Der komplette Darm musste entfernt werden. Als Spätfolge der Vergiftung durch die Krankheit hat nun auch das Gehirn enormen Schaden genommen. Die Eltern haben sich gegen weitere invasive Maßnahmen entschieden. Besonders dramatisch ist, dass sie auch noch eine Tochter mit einer schweren Stoffwechselerkrankung haben, die nur eine ‚eingeschränkte Lebenserwartung' hat.

Alle diese Kinder haben eine eigene, schlimme Geschichte. Wenn der Tod so nah ist, wird man unrealistisch und viel zu emotional. Ich habe nie, keinen einzigen Moment, daran gezweifelt, dass du diese schwere Zeit überstehen wirst! Aber in diesen Augenblicken habe ich Angst. Angst vor dem, was kommt – Verzweiflung, dass die Extubation scheinbar wieder unerreichbar ist und sich die Beatmungsdauer noch weiter verlängern wird – Wut auf das Schicksal – Trauer um die Kinder und Eltern.

Ich setze sehr viel Hoffnung in morgen und frage mich, wie du die Lage meistern wirst. Im Laufe der Nacht und des Vormittages werden die Schmerz- und Beruhigungsmittel abgesetzt und gegen Mittag ist die Extubation geplant. Ich bin so unglaublich gespannt.

Technisch wird es so ablaufen: Deine Lunge wird noch dreimal mit dem Beutel gebläht, damit sie vorbereitet wird und beim letzten Mal wird der Tubus rausgezogen. Und dann wird erstmal geschaut, was du machst. Ganz ohne alles! Was bin ich aufgeregt. Dann wirst du vermutlich erstmal einen Rachentubus bekommen, später wird man es mit dem Nasen-CPAP probieren, danach mit der Sauerstoff-Brille. Aber das ist noch Zukunftsmusik.

Theoretisch, ganz theoretisch, wäre es sogar möglich, dass du nur noch mit der Sauerstoff-Brille auskommst, aber dafür sind meiner Meinung nach die Beatmungsdrücke immer noch zu hoch.

Gestern hast du dann noch eine relativ hohe Dosis Cortison bekommen, um in deiner Lunge quasi den Turbo einzuschalten. Mit dem Cortison bewirkt man in kurzer Zeit eine deutliche Verbesserung, die aber wieder nachlässt, sobald das Mittel abgesetzt wird. Es bleibt also spannend.

Der nächste Schritt ist natürlich die Ernährung. Momentan sind wir bei zwölf mal zehn Milliliter Muttermilch plus FMS und alle möglichen anderen Zusätze. Es fehlen also nur noch wenige Milliliter zur kompletten oralen Ernährung. Wenn wir die geschafft haben, kann auch der Zentralkatheter raus und damit hätten wir wieder einen Infektionsherd und einen Zugang weniger. Nachdem du seit heute auch keinerlei Antibiotika mehr brauchst, ist eigentlich auch der andere Zugang nicht mehr notwendig.

Wie schön wäre es, wenn du alle Schläuche endlich los bist. Dann würde auch die Verlegung deutlich näher rücken!

Heute habe ich schon einmal selbst in der heimatnahen Klinik angerufen. Zumindest wissen sie dort nun schon, dass es dich gibt und dass du gerne umziehen möchtest. Besuchszeit ist dort übrigens rund um die Uhr, mit Ausnahme der Übergabezeiten der Schwestern.

Hoffentlich geht nun alles gut und wir haben keine weiteren Rückschläge mehr.

Am Sonntag hast du zum ersten Mal einen Body getragen. Um wie viel größer du gleich ausgesehen hast... Und wie ein, entschuldige, richtiges Baby. Überhaupt bist du gar nicht mehr so klein! 1249 Gramm hattest du heute und hast damit schon beinahe dein Gewicht verdoppelt. Was bin ich stolz auf dich!

Jetzt werde ich mal deinen großen Bruder baden, der ist schon ganz ungeduldig. Dann muss ich Abendessen machen für Papa und uns und anschließend werde ich früh ins Bett gehen, damit ich morgen bald wieder bei dir bin.

...

Heute zwischen 12 und 14 Uhr
ist es so weit
47. Lebenstag

Hallo Mädels,

gestern war Elias nach den Medikamenten noch sehr schläfrig. Aber jetzt sind alle Medikamente abgesetzt und zwischen 12 und 14 Uhr wird er extubiert. Ich bin so aufgeregt!

GGLG

Nina

...

Elias bringt die Extubation gut hinter sich und atmet jetzt ganz allein mit Atemunterstützung durch einen Rachentubus. Ich bin unglaublich stolz, wie er das alles meistert.

Nachdem der Tubus gezogen ist, versucht er zu husten und strengt sich dabei so fürchterlich an, dass er anfängt zu weinen. Eine dicke Krokodilsträne läuft ihm über die Wange und ein ganz leises Schluchzen höre ich. Mir kommen vor Erleichterung und Glück gleich selbst die Tränen. So schön ist es, sein Kind endlich hören zu können. Er ist zwar noch etwas heiser, weil die Stimmlippen noch durch den Tubus gereizt und geschwollen sind, aber das gibt sich in den nächsten Tagen. Selbst wenn er jetzt aus vollem Halse brüllt, ist das mit einem reifen Neugeborenen nicht zu vergleichen. Es ist so zart, aber so schön – wie ein kleines Kätzchen.

Außerdem bekommt er jetzt außer einem Mittel zum Antrieb der Eigenatmung keinerlei Medikamente mehr.

Jetzt gilt es die nächsten Tage stabil zu meistern, aber er wird das schaffen – das wissen wir alle!

Hallo ihr Lieben,

danke für die vielen Daumen. Sie haben Wunder gewirkt. Ich drücke euch und bin jetzt ziemlich k.o., weil die ganze Anspannung abfällt.

GGLG

Nina

...

In den nächsten Tagen bessert sich meine Laune zusehends. Elias macht das weiterhin großartig und die Ärzte sind total überrascht, wie gut alles klappt. Das hätte ihm keiner außer Rudi und mir zugetraut. Ich habe nie an ihm gezweifelt, und vielleicht hat ihm das geholfen.

Gestern durfte ich Elias sogar vormittags und nachmittags zum Kuscheln aus dem Inku nehmen. Ach, war das schön. Ein Kind, das sich auch verbal äußern kann, auf dem Arm zu halten, ist doch noch einmal was ganz anderes.

Durch den Rachen-CPAP hat Elias jetzt etwas Luft im Bäuchlein, aber das lässt sich ganz gut durch eine Bauchmassage in den Griff bekommen. Es tut so gut, endlich etwas für unseren Engel tun zu können – ich kuschle, wickle ihn, baue ihm Nestchen, massiere sein Bäuchlein und meine Milch bekommt er auch.

Einen Wermutstropfen gibt es aber doch. Elias hat durch die Schlaf- und Beruhigungsmittel, die jetzt recht zügig abgesetzt wurden, einige Entzugserscheinungen. Dafür bekommt er ein leichtes Beruhigungsmittel, um es ihm erträglicher zu machen.

Schon ein paar Tage später sieht die Welt nicht mehr so rosig aus. Es ist wirklich unglaublich gemein. Kurz vor dem Ziel hat sich Elias eine sehr schwere Infektion eingefangen. Dabei wären es nur noch wenige Tage bis zum Entfernen des Zentralkatheters gewesen.

Vor zwei Tagen aber hat Rudi an Elias' Schulter eine rote, heiße Stelle entdeckt. Sofort wurden die Blutwerte geprüft und leider hat Elias zum zweiten Mal eine Katheterinfektion. Nun geht es ihm richtig schlecht. Ich bin so verzweifelt. Es ist ungerecht – wir hoffen seit sieben Wochen jeden Tag auf eine stabile Situation und Elias macht sich richtig gut. Wenn man meint, es geht bergauf, werden ihm wieder neue Steine in den Weg gelegt. Gerade erst musste er alleine Atmen lernen, nun ist durch die Infektion das Bäuchlein total überbläht, denn die Antibiotika wirken noch nicht so gut.

Jetzt haben wir zum einen Angst, dass die Narbe im Darm der großen Belastung nicht standhält, zum anderen hat der kleine Knopf starke Schmerzen. Wer weiß, wie fies richtig starke Blähungen sein können, hat noch immer keine Ahnung, wie sehr ein so kleines Menschlein darunter leidet. Elias hat einfach zu wenig Kraft, die Luft herauszupressen, weil er noch zu wenig oder eher gar keine Bauchmuskeln hat. Das Bäuchlein ist so prall, dass man Angst hat, es könnte platzen, wenn man ihn anfasst. Wir können ihm aber jetzt auch überhaupt nicht helfen, nur hoffen, dass die Antibiotika bald anschlagen und somit die Infektion abebbt.

Langsam habe ich auch Angst, dass sein unbändiger Lebenswille und seine Kraft versiegen. Irgendwann sind auch die Ressourcen des Stärksten erschöpft.

Sieben Wochen harte Anstrengung und keine Verschnaufpause.

Es ist wirklich zermürbend.

Die Ärzte warten die neuen Blutwerte und ein Röntgenbild ab, danach wird entschieden, ob eine Reintubation das Beste für Elias wäre. Denn wenn durch die Atemunterstützung noch mehr Luft in den Bauch geblasen wird, weiß keiner, wo das hinführen kann. Mechanisch oder physikalisch, also Tropfen gegen Blähungen, ein Darmrohr oder sonst was, kann man nicht dagegen wirken. Es ist frustrierend.

Eine echte Achterbahn der Gefühle. Vor wenigen Tagen noch war ich so glücklich und jetzt wieder so ein herber Rückschlag. Was der kleine Knopf alles ertragen muss, ist fast nicht mit anzusehen. Ich weiß gar nicht, wie wir das je wieder gutmachen können. Ihn jetzt vielleicht wieder intubiert sehen zu müssen... Ich mag gar nicht dran denken. Aber natürlich werden wir dem zustimmen, wenn es das Beste für ihn ist.

Vertrauen ist gut, Kontrolle ist besser
51. bis 56. Lebenstag

Elias wird momentan bei der Atmung mit einem Rachen-CPAP unterstützt. Dazu hat er einen Beatmungsschlauch in einem Nasenloch, der bis in den Rachen reicht. Darüber wird ihm der lebensnotwendige Sauerstoff zur Verfügung gestellt. Dieser Tubus muss mehrmals täglich gewechselt werden, weil sich in der Nase und im Rachenraum immer mal wieder Sekret ansammelt. Das Wechseln geht ziemlich zügig und in Elias' gesamtem Häuschen wird dann die Sauerstoffzufuhr auf die Prozentzahl angehoben, die er sonst über den Tubus bekommt. Damit sollte er den Wechsel problemlos überstehen.

Auch heute wird also der Tubus gewechselt, während Rudi und ich bei Elias sind. Ich finde es ziemlich spannend, denn dann kann ich meinen kleinen Engel ohne Schläuche in der Nase sehen. Da der Tubus festgeklebt ist, werden auch die Reste des alten Klebestreifens entfernt. Die Schwester löst ihn also und entfernt den Tubus. Elias ist dabei ganz wach und schaut uns mit großen Augen an.

So hübsch ich ihn mir ohne die Schläuche vorgestellt habe, ist er allerdings nicht. Das eine Nasenloch ist beinahe doppelt so groß wie das andere und überall die Klebereste. Der Ausdruck in Elias' Augen ist auch ziemlich irritiert.

Ich glaube, Angst darin zu erkennen. Die Schwester erzählt fröhlich vor sich hin, während Rudis und meine Blicke nur auf Elias gerichtet sind. Der kleine Kerl muss sich zusehends mehr anstrengen, um genug Luft zu bekommen. Es dauert nicht lange und der Überwachungsmonitor fängt an zu piepsen, weil die Sauerstoffsättigung zu niedrig ist. Elias schafft es einfach nicht, ohne den Beatmungsdruck der Maschine genug Sauerstoff aufzunehmen. Er hat nicht genug Kraft und die Sättigung fällt rapide.

Währenddessen läuft Elias blitzblau an. Ich bin völlig fassungslos. Er hat augenscheinlich Atemnot und Angst zu ersticken, weil er keine Luft mehr bekommt. Unser Würmchen liegt da – verletzlich und hilflos. Wir stehen daneben und wissen nicht, was wir tun sollen. Die Schwester empfindet die Situation offensichtlich nicht als dramatisch, sie redet munter weiter und dann, als die Sättigung nur noch bei etwas über 40 Prozent liegt, geht sie einfach vom Inkubator weg, um in aller Seelenruhe einen neuen Tubus zu holen.

Ich denke, mein Herz bleibt jeden Moment stehen. Da liegt mein kleiner Schatz und ich mag mir nicht vorstellen, was für Ängste er in diesem

Moment ausstehen muss. Was denkt er sich wohl? Mama und Papa stehen direkt neben mir und helfen mir nicht, warum? Elias zieht seinen Brustkorb immer weiter ein, um mehr Luft zu bekommen und wird trotzdem immer blauer. Die Sättigung ist zwischenzeitlich nur noch bei 20 Prozent, als die Schwester anfängt, den neuen Tubus zu legen und zu verkleben. Als er dann endlich wieder an die Maschine angestöpselt ist, regeneriert er sich sehr langsam und hat Mühe, wieder auf die Beine zu kommen. Die Schwester erhöht lediglich den Sauerstoffgehalt. Insgesamt ist die Sättigung über drei Minuten unter 40 Prozent! Wir können nicht fassen, dass die Schwester Elias in so einer Notsituation nicht hilft. Das allererste Mal habe ich Angst, mein Kind in der Obhut einer Schwester zu lassen. Seitdem plagen mich Sorgen, was mit meinem Engel geschieht, wenn wir nicht bei ihm sind. Schließlich sieht sich die Schwester nicht einmal, wenn wir direkt daneben stehen, veranlasst, sich bei dem Tubuswechsel etwas mehr zu beeilen oder Elias von Hand zu bebeuteln. Wie lange dauert ein Tubuswechsel, wenn wir nicht dabei sind? Welche Ängste muss Elias in dieser Zeit durchstehen?

Im Nachhinein weiß ich nicht, warum wir beide die Schwester nicht sofort darauf angesprochen haben. Warum wir ihr nicht gesagt haben, dass sie Elias doch bitte helfen soll. Aber wir waren beide so schockiert von dem Ablauf, dass uns sprichwörtlich die Worte fehlten. Außerdem wollte ich die Schwester nicht bei ihrer Arbeit stören und hatte Angst, dass es dann vielleicht noch länger dauern würde. Noch dazu kommt die irrationale Sorge, dass die Schwestern Elias spüren lassen würden, wenn wir sie kritisieren. Sicher, das scheint undenkbar, aber weiß man es?

Wir fahren nach Hause. Ich bin völlig verstört. Wieder so ein Bild, das ich nie wieder aus meinem Gedächtnis bekommen werde. Rudi und ich machen uns große Sorgen, ob denn ein so langer Sauerstoffmangel irreparable Schäden anrichten kann. Das Gehirn wurde schließlich für die Dauer von drei Minuten nur unzureichend mit Sauerstoff versorgt. Ich mag gar nicht daran denken. Schließlich bemüht sich Elias so und nur durch eine Unachtsamkeit einer Schwester könnte alles dahin sein. Außerdem könnten wir dies nicht einmal nachweisen. Hätte Elias später neurologische Ausfälle, wird es immer heißen: Schließlich ist er extrem unreif geboren und das sind die Konsequenzen daraus!

Wir müssen morgen unbedingt mit den Ärzten über diesen Vorfall sprechen.

Dazu bleibt erstmal keine Zeit, denn auch am nächsten Tag bleibt keine Katastrophe aus. Die Ärzte müssen Elias einen neuen Zentralkatheter legen, über den die Ernährung läuft. Da er durch den letzten Zugang die Infektion bekam, arbeiten alle so sauber und gewissenhaft wie nur irgend möglich und brauchen dafür mehrere Anläufe. Elias gefällt das überhaupt nicht und er fällt ständig mit der Sättigung ab. Kurz, es stresst ihn, wo er doch gerade sowieso nicht so fit ist. Als das blöde Ding endlich drin ist, wird geröntgt, ob der Katheter richtig liegt, anschließend erst wird die Lage korrigiert und schließlich wird das Teil dann fixiert. Bevor das jedoch geschehen konnte, dreht die gleiche Schwester wie gestern von der Tubussache Elias von Rücken- in Bauchlage, weil sie nicht daran denkt, dass der Katheter noch nicht richtig fixiert ist. Dabei rutscht das blöde Ding einfach raus. So eine Sch.... Die Schwester flucht direkt am Inkubator fürchterlich, als würde sie Elias die Schuld an ihrem eigenen Missgeschick geben. Als die Schwester dies der Ärztin mitteilt, die den Katheter gelegt hat, lässt diese einen lauten, wütenden Schrei los, den man über die ganze Station hören kann. Und das, obwohl sich die beiden bei diesem Gespräch im Schwesternzimmer hinter verschlossenen Türen befinden. Rudi und ich sehen uns an und sind noch verunsicherter als am Tag zuvor.

An Elias' 53. Lebenstag kann ich heute das allererste Mal nicht zu ihm. Ich bin krank, erschöpft und einfach müde. Außerdem bin ich noch immer fix und fertig wegen des Tubuswechsels. Somit fährt Rudi heute allein in die Klinik.

Gott sei Dank bin ich nicht dabei, denn als Rudi dort ankommt, bietet sich ihm ein erschreckendes Bild. Elias ist wieder intubiert, sediert, relaxiert. Auf Rudis Nachfrage, was denn passiert sei, erklärt ihm der diensthabende Arzt, dass Elias in der Nacht einen Sättigungsabfall von eineinhalb Minuten auf 40 Prozent hatte. Dabei musste er bebeutelt werden und deswegen wurde er reintubiert.

Natürlich bringt Rudi den Vorfall mit dem Tubus zur Sprache, worauf der Arzt leicht irritiert reagiert. Er weiß von nichts, es gibt auch keinerlei Aufzeichnungen. Normalerweise werden alle Sättigungsabfälle in Elias' Krankenblatt eingetragen. Es steht aber nichts drin.

Dem Arzt fällt es offensichtlich schwer, Rudi zu glauben, und er versucht zu beschwichtigen. Dass es sicher nicht so lange gewesen sei und der Abfall nicht so tief, das sind seine Worte. Aber schließlich haben wir beide daneben gestanden und mit eigenen Augen auf dem Monitor und an Elias gesehen, was los war.

Als Rudi bemerkt, dass ihm nicht geglaubt wird, wird er wütend. Er verlangt, dass die betreffende Schwester mit in das Gespräch einbezogen wird. Wenn schon ein Sättigungsabfall von weit weniger Brisanz eine Reintubation zur Folge hat, warum hat die Schwester dann gestern nicht vehementer eingegriffen?

Schlussendlich führt der Arzt ein separates Gespräch mit der Schwester, anschließend unterhält er sich erneut mit Rudi. Am Ende bleibt eine fadenscheinige Entschuldigung seitens der Klinik und ein sehr fahler Beigeschmack bei uns.

Ich füge mich widerwillig in mein und Elias' Schicksal und finde mich damit ab, dass es ein langer, steiniger Weg ist – mit allen Rückschlägen, die uns seit Elias' Geburt prophezeit wurden. Es sieht alles furchtbar aus, aber für ihn ist es leichter zu ertragen, wenn er schläft. Anfang nächster Woche werden sie den zweiten Extubationsversuch starten. Hoffentlich ohne eine weitere Infektion, dann packt er es sicher auch.

Ein neues Röntgenbild von der Lunge wird gemacht und es sieht alles prima aus. Nahrung bekommt Elias seit gestern auch wieder, allerdings noch sehr wenig. Gestern sechsmal einen Milliliter, heute acht Milliliter. Wenn man bedenkt, dass wir schon bei 12 mal 12 Milliliter waren... Aber es hilft ja nichts.

Mir geht es auch wieder ein bisschen besser. Husten und Schnupfen habe ich immer noch, aber es hält sich in Grenzen. Mit Mundschutz darf ich zu Elias. Vielleicht holt sich der Körper einfach irgendwann, was er braucht? Ruhe und Erholung. Seit meiner Erkältung bin ich nicht mehr jeden Tag viele Stunden in der Klinik, sondern maximal drei. Nachdem Elias sowieso fast nur schläft, kann ich das auch mit mir vereinbaren. Wobei ich anfangs fast sterbe vor lauter schlechtem Gewissen. Wenn ich weiß, dass Besuchszeit ist und ich nicht bei ihm bin, obwohl ich Zeit hätte, dann ist das sehr zwiespältig. Einerseits muss ich auch mal abschalten, andererseits wartet er doch bestimmt, dass ihn jemand besucht.

Schließlich liegt er 24 Stunden am Tag in seinem Häuschen und das einzig Schöne, das er bis jetzt kennt, sind Mama und Papa.

Der wichtigste Besuch von allen

58. Lebenstag

In Elias' Geburtsklinik war für Kinder und Jugendliche unter 14 Jahren ein Besuch auf der Frühgeborenen-Intensivstation völlig ausgeschlossen. Automatisch sind wir davon ausgegangen, dass das in jeder Klinik so ist. An einem Sonntag jedoch, ich liege mit Elias auf der Brust zum Känguruhen in einem Liegestuhl, höre ich ein Kinderlachen. Kurz darauf sehe ich ein etwa zehnjähriges Mädchen an einem der Inkubatoren stehen. Zuerst vermute ich, dass es sich hier um eine Ausnahme handelt. Als jedoch am Sonntag darauf wieder ein Kind auf der Station ist, frage ich den diensthabenden Arzt, ob dies denn hier so ohne weiteres möglich sei. Er teilt mir mit, dass in dieser Klinik immer sonntags Geschwisterbesuchstag bei den Kleinsten sei.

Zuerst bin ich völlig perplex, weil ich mich schon damit abgefunden habe, dass Max seinen Bruder bis zur Entlassung nicht sehen können wird. So erklärte ich es Max auch tränenreich. Sicher, die Kleinen sind hochempfindlich gegen jede Art von Bakterien und Keimen und jede Infektion kann tödlich sein. Doch unter den hiesigen Sicherheitsvorkehrungen scheint die Gefahr sehr gering. Die Besuchskinder müssen natürlich gesund sein. Dies wird vor dem Betreten der Intensivstation von einem der Ärzte überprüft. Kindergartenkinder, die noch nicht an Windpocken erkrankt waren, müssen einen entsprechenden Impfschutz aufweisen und natürlich auch sonst alle aktuellen Impfungen haben.

Als ich das höre, bin ich den Tränen nahe, so sehr freue ich mich, dass es nun doch eine Möglichkeit gibt, dass Max seinen kleinen Bruder kennenlernen darf. Er soll merken, dass Elias real ist, soll sehen, wo wir jeden Tag so viele Stunden verbringen. Und er soll verstehen, warum Elias noch hier in der Klinik sein muss.

Aber: Max ist nicht gegen Windpocken geimpft. Er müsste zwei Spritzen über sich ergehen lassen. Damit ist er – das überrascht mich ungemein – sofort einverstanden. Er geht freiwillig zum Kinderarzt und weint bei der Impfung nur kurz. Allerdings müssen wir nach der ersten Spritze noch vier Wochen warten. Das findet Max weniger schön, aber für die Wartezeit basteln wir zusammen einen Elias-Besuchskalender. Jeden Tag darf Max einen Tag durchstreichen. Das Prinzip hat er sofort verstanden. Wie bei einem

Adventskalender. Wenn alle Tage durchgestrichen sind, darf er Elias besuchen. Jetzt bleibt nur noch zu hoffen, dass er dann gesund ist.

Heute ist es endlich so weit! Der heiß ersehnte Besuch steht vor der Tür und Max ist den ganzen Tag schon aufgeregt und zappelig. Rudi und ich haben ihm gesagt, dass man auf einer Intensivstation ruhig sein muss. Dass er nichts anfassen darf und einen Mundschutz tragen wird. Außerdem muss er sich die Hände waschen und desinfizieren und ein Arzt wird ihn untersuchen. Natürlich haben wir ihn auch darauf vorbereitet, wie klein Elias ist. Leider ist er ausgerechnet jetzt sediert und relaxiert. Das ist sehr schade.

Wir stehen gemeinsam mit Max vor der Tür der Station und er darf klingeln. Wir melden uns an und bitten um einen Arzt, der Max untersucht. Die Minuten ziehen sich. Wir sind unheimlich aufgeregt. Wie wird Max auf seinen Bruder und die gesamte Umgebung reagieren? Wird er Angst haben, brav sein, gleich wieder gehen wollen?

Der Arzt kommt, Max wird abgehört und es wird in seinen Mund geschaut. Er lässt alles brav über sich ergehen. Anschließend waschen wir Hände und desinfizieren sie danach. Einzig mit dem Mundschutz kann sich Max nicht so recht anfreunden. Er protestiert kurz, weil er darunter nicht richtig Luft bekommt. Als wir ihm aber erneut erklären, dass er sonst nicht mit zu Elias kann, ist auch diese Diskussion schnell beigelegt und wir können die Station betreten.

Ich bin mir nicht sicher, wer von uns aufgeregter ist. Max bekommt einen kleinen Hocker, um sich darauf zu stellen, damit er Elias richtig sehen kann. Er betrachtet ihn fasziniert eine Weile lang ganz ruhig und nimmt die neuen Eindrücke in sich auf. Dann fragt er mich, ob er Elias streicheln darf. Ich öffne das Inkubatorfenster für ihn und Max hat überhaupt keine Berührungsängste. So vorsichtig und zärtlich, wie es einem Vierjährigen nur möglich ist, streichelt er Elias' Köpfchen, hält ihm die Hand und redet mit ihm.

Mir kommen vor Rührung die Tränen, als ich sehe, wie selbstverständlich mein Großer neben dem Inkubator steht und den ersten Kontakt zu seinem Bruder sichtlich genießt. Wie vernünftig und erwachsen er in diesem Moment zu sein scheint.

Bereits im nächsten Moment sehe ich aber wieder ein Bild, das ganz bizarr wirkt. Ein kleiner Junge steht auf einer Intensivstation mit Mundschutz und fängt plötzlich an zu singen. Max beugt sich mit dem Gesicht vor das Türchen und singt für Elias ‚Schneeflöckchen, Weißröckchen'.

Ich bin sprachlos und total ergriffen. Max scheint die ganzen Kabel und Schläuche nicht wahrzunehmen, lässt sich überhaupt nicht irritieren. Vieles kennt er schon von den Fotos und Videos, die wir von Elias gemacht haben. Dass Elias so klein ist, stört ihn überhaupt nicht. Nach einer Weile fragt er mich jedoch: „Mama, warum bewegt er sich nicht? Er soll die Augen aufmachen!"

Es tut mir so leid für ihn, dass er ihn das erste Mal sieht und Elias ganz reglos daliegt. Auch zum Kuscheln können wir ihn heute nicht herausnehmen. Er muss in seinem Häuschen bleiben.

Max, unser Energiebündel und Zappelphilipp, steht tatsächlich sage und schreibe zwei Stunden neben Elias' Inkubator und singt ihm abwechselnd etwas vor, erzählt ihm, wie es zu Hause ist und dass er sich doch bitte beeilen soll zu wachsen, damit er zu uns nach Hause kommen kann.

Ich hätte Max viel zugetraut, aber diese Ausdauer habe ich nicht erwartet. Ich bin ehrlich überrascht. Es zeigt mir sehr deutlich, wie sehr Max Elias vermisst. Wie sehr er sich danach gesehnt hat, seinen Bruder zu sehen und zu spüren, um ihn als Teil der Familie akzeptieren zu können.

Von der Stadt aufs Land

59. bis 62. Lebenstag

Wir führen ein langes Gespräch mit den Oberärzten. Zuerst teilen sie uns mit, dass es besser ist, Elias noch eine weitere Woche relaxiert und sediert zu lassen. Sie vermuten, dass er auf Grund der Frühgeburt und der langen Beatmungsdauer ein falsches Atemmuster gelernt hat und sich dieses erst mit Ausreifung des Atemzentrums verliert. Im ersten Moment bin ich total schockiert. Mein Mäuschen weiterhin, wieder auf unbestimmte Dauer, in dem komatösen Zustand? Irgendwie werde ich das Gefühl nicht los, dass Elias nichts mehr zugetraut wird. Dass die Ärzte nicht wirklich wissen, was sie mit ihm machen sollen.

Und dabei wollen wir doch umziehen und Elias mitnehmen. Rudi und ich stammen beide aus derselben ländlichen Gegend und leben wegen der Arbeit seit zehn Jahren in der Stadt. Der Umzug in die Heimat ist schon geplant, lange bevor ich mit Elias schwanger werde. Da Elias nun schon bei uns ist, stecken wir quasi fest. Der spätestmögliche Zeitpunkt für den Umzug ist der 25. Februar. Die Wohnung ist nämlich bis Ende Februar gekündigt und die neue Arbeitsstelle von Rudi beginnt am ersten März.

Sofern Elias erst in einer Woche oder eventuell sogar noch später extubiert wird, würde er am CPAP wahrscheinlich bis Ende Februar nicht stabil genug für einen Transport sein. Dann wären wir in einer Zwickmühle. Elias könnte nicht verlegt werden, wir müssten aber trotzdem umziehen. Wie wir das logistisch lösen sollen, ist uns ein Rätsel. Niemals würde ich ihn hier alleine lassen!

Als die Ärzte nach dem Gespräch unsere Verzweiflung sehen, werden sie nachdenklich. Sie beschließen, Elias in seinem momentanen Zustand, also schlafend, zu verlegen. Was die ganze Zeit unmöglich schien, wird jetzt plötzlich greifbar. Bis dato war an eine Verlegung, während Elias voll beatmet ist, nicht zu denken. Das heißt für uns: Sobald aus unserer Heimatklinik grünes Licht für einen freien Platz kommt, fällt hier der Startschuss.

Man kann sich nicht vorstellen, was das für uns bedeutet. Endlich, endlich können wir in unser eigenes Haus umziehen, zu unseren Familien. Wir hätten endlich immer jemanden, der sich in der Besuchszeit von Elias um Max, unseren Großen, kümmern kann. Das wäre so eine unglaubliche Erleichterung.

Wir hätten auch keinen Zeitdruck wegen des Umzugs mehr. Elias hätte alle Zeit der Welt, in Ruhe zu gedeihen. Für uns hieße das zwar für die nächsten Tage maximalen Stress, da wir den Umzug mit allen organisatorischen Problemen nun innerhalb weniger Tage auf die Beine stellen müssten. Die Spedition ist ja eigentlich erst für Ende Februar bestellt. Aber es wird alles gut.

Ich muss mich jetzt ganz dringend um die Genehmigung der Krankenkasse für den Transport kümmern. Die Verlegung findet ja nicht wegen einer medizinischen Indikation, sondern aus persönlichen Gründen statt.

Diese Woche ist aber in der neuen Klinik leider kein Platz mehr frei. Am nächsten Dienstag wird allerdings ein Kind planmäßig entlassen und somit wäre dann etwas frei für Elias. Die Verlegung wird jetzt fix eingeplant und organisiert. Es fahren ein Oberarzt von unserem Krankenhaus sowie eine Intensivschwester und die zwei Sanitäter aus dem Krankenwagen mit. Das Transportrisiko ist, laut Ärztedeutsch, kalkulierbar. Jetzt hoffen wir nur noch, dass das Kind in der anderen Klinik tatsächlich entlassen werden kann und Elias bis Dienstag schön stabil bleibt und keine weitere Infektion oder ähnliches unsere Pläne durchkreuzt. Aber ich denke mal positiv.

Die Spedition hat auch Zeit für uns und fängt am Montag mit dem Umzug an. Wir werden somit alle zusammen am Dienstag der Stadt nach zehn langen Jahren den Rücken kehren.

Heute kommt auch der Augenarzt zu Elias und mal wieder ist, gegen alle Erwartungen, alles wunderbar in Ordnung. Die Augen sind zwar noch etwas unreif, aber das ist für sein Alter völlig normal und die nächste Routinekontrolle findet sowieso in zwei Wochen statt. Eine Schwester der Station meinte gestern noch, dass Elias eine Augen-Operation bräuchte. Aber, die kennt unseren Sohn nicht!

Ansonsten hat sich an Elias' Zustand eigentlich nichts verändert. Er ist stabil, aber eben nur, wenn er relaxiert und sediert ist. Doch die Zeit ist ja absehbar.

Gewogen ist Elias auch und bringt mittlerweile stolze 1540 Gramm auf die Waage. Wahnsinn, oder? Er ist schon ein richtig großer Bub geworden, kein Vergleich mehr zu dem Würmchen direkt nach der Geburt.

Am nächsten Tag kommt wieder eine Planänderung. Wir brauchen momentan echt starke Nerven. Um zwölf Uhr mittags wird uns im Krankenhaus mitgeteilt, dass doch schon morgen früh um halb neun die Verlegung stattfindet. Hilfe, das wird eine organisatorische Meisterleistung!

Ich werde im Sanka mitfahren, Rudi kommt am Nachmittag mit einem bepackten Auto hinterher. Max geht nach seiner Abschiedsfeier im Kindergarten zu den Großeltern, bis der größte Stress vorbei ist. Am Sonntag fahren wir wieder nach Sickstadt, koordinieren die Spedition und fahren am Dienstag zusammen wieder nach Bad Gnesingen. Dazwischen wird der Hund bei einer Freundin geparkt, die Hasen und die Fische müssen mit und meine Milchpumpe ist natürlich immer und überall dabei. Aber

Hauptsache, der Kleine ist stabil verlegt. Alles andere können wir außen rumbauen, wenn auch mit jeder Menge Stress.

Die Genehmigung der Krankenkasse ist übrigens rechtzeitig gekommen.

Heute ist unser großer Tag und Elias kann endlich verlegt werden. Bereits um acht Uhr morgens komme ich mit Rudi in der Klinik an. Vor der Tür steht bereits der Krankenwagen für den Transport. Auf der Intensivstation werden alle Vorbereitungen getroffen und ich bin mehr als gespannt und sehr aufgeregt.

Ich pumpe noch einmal meine Milch ab und packe Elias' gesammelte Vorräte aus dem Stationsgefrierschrank in Kühltaschen mit entsprechenden Kühlakkus. Die Ärzte überprüfen noch einmal den Transportinkubator. Dieser ist allein für sich beinahe eine komplette fahrende Intensivstation. Darin ist alles vorhanden, was Elias zum Überleben braucht, unter anderem eine Beatmungsmaschine, inklusive einer Ersatzmaschine, falls eine ausfällt. Alle Infusionen sind vorhanden und es piept und brummt an dem ganzen Kasten.

Ich darf vorne mitfahren und weiß somit auch immer, wie es unserem Engel geht. Rudi kommt später mit unserem Auto nach.

Nachdem Elias noch einmal gewogen und vermessen ist und seine Akten komplett sind, wird er in den vorgewärmten Transportinkubator gelegt. Normalerweise werden sedierte und relaxierte Kinder nicht ohne medizinische Indikation in eine andere Klinik verlegt und wir müssen deswegen noch einen Haftungsausschluss für die Klinik unterschreiben, dass wir ihn auf eigene Gefahr hin verlegen lassen wollen. Wir vertrauen dem Arzt, der Elias begleitet und dieser versichert uns, dass das Wagnis der Verlegung überschaubar ist. Ein Unfall jedoch wäre ein unkalkulierbares Risiko für Elias und absolut lebensgefährlich. Daran mag ich aber gar nicht denken. Allein die Vorstellung, dass unserem Baby auf dem Transport etwas geschehen könnte, ist fürchterlich!

Ein Transport per Helikopter wurde zwischenzeitlich auch diskutiert. Zwar erteilte unsere Krankenkasse auch die Genehmigung für eine Verlegung über den Luftweg, aber die Ärzte haben sich schließlich doch dagegen entschieden. Bei einem Notfall – zum Beispiel bei einem Maschinenausfall oder wenn sich Elias schlimmstenfalls extubieren würde – wäre für den Arzt in einem Hubschrauber nicht genügend Platz, um ungehindert arbeiten zu können. Zwar wäre die Strecke schneller zurückgelegt, doch sicherer die Behandlungsmöglichkeiten betreffend ist es in einem Krankenwagen.

In dem deutlich kleineren Transportinkubator sieht Elias noch einmal um einiges winziger aus. Vorne sind zwei runde Türchen, die aussehen wie Bullaugen bei einem Schiff. Nur dadurch kann man Elias sehen. Er liegt dort völlig bewegungs- und bewusstlos. Unter den ganzen Medikamenten verschläft er die Hektik um ihn herum. Der Weg von der Intensivstation bis zum Sanitätswagen gleicht einem Spießrutenlauf. In der Klinik ist trotz der frühen Stunde schon rege Betriebsamkeit und Elias ist für alle Wartenden, Besucher und Patienten des Krankenhauses die Attraktion schlechthin. Wir, das heißt Rudi, der Arzt, die Schwester und ich, versuchen ihn zwar abzuschirmen, so gut es geht, aber trotzdem wird von den Umstehenden fleißig gegafft und getuschelt. Es tut weh, Elias, der bis auf die Windel nackig in dem Kasten liegt, den neugierigen Blicken so schutzlos ausliefern zu müssen und ich weise einige besonders penetrante Leute – „Dürfen wir da mal reinschauen?" – deutlich zurecht.

Bis wir am Sanka ankommen, bin ich richtig wütend. Elias wird dann allerdings relativ zügig eingeladen und nachdem die Türen verschlossen sind, verschnaufe ich und versuche, mich zu beruhigen. Wie sich nur manche Leute am Leid anderer ergötzen, unglaublich!

Im Wagen werden alle Geräte an den Strom angeschlossen und noch einmal alles überprüft. Elias bekommt von all dem nichts mit. Ich verabschiede mich von Rudi und nehme neben der Sanitäterin Platz. Als der Sanka das Klinikgelände verlässt, beschleichen mich recht ambivalente Gefühle. Einerseits hoffe ich, dass es die richtige Entscheidung ist, Elias verlegen zu lassen. Andererseits habe ich auch etwas Angst, ob er den Transport heil übersteht. Aber ich freue mich wahnsinnig, bald zu Hause zu sein.

Die Stimmung im Krankenwagen ist entspannt und bald unterhalten wir uns sehr gut. Immer wieder sehe ich durch das kleine Fenster in den Fond des Wagens und versichere mich, dass es Elias gut geht. Auch Rudi halte ich ständig über mein Handy auf dem Laufenden. Der Arzt und die Schwester, die bei Elias sind, bestätigen mir immer wieder, dass es ihm gut geht, er stabil ist und völlig entspannt schläft.

Wir müssen 300 Kilometer zurücklegen und ich hoffe, dass wir in keinen Stau kommen und alles problemlos verläuft. Während der gesamten Fahrt ist das Blaulicht eingeschaltet und wir kommen sehr zügig voran. Nach gut zwei Stunden landen wir, völlig ohne Zwischenfälle, in unserer Heimat.

Das Gelände der dortigen Klinik ist nur durch eine Schranke passierbar. Völlig fassungslos stellen wir fest, dass uns der Pförtner trotz eingeschaltetem Blaulicht die Schranke nicht öffnet, ohne dass wir ein Parkticket ziehen. Die Situation ist skurril. Na, das fängt ja gut an. Im Nachhinein müssen wir aber alle darüber lachen.

Die Kinderklinik finden wir schnell und auf der Intensivstation warten alle schon gespannt auf Elias. Der begleitende Arzt hat unser Eintreffen bereits über Handy angekündigt. Wir fahren in den fünften Stock und an einer Glastür ist für mich plötzlich Endstation. Ich muss warten, bis die offizielle Übergabe von Elias beendet ist, und stehe etwas ratlos auf dem Gang. Ich kenne weder das Krankenhaus noch das Personal, das nun bei meinem

Engel ist. Ich weiß nicht, wie es ihm gerade geht. Ich kann nicht dabei sein, wenn er in sein neues Häuschen einzieht. Ich laufe wie eine Löwin im Käfig vor der Türe auf und ab. Aber die Wartezeit will einfach nicht vergehen. Es kommt auch niemand, um mir zu sagen, dass alles in Ordnung ist.

Um mich etwas abzulenken, entscheide ich mich schließlich, meine Milch abzupumpen und frage eine vorbeieilende Schwester, wo die nächste Pumpe ist. Ich muss auf eine andere Station in ein anderes Stockwerk. Ich bin froh, als die Zeit an der Maschine um ist. Ich eile wieder zurück vor die Intensivstation, darf aber immer noch nicht hinein. Was ist da nur los?

Nach scheinbar endlosem Warten kommt endlich unser begleitender Arzt mit der Schwester und ich kann mich nach Elias' Befinden erkundigen. Es ist alles in Ordnung, nur die Übergabe mit allen Einzelheiten und Details über Elias' Werdegang, seine Medikamente und Ernährung hat so lange gedauert. Ich bedanke mich bei beiden und wir verabschieden uns. Für sie geht es nun den ganzen Weg wieder zurück.

Ich warte erneut.

Nach gefühlten Stunden kommt endlich eine Schwester und führt mich auf die Station. Zuerst muss ich die Schleuse passieren, Hände waschen und desinfizieren, aber das ist mir mittlerweile bekannt. Als ich endlich vor Elias' Inkubator stehe und ich mit eigenen Augen sehen kann, dass es ihm gut geht, schnaufe ich tief durch. Auch diese Hürde wäre geschafft. Elias ist verlegt, es ist alles gut gegangen und er wird hier prima versorgt.

Erst dann fällt mir auf, wie anders hier alles ist. Die Station ist deutlich geräumiger, es ist nicht alles so eng, die einzelnen Inkubatoren haben wesentlich mehr Platz und somit auch die Eltern, wenn sie mit ihren Winzlingen zum Kuscheln daneben sitzen. Da sich die Station im obersten Stock der Klinik befindet, hat man einen phänomenalen Ausblick über die gesamte Stadt. Die Sonne scheint nicht nur am Himmel, sondern in dem Moment auch in meinem Herzen. Ich bin froh und erleichtert, endlich angekommen zu sein.

Heimatluft

63. bis 78. Lebenstag

Als Rudi und ich heute auf der Intensivstation eintreffen, bekommen wir
zuerst einmal einen Schreck. Neben Elias' Inkubator sitzt eine Schwester
und beobachtet ihn angestrengt. Was ist los? Geht es ihm so schlecht,
dass er eine eigene Aufsichtsperson braucht? Die Angst beginnt bereits in
mir hoch zu kriechen, als die Schwester unsere Ankunft bemerkt und uns
freundlich anlächelt. Als ich näher komme, traue ich meinen Augen nicht. Da liegt unser kleiner Wurm und ist extubiert. Einfach so, ohne dass ein großes Aufhebens
darum gemacht wurde, ohne dass wir dafür kämpfen mussten. Es dauert
nicht lange und der diensthabende Arzt kommt zu uns und klärt uns auf.
Bereits in der Nacht wurden sämtliche Medikamente aus der alten Klinik
abgesetzt. Die Ärzte hier sind offensichtlich etwas überrascht, was der kleine Mann alles bekommt, und beschließen kurzerhand, es einmal ohne die
ganzen Medikamente zu probieren. Sie sind völlig unvoreingenommen
und glauben an ihn. Eine ganz andere, neue Situation.

Elias bekommt jetzt lediglich ein leichtes Beruhigungsmittel, um ihm
den Übergang zu einem Leben ohne Medikamente etwas erträglicher zu
machen. Außerdem wurde festgestellt, dass Elias' alter Tubus zu klein war
und deswegen zu viel Sauerstoff danebenging und nicht in der Lunge an-
kam. Vermutlich war der Sauerstoffbedarf daher in den letzten Tagen erhöht. Somit benötigt unser Zwerg entweder einen größeren Tubus oder er
hat die Kraft, ohne Tubus zu atmen.

Die Ärzte entscheiden sich für Letzteres. Derzeit wird abgewartet, ob er
es auch ohne erneute Intubation schafft. Elias wird jetzt durch ein Nasen-
CPAP beim Atmen unterstützt. Das sieht ziemlich abenteuerlich aus. Er
muss dazu ein Mützchen tragen, bei dem an den Seiten in der Nähe der
Ohren kleine Löcher sind. Durch diese Löcher gehen zwei Bänder hin zu
seiner Nase. Über der Nase ist eine kleine Sauerstoffmaske, die mit den
Bändern fest am Kopf gehalten wird. Atmen muss er ganz allein. Endlich
kein Schlauch mehr, der bis in die Lunge geht und auch kein Schlauch im
Rachen. Das scheint Elias deutlich besser zu gefallen, nur der Sauerstoffbedarf muss noch öfter reguliert werden. Aber schließlich muss er sich erst
einmal an die neue Situation gewöhnen.

Dafür sitzt die ihn betreuende Schwester schon beinahe den ganzen
Vormittag neben Elias. Über einen kleinen Drehknopf an der Beatmungsmaschine versucht sie, die richtige Dosis Sauerstoff für Elias zu finden. So

viel wie nötig, aber so wenig wie möglich. Elias muss das Atmen jetzt trainieren und ist seit langer Zeit endlich wieder einmal wach. Außerdem passt die Schwester auf, ob das Atmen und der Entzug der Medikamente nicht zu viel für Elias werden. Er sieht ganz verändert aus mit dem Mützchen und der Beatmungsmaske im Gesicht. Viel sieht man allerdings nicht mehr von ihm, nur die wachen Augen, die mich neugierig ansehen. Was Elias sich wohl denken mag? Kuscheln können wir heute leider nicht, da sich Elias aufs Atmen konzentrieren muss. Einerseits macht mich das zwar traurig, aber andererseits freue ich mich über kaum etwas anderes mehr. Die Verlegung und die Heimatluft scheinen ihm sehr gut zu bekommen.

Am nächsten Tag werden auch noch Elias' Antibiotika abgesetzt. Ich bin völlig überwältigt, in welch riesigen Schritten er nun Fortschritte macht. Er ist am CPAP völlig stabil. Sein Sauerstoffbedarf liegt lediglich bei 32 bis 40 Prozent. Außerdem dürfen wir endlich, endlich wieder kuscheln und genießen das beide in vollen Zügen.

Wieder ein Fortschritt: Der zentrale Venenkatheter wird gezogen. Elias hat keinen einzigen Zugang mehr! Ich könnte die ganze Welt umarmen.

Hallo ihr Lieben,

heute Abend nur ein kurzes Statement.

Uns geht es so weit gut. Elias ist stabil und seit Freitag schon extubiert. Das Krankenhaus hier ist toll und die Schwestern und Ärzte alle sehr nett. Irgendwie scheint mir alles viel sanfter und alle Abläufe orientieren sich mehr an den Kindern als an einem straffen Vier-Stunden-Plan. Somit darf Elias nun auch endlich schlafen, wenn er müde ist, und wird dann erst gewickelt, wenn er wieder wach ist.

Ich weiß ihn sehr gut aufgehoben und kann mich nun dem Chaos in unserem Haus widmen.

Ihr könnt euch nicht vorstellen, wie viel Arbeit ich hier habe. Nun kommt zu dem ganzen Stress auch noch Putzen, Streichen, Boden verlegen, noch mal Putzen, Organisieren, in die Klinik fahren, noch mal Putzen, Sperrmüll entsorgen, Möbel bestellen, noch mal Putzen und so weiter und so fort. Ich bin ganz schön erledigt, arbeite immer bis Mitternacht, stehe frühmorgens wieder auf und alles geht wieder von vorne los. Dazwischen Milch abpumpen, mit Elias kuscheln und vieles mehr.

Nachdem ich jetzt psychisch einigermaßen entspannt sein kann, leiste ich jetzt körperliche Höchstarbeit. Aber auch das wird vorbeigehen. Ich drück euch alle.

GGLG

Nina

...

Zwei Tage später kommen endlich unsere Möbel mit der Spedition. Damit beginnt für uns jede Menge Arbeit im Haus.
Als wir bei Elias sind, schläft er nur und wir können deswegen nicht kuscheln. Beim Maskenwechsel ist er zum ersten Mal in seinem Leben für acht Minuten ohne Atemunterstützung, es ist lediglich zusätzlicher Sauerstoff im Inkubator.
Ich kann es nicht fassen. Nur einen Tag später ist Elias beim Maskenwechsel für den CPAP 25 Minuten ohne Atemunterstützung bei 35 Prozent Sauerstoff im Inkubator. Er atmet völlig selbstständig und anschließend können wir beide kuscheln.

Hallo ihr Lieben,

ich komme gerade aus dem Krankenhaus und ich bin so was von stolz!

Nach den, mir endlos erscheinenden, letzten Wochen geht es wirklich bergauf. Gestern war er acht Minuten ohne CPAP, heute schon 25 Minuten. Und alle vier Stunden, wenn er versorgt wird, wird er abgestöpselt und die Schwestern schauen, wie lange er es schafft. Mittlerweile trinkt er auch schon 12 x 18 Milliliter, also insgesamt 206 ml/ Tag. Für einen 1600-Gramm-Zwerg ist das eine Menge.

Unser Haus nimmt langsam, aber stetig Form an und gerade sitzen wir zum ersten Mal auf der Couch mit einem Feuer im Ofen. Herrlich. Morgen wird noch die Küche tapeziert und dann ist das Schlimmste vorbei.

Leider macht mir Max gerade etwas Sorgen. Er ist ja momentan mit seinem Papa zusammen bei den Großeltern und wohl ziemlich geknickt. Er erzählt seinem Papa, dass Mama immer nur bei Elias und nie zu Hause ist, dass Mama und Rudi immer streiten und er nicht umziehen, sondern bei seinen alten Freunden bleiben will. Außerdem knirscht er nachts seit neuestem so laut mit den Zähnen, dass sein Papa davon aufwacht. Das ging mir vorhin sehr nah und ich war wirklich traurig. Es ist so schwierig, beiden Kindern gerecht zu werden und nebenbei noch einen Umzug zu schmeißen. Ich hoffe, ich kann später bei beiden alles wieder gutmachen.

GGLG

Nina

. . .

Die Ärzte diagnostizieren einen Leistenbruch bei Elias. Dieser muss auf jeden Fall noch vor seiner Entlassung operiert werden. Dafür geht eine Augen-OP wohl an uns vorüber. Die Augenärztin stellt fest, dass auf beiden Augen eine leichte Retinopathie – Netzhauterkrankung – vorliegt, aber nicht so schlimm, dass ein Eingriff notwendig ist.

Jeden Tag ist Elias jetzt wacher und einfach zum Knutschen. Als ich allerdings die Ärztin frage, ob es denn realistisch ist, ihn am errechneten Entbindungstermin mit nach Hause zu bekommen, ist sie recht skeptisch und meint, dass es eher nur theoretisch möglich ist, dass Elias von heute auf morgen den Absprung schafft. Vermutlich wird er wohl länger bleiben müssen.

Jeden Tag fällt es schwerer, ihn dort zu lassen. Der Wunsch, ihn endlich richtig in die Arme schließen zu können, wird fast übermächtig. Am Freitag wird er ja schon 12 Wochen alt.

Es fällt mir besonders schwer, dass im Forum jetzt langsam, aber sicher das große Purzeln beginnt. Der überwiegende Teil der Mamas wird die kleinen Mäuse sofort mit nach Hause nehmen können. Mein Würmchen ist dann schon drei lange Monate alt und ist noch immer nicht bei uns.

Erst jetzt fällt mir auf, wie sehr mir meine Schwangerschaft und das passende, herbeigesehnte Ende fehlen. Das freudige Entgegenfiebern auf die Geburt, ja selbst die kleineren und größeren Wehwehchen – ich hätte sie so gerne gehabt.

Meine Welt ist momentan so falsch. Keinem werde ich gerecht, meinem Großen nicht, dem Kleinen nicht, Rudi nicht und die Arbeit im Haus wird auch nicht weniger. Heute bin ich zum Beispiel überhaupt nicht im Krankenhaus, ich schaffe es einfach nicht. In Sickstadt war ich täglich bis zu neun Stunden bei ihm. Jetzt ist er wach und den ganzen Tag alleine.

Ein richtiger Wonneproppen
79. bis 107. Lebenstag

Heute fahre ich mit meiner Mama zu Elias. Bei der Versorgungsrunde kommt der CPAP ab und wir sind völlig fasziniert von dem kleinen Mann. Wir schießen die ersten Fotos von Elias ohne Kabel und Schläuche im Gesicht. Da wir davon ausgehen, dass Elias ohnehin bald wieder die Atemhilfe braucht, bleiben wir an dem Inkubator und unterhalten uns miteinander und mit Elias. Doch wir haben ihn unterschätzt – nach drei Stunden sitzen wir immer noch zusammen und Elias atmet weiterhin selbstständig. Zwischenzeitlich ist er müde geworden und ich habe ihn in Bauchlage gedreht. Mittlerweile ist er eingeschlafen und braucht nun nur noch 24 Prozent Sauerstoff im Inkubator. Erst nach unglaublichen fünf Stunden braucht Elias wieder eine Unterstützung. Auch in der darauffolgenden Nacht atmet Elias dreieinhalb Stunden allein.

Am nächsten Tag kommen Rudi und ich direkt zur Versorgungsrunde in die Klinik. Der Pfleger hat soeben den CPAP bei Elias abgenommen und ich darf ihn wickeln, füttern und die Sonden umkleben. Wir dürfen auch kuscheln.

Sehr überrascht bin ich, als der Pfleger Elias hochnimmt und ihn mir völlig unerwartet ohne Atemhilfe auf die Brust legt. Um Elias zu unterstützen, bekomme ich eine Sauerstoffdusche um den Hals gelegt, das ist ein Schläuchlein mit einer vergrößerten Ausströmöffnung, aus der Sauerstoff kommt. Diese kann ich Elias vor die Nase halten.

Die Glücksgefühle, die mich in diesem Moment, dem allerersten, in dem ich mein Kind so nah bei mir habe und sein Gesichtchen ohne irgendwelches technisches Zubehör sehen und spüren kann, überwältigen, sind unbeschreiblich. So genieße ich das Kuscheln heute noch wesentlich mehr als sonst und bin dabei unheimlich stolz.

Nun geht es Schlag auf Schlag.

Wir merken richtig, wie Elias robuster wird. Er fängt an, aus eigener Kraft zu trinken. Das erste Mal schafft er 3 Milliliter Muttermilch aus der Flasche zusammen mit der Nachtschwester. Am CPAP braucht er nur noch 21 Prozent Sauerstoff, das ist der Sauerstoffgehalt der normalen Atemluft.

Schon am folgenden Tag füttere ich Elias das erste Mal selbst und sondiere ihn nicht. Dabei trinkt er vier Milliliter aus der Spritze und nuckelt vom Wattestäbchen.

Am Sonntag bekommt Elias viel Besuch. Am Nachmittag sind Oma und Opa da. Sie sind ganz gespannt, wie er sich so entwickelt. Begeistert sehen sie, wie schön Elias gewachsen ist. Sie sind außerdem völlig hingerissen, wie verändert er ohne Kabel und Schläuche aussieht.

Ein ganz besonderes Highlight allerdings ist heute der Besuch von Max, der mit in die Klinik gekommen ist. Leider sind die Besuchervorschriften auf den Intensivstationen sehr unterschiedlich. Obwohl Max sich für die Besuche in der Sickstädter Klinik extra hat gegen Windpocken impfen lassen, darf er hier trotzdem nicht zu Elias. Die längerfristigen Aussichten sind auch nicht wirklich besser, denn selbst auf der Überwachungsstation sind Besuche von Kindern unter 14 Jahren nicht gestattet.

Max ist darüber maßlos enttäuscht. Ich kann das gut verstehen. Nun ist über ein Monat vergangen, seit Max seinen Bruder sehen und berühren konnte.

Einen Lichtblick gibt es allerdings. Sowohl die Intensivstation als auch die Überwachungsstation haben einen umlaufenden Balkon. Nachdem Elias jetzt, wenn auch nur sehr kurzfristig, ohne Atemunterstützung und ohne Sauerstoffbrille auskommt, stöpsele ich ihn von den anderen Überwachungskabeln ab und gehe mit ihm zum Fenster. Dort steht Max mit platt gedrückter Nase an der Glasscheibe, verrenktem Hals und linst ganz sehnsüchtig zu seinem Bruder. Er winkt und redet mit ihm, aber wir können ihn nicht hören. Die Fenster darf ich nicht öffnen. Draußen ist es zu kalt und ein Luftzug ist für die Kleinen gefährlich.

In Max' Augen kann ich die Zwiespältigkeit erkennen. Er ist froh Elias zu sehen, der sich seit seinem letzten Besuch doch sehr verändert hat, auf der anderen Seite ist er sehr traurig, dass er ihn nicht halten kann und auch ein kleines bisschen eifersüchtig, weil ich bei Elias bin. Bereits nach sehr kurzer Zeit muss ich mit Elias zurück zu seinem Inkubator, damit er keine Atemnot bekommt. Max steht immer noch am Fenster und sieht uns traurig hinterher. Der Inkubatorplatz direkt am Fenster ist leider belegt, sodass Max Elias nun nicht mehr sehen kann. Er tut mir wahnsinnig leid.

Als ich endlich durch die Schleuse nach draußen komme, ist Max bereits mit Rudis Vater auf dem klinikeigenen Spielplatz und hält ihn auf Trab. Ich hoffe inständig, dass Elias bald entlassen werden kann, denn die Situation ist sehr schwer zu ertragen.

Scheinbar um uns zu entschädigen, hat Elias aber an diesem Sonntag schon zehn Milliliter über den Sauger getrunken. Am nächsten Tag zieht er ins Wärmebettchen um und braucht keinen CPAP mehr, sondern nur noch eine Sauerstoffbrille. Morgens trinkt er selbst, dann aber verschläft er den ganzen Vormittag und ich sondiere ihm nur seine Milch.

Bald aber kann ich Elias das erste Mal anlegen. Er trinkt einen Milliliter aus meiner Brust. Am Abend ist es dann schon mehr. Ich messe es nicht, aber mein Gefühl sagt mir, dass er wohl zehn Milliliter getrunken hat.

Nachdem Elias nun zusehends kräftiger und mobiler wird und wir nicht mehr jede Minute an seinem Inkubator um sein Leben bangen, wenden sich meine Gedanken ein wenig zur Außenwelt. Ich genieße es, von Elias' Fortschritten zu berichten.

Hallo ihr Lieben,

Elias geht es blendend und er ist natürlich das süßeste Baby auf der ganzen Welt. Mein Mamaherz schlägt jedes Mal höher, wenn ich ihn sehe und nach Herzenslust kuscheln, ihn wickeln, anziehen, schlicht alle Sachen machen kann, die für die meisten von euch selbstverständlich sind.

Er ist nun schon ein richtiger Wonneproppen und wiegt 2200 Gramm. Seit über einer Woche atmet er nun ganz alleine, nur zusätzlichen Sauerstoff bekommt er noch über eine O2-Brille. Damit fühlt er sich nun auch richtig wohl. Allerdings hat er immer noch recht viele Sauerstoffsättigungsabfälle und somit darf er auch noch lange nicht nach Hause.

Auch das Trinken üben wir nun fleißig. Sowohl aus der Flasche, als auch aus der Brust. Nur gehen die Fortschritte sehr schleppend. Elias hat ja im Mund noch die Magensonde (in der Nase ist wegen der Sauerstoffbrille kein Platz) und er bekommt so leider kein richtiges Vakuum zusammen. Er muss sich immer wahnsinnig anstrengen, um nur wenige Milliliter zu ergattern. Vorgestern allerdings hat er erst 15 Milliliter aus der Brust und dann noch 16 Milliliter aus der Flasche getrunken, das ist ein Riesenerfolg.

Elias ist die Brust wesentlich lieber, als die Flasche – wer kann ihm das verdenken – und somit versuche ich jetzt so oft es irgendwie geht zum Anlegen in der Klinik zu sein. Es ist bei weitem nicht selbstverständlich, dass ein Frühchen es überhaupt nach so wenigen Anläufen schafft, aus der Brust zu trinken. Aber er ist ein Kämpfer, das wissen wir ja.

Ich kann es immer noch nicht glauben, dass eine Sickstädter Klinik ihn hätte sterben lassen – er hat doch gezeigt, dass er leben will.

Am Freitag war er schon 14 Wochen alt und wäre eigentlich immer noch vier Wochen im Bauch. Unglaublich, oder? Es drängt mich nun sehr, ihn mit nach Hause zu nehmen, und sobald er stabil genug ist, nehme ich ihn einfach mit. Ob mit Sauerstoffbrille und Magensonde oder ohne!

Ich drücke euch!

GGLG

Nina

...

Rudi und ich kommen auf die Intensivstation, passieren die Schleuse, waschen und desinfizieren unsere Hände. Dabei begegnen wir dem leitenden Pfleger der Intensivstation. Er sieht uns ganz erstaunt an und fragt, was wir hier wollen. Wie bitte? Was für eine Frage. Wir wollen zu unserem Kind. Der Schalk sitzt dem Pfleger in den Augen und er kann sich ein Schmunzeln nicht verkneifen, als er unsere Irritation bemerkt.

Endlich rückt er mit der Sprache heraus: Elias wurde vor wenigen Minuten auf die normale Überwachungsstation verlegt! Wir können es nicht fassen und sind im ersten Moment völlig perplex.

Auf einmal, so schnell? Es sind doch noch ganz andere Babys auf der Intensivstation, von denen wir felsenfest überzeugt waren, dass sie vor Elias auf die normale Station verlegt werden. Egal, wir freuen uns riesig. Ich bin sehr gespannt, was dieser neue Abschnitt mit sich bringt.

Da liegt er nun, unser ganzer Stolz, und verpennt seinen großen Augenblick. Auf dieser Station geht es viel ruhiger zu. In Elias' Zimmer liegen nur noch zwei weitere Babys. Eine Schwester erklärt uns den Ablauf. Ich darf Elias nun selbstständig, wann immer mir danach ist, besuchen. Keine Übergabezeiten mehr, selten irgendwelche Behandlungen, bei denen die Eltern das Zimmer verlassen müssen. Des weiteren kann ich Elias nun ganz alleine aus dem Bettchen nehmen, um zu kuscheln. Ich brauche niemanden mehr, der mich dabei unterstützt. Auch das Füttern liegt nun, sofern ich bei Elias bin, ganz in meinen Händen. Längst nicht mehr so viel Personal schwirrt herum und alles ist viel gelassener. Ich bin völlig verzückt.

Abends trinkt Elias ganze 10 Milliliter bei der betreuenden Schwester. Für uns ein riesiger Erfolg. Die Ernährung ist nun auch auf sechs Mahlzeiten pro Tag umgestellt und entsprechend mehr sollte Elias pro Mal trinken.

Elias' Sauerstoffbedarf ist beständig sehr niedrig. Deswegen schaltet die zuständige Schwester die Sauerstoffzufuhr über die Sauerstoffbrille kurzerhand aus, um zu sehen, ob Elias es nicht auch alleine schafft. Er macht das prima und die Brille bleibt vorübergehend aus. Elias atmet ganz alleine. Was für ein schönes Gefühl!

Der Augenarzt ist auch noch mal da. Der Befund ist aber gleich geblieben. Beide Augen sind weiterhin durch eine leichte Retinopathie beeinträchtigt.

Hallo ihr Lieben,

Elias ist seit gestern nicht mehr auf der Intensivstation, sondern nur noch auf der normalen Überwachungsstation.

Was für ein unglaubliches Persönchen! Wenn man bedenkt, dass wir bei allem, was einem Frühchen so passieren kann, laut ‚HIER' geschrien haben, überholt er jetzt viele der anderen Kleinen von der Intensivstation. Wenn er weiter so tolle Fortschritte macht, schaffen wir es noch vor Termin nach Hause!

GGLG

Nina

...

Nachdem Elias in den letzten Tagen so tolle Fortschritte gemacht hat, ist nun wieder eine sehr kritische Situation eingetreten. Er hat undefinierbare, sehr tiefe Sauerstoffsättigungsabfälle bis auf lediglich 20 Prozent Restsättigung.

Was das Ganze besonders problematisch macht: Er lässt sich, warum auch immer, nicht wieder zum Atmen stimulieren.

Elias hatte schon des Öfteren immer mal wieder Sättigungsabfälle. Aber in der letzten Zeit nie so tief und nie so lange. Außerdem konnte man ihn durch sanftes Kneifen in die Oberarme oder Anheben des Oberkörpers immer wieder ‚anschubsen' und er erholte sich dann sehr schnell. Heute ist es so, dass er erst nach ein bis zwei, mir ewig erscheinenden Minuten und nach einer Sauerstoffgabe von bis zu 80 Prozent Sauerstoff über die Sauerstoffdusche sich sehr langsam erholt. Das ist sehr beängstigend.

Da ich am Abend zu Hause keine Ruhe finde und mit meinen Gedanken ohnehin nur bei Elias bin, beschließe ich, noch einmal in die Klinik zu fahren. Dort sitze ich neben Elias' Wärmebettchen, halte ihm die Hand und rede mit ihm. Trotzdem häufen sich nun die Abfälle und meine Angst wird immer größer. Zwischenzeitlich wird Elias die Sauerstoffbrille wieder angelegt, doch auch das hilft nur sehr wenig.

Plötzlich wird es hochdramatisch, denn Elias hört erneut auf zu atmen. Ich bemerke es bereits, bevor der Alarm losgeht. Ich erkenne Angst und Panik in seinen Augen. Er bekommt keine Luft und kann aus irgendeinem Grund nicht einatmen. Er kneift den Mund zu, reißt die Augen auf und liegt ganz starr in seinem Bettchen. Rudi hat später den Verdacht, dass sich irgendeine Art Verschluss in der Nase oder im Rachen beim Einatmen wie ein Ventil verschließt und er nicht die Kraft hat, diesen Druck zu überwinden. Es muss sich anfühlen, wie wenn man unter Wasser ist und nicht auftauchen kann. Ich schreie nach der Schwester, die umgehend gelaufen kommt. Auch sie wird hektisch, da mittlerweile der Alarm schrillt. Elias ist blitzeblau und sieht mich immer noch mit weit aufgerissenen Augen an. Ich kann den Anblick meines verängstigten Kindes kaum ertragen. Ich weiß nicht, wie ich ihm helfen kann. Die Schwester kneift ihn und dreht den Sauerstoff voll auf. Mit der anderen Hand greift sie nach dem Ambubeutel, um Elias zu bebeuteln.

Plötzlich scheint der Knoten geplatzt, das ,Ventil' scheint sich zu öffnen und Elias holt tief Luft und saugt gierig den Sauerstoff ein. Seine Hautfarbe wird wieder zusehends rosiger.

Der Schwester steht der Schweiß auf der Stirn. Sie ist, genau wie ich, sehr mitgenommen und kann sich den Vorfall nicht erklären. Was ich insgeheim schon befürchtet habe, spricht sie nun aus. Elias muss wieder auf die Intensivstation.

Ich rufe Rudi an und bitte ihn zu kommen. Eine knappe halbe Stunde später ist er da. Elias ist bereits transportiert. Auf der Intensivstation bekommt er umgehend einen Zugang und es wird sofort mit einer prophylaktischen Antibiotikatherapie begonnen. Die Entzündungswerte im Blut werden genommen, sind aber negativ, ein RSV-Schnelltest zum Nachweis eines Viruses, der Bronchitis-Infektionen verursacht, zeigt auch kein positives Ergebnis.

Keiner weiß, was Elias hat. Die tiefen Sättigungsabfälle aber bleiben. Wir werden gebeten, nach Hause zu fahren, da es bereits spät in der Nacht ist und wir nicht helfen können.

Rudi und ich vermuten eine maschinelle Blockade. Irgendetwas, das ihn daran hindert, atmen zu können. Was das allerdings sein könnte, wissen wir nicht.

Seit ein Uhr nachts hat Elias keine Abfälle mehr. Genauso schnell, wie diese gekommen sind, verschwinden sie auch wieder. Die Sauerstoffzufuhr über die Sauerstoffbrille kann reduziert werden. Ein EEG ist unauffällig.

Leider können wir uns erst am Nachmittag nach Elias erkundigen, da wir vorher auf der Intensivstation gar nicht durchkommen. Es ist viel Trubel dort. Dementsprechend wird uns geraten, zu Hause zu bleiben. Aufgrund zahlreicher Untersuchungen bei Elias und anderen Kindern wäre ohnehin kein Besuch bei Elias möglich.

Da es weiterhin keine nennenswerten Abfälle mehr gibt, wird Elias nach zwei Tagen wieder auf die Überwachungsstation rückverlegt.

Wir finden zwar zu unserer Beunruhigung den Grund für die Probleme nicht heraus, doch Elias stabilisiert sich nun zusehends, er wächst und gedeiht prima. Der Gedanke daran, dass uns das Erlebte aber auch zu Hause hätte passieren können, hinterlässt einen sehr faden Beigeschmack.

Hallo meine Lieben,

vorab: Elias geht es wieder blendend. Er wiegt nun stolze 2650 Gramm und schläft eigentlich den ganzen Tag. Das mit dem Trinken will noch nicht so recht klappen, bei den Schwestern schafft er meistens nur 20 oder 30 Milliliter aus der Flasche. Bei mir hat er vorhin 70 Milliliter getrunken, also eine ganze Portion. Ich habe mir aber auch sehr viel Zeit genommen. Wahrscheinlich oder hoffentlich wird Elias kommende Woche an seinem Leistenbruch operiert, dann haben wir wieder einen Punkt abgearbeitet.

Nun muss ich aber leider mal jammern. Bald jeden Tag, wenn ich wieder aus der Klinik nach Hause muss, weine ich. Es fällt mir so unglaublich schwer, Elias dort zu lassen. Es bricht mir das Herz. Ja, ich weiß, die längste Zeit haben wir geschafft und es ist nicht mehr weit. Und trotzdem... Die ersten Wochen fiel es nicht schwer, ihn im Krankenhaus zu wissen. Zu Hause hätte er schließlich keine Chance gehabt. Aber jetzt? Er ist so ein goldiges Kerlchen, so wach und aufmerksam. Er dankt mir jede Minute, die ich bei ihm bin. Ach, jetzt muss ich schon wieder weinen. 15 lange Wochen bangen, hoffen und warten. Ich weiß nicht mehr, woher ich die Kraft zum Durchhalten nehmen soll.

Ich bin so ausgelaugt, so kraftlos. Ständig bin ich zickig und schlecht gelaunt. Die Beziehung, Max, Elias, ich – alle leiden. Ich mag einfach nicht mehr. Ich möchte mein Leben wiederhaben und endlich neben meinem Baby einschlafen können. Trotzdem jetzt Licht am Ende des Tunnels ist, scheinen die Tage dahinzuschleichen. Es müssen noch so viele Hürden genommen werden. Ach Mädels, wie soll ich das alles schaffen? Im Haus ist noch längst nicht alles fertig und ich komme einfach zu nichts. Ständig sitzt mir im Nacken, was noch alles zu tun wäre. Es ist einfach furchtbar.

Und dann das Pumpen. 15 Wochen Muttermilch abpumpen, ohne Elias auch nur einmal effektiv stillen zu können. Ja, er schleckert schon rum, aber richtig erwischt er nichts. Dazu ist er noch zu schwach. Ich hab mal nachgerechnet, ich dürfte jetzt ungefähr tausend Mal abgepumpt haben.

Ich weiß, ich sollte froh sein, dass es ihm so gut geht und dass wir so weit gekommen sind. Aber das musste jetzt einfach mal raus. Irgendwie versteht mich sonst keiner. Alle sagen immer nur: „Ach komm, das schaffst du jetzt auch noch. Sei froh, dass er lebt." Aber könnt ihr euch vorstellen, so lange von euren Babys getrennt zu sein? Es ist die Hölle!

Liebe Grüße

Nina

•••

Kein normales Leben?

108. bis 131. Lebenstag

Nachdem Elias nun stabil ist und seine Entlassung irgendwie in meine Gedanken rückt, überlege ich heute zum ersten Mal, ob ich nicht ein Buch schreiben soll. Ein merkwürdiger Gedanke, aber ich spüre, dass wir ein großes Wunder erleben.

Bei Elias stehen jetzt lauter Punkte an, die nach ganz normalem Neugeborenenalltag klingen – erste Impfungen, Stillen lernen und Pausbäckchen bekommen. Hinzu kommt natürlich weniger Gewöhnliches – der Ohrenarzt kommt, verlässt uns allerdings aufgrund der Unruhe im Raum ohne greifbares Ergebnis. Schwester Uta, die Laktationsberaterin, erklärt mir das Brusternährungsset, mit dem Elias lernen soll zu stillen.

Max ist extrem anstrengend. Er merkt nun, dass wir außerhalb von Elias' Lebenswelt wieder Kapazitäten haben und fordert Aufmerksamkeit. Eines Tages erklärt er: „Ich geh' jetzt weg von euch." Er zieht sich Jacke und Schuhe an. Ich fühle mich schrecklich.

Nach scheinbar endlos andauernden Diskussionen mit den Ärzten und Schwestern auf der Station kann ich endlich durchsetzen, dass Elias, der nun keine Schläuche und Kabel außer der Magensonde mehr braucht, mit mir kurzfristig die Überwachungsstation verlassen darf. Er bekommt einen tragbaren Pulsoxymeter, wird warm eingepackt und dann können wir ein Stockwerk höher ins Elternzimmer.

Dort wird Elias bereits sehnsüchtig von seinem großen Bruder Max erwartet. Zuerst noch etwas schüchtern fallen bei Max schnell alle Berührungsängste weg und er ist sichtlich angetan von unserem kleinen Baby, das er nun endlich berühren, streicheln und ausgiebig betrachten kann. Elias ist dabei ganz wach und beobachtet Max hochinteressiert. Es ist so rührend zu sehen, wie die beiden sich beschnuppern und Kontakt zueinander suchen.

Meine Mama und meine Tante, die ebenfalls mit in die Klinik gekommen sind, ziehen sich dezent aus dem Zimmer zurück und lassen uns endlich, nach vier langen Monaten, das erste Mal als komplette Familie Zeit verbringen.

Nach kurzer Zeit fragt mich Max, ob er Elias halten darf und ich lege ihm den kleinen Mann auf den Schoß. Ganz behutsam und zärtlich hält Max Elias fest, als hätte er Angst, etwas an ihm zu zerbrechen. Dabei strahlt er über das ganze Gesicht. Der unverhohlene Stolz eines großen Bruders ist nicht zu übersehen.

Wir schießen unzählige Fotos und genießen die wenige verbleibende Zeit in vollen Zügen. Nach einiger Zeit kommen meine Mutter und meine Tante wieder zurück und bestaunen ihn ebenfalls. Es ist einfach herrlich. Wären da nicht die Magensonde und der tragbare Pulsoxymeter, hätte unser Beisammensein beinahe etwas von zu Hause.

Einige Zeit später bekommt Elias Hunger und ich lege ihn an, damit er einen kleinen ‚Snack' nehmen kann. Er trinkt auch gierig einige Schlucke und so können wir noch eine kurze Weile überbrücken. Aber schon naht die Zeit, in der ich Elias wieder in sein Wärmebettchen bringen muss. Ich spüre bereits, wie er beginnt auszukühlen. Seine Temperatur kann er leider noch nicht gut halten und außerdem ist er bereits müde und erschöpft.

Die vielen neuen Eindrücke zeigen ihre Wirkung, bei beiden Kindern. Max wird auch langsam ungeduldig und möchte nach Hause. Diese Begegnung war unendlich wichtig für uns alle und gibt uns wieder etwas Kraft, auch die letzten Tage oder Wochen noch zu überstehen.

Am 25. März, Elias ist immer noch in der Klinik, wäre sein errechneter Entbindungstermin. Elias ist schon 116 Tage alt und seine 2990 Gramm hat er sich mühsam Tag für Tag erarbeitet.

Hallo ihr Lieben,

erstmal vorweg: Elias geht es prima. Nächste Woche am Montag wird noch sein Leistenbruch operiert, dann wird das Coffein rausgenommen und dann kommt das große Fiebern auf die fünf abfallfreien Tage. Mittlerweile wiegt er 2990 Gramm, verteilt auf lediglich 43 Zentimeter. Somit ist er ein richtiger, kleiner Pummel *g*.

GLG

Nina

...

Morgen soll Elias' Leistenbruch operiert werden. Um endgültig planen zu können, muss aber das Blutbild in Ordnung sein. Auch deswegen bin ich schon die ganze Zeit sehr nervös, da ich Angst habe, dass sich Elias doch noch eine Infektion, und sei es nur ein kleiner Schnupfen, einfängt. Dann müsste die Operation und somit auch Elias' Entlassung nach hinten verschoben werden. Dabei fiebern wir dem OP-Termin ohnehin schon so lange entgegen.

Da die Ärzte Elias nicht unnötig mehrmals stechen wollen, soll das Blut abgenommen werden, während sie den Zugang für die Operation legen. Diesen braucht er, um darüber Medikamente und die Narkose für morgen zu erhalten. Leider sind Elias' Venen durch die unzähligen Zugänge schon so zerstochen und vernarbt, dass es für den Arzt sehr schwierig ist, überhaupt eine passende Stelle zu finden. Elias wird dazu auf den Wickeltisch gelegt und in ein Handtuch eingewickelt, damit er nicht allzu viel herumzappelt. Ich darf sein Händchen halten und hoffe, ihn dadurch etwas beruhigen zu können. Dennoch spürt er die Anspannung sehr genau und wird etwas aufgeregt. Der Arzt versucht es nun zuerst an der rechten Hand. Da das nicht klappt und er keine andere Möglichkeit sieht, versucht er dann, am Kopf einen Zugang zu legen. Das finde ich persönlich ganz fürchterlich. Es sieht so martialisch aus. Laut Aussage des Arztes ist es für Elias aber sogar weniger schmerzhaft und nicht so störend wie ein Zugang am Händchen oder Füßchen. Doch auch am Kopf funktioniert es nicht. Zumindest bekommt der Arzt aber das benötigte Blut für die Entzündungswerte. Da Elias mittlerweile weint, schreit und dabei auch noch zappelt, hört der Arzt auf und beschließt, später am Vormittag noch einen Versuch zu wagen.

Ich nehme Elias zu mir und beruhige meinen kleinen Engel, der so gar nicht weiß, wie ihm geschieht. Glücklicherweise beruhigt er sich recht schnell.

Zwischenzeitlich wird noch einmal Elias' Lunge geröntgt, um auch hier auf der sicheren Seite zu sein. Die Lunge ist gut und gleichmäßig belüftet, auch von dieser Seite bekommen wir für die Operation grünes Licht.

Nachdem Elias gegessen und geschlafen hat, versucht der Arzt erneut, einen Zugang zu finden. Er probiert es zuerst noch einmal an der Hand. Der Arzt verzweifelt fast und man merkt seine Anspannung deutlich. Auch er ist aufgeregt, weil er Elias nicht gerne solchen Strapazen aussetzen möchte. Aber es hilft alles nichts. Der Zugang muss gelegt werden. Beim nächsten Versuch findet der Arzt eine passende Vene am Kopf. Nicht schön, aber immerhin. Insgesamt hat es fünf Anläufe gebraucht und Elias ist völlig geschafft. Den Rest des Tages verbringt er beinahe ausschließlich mit Schlafen. Mittlerweile sind auch die Entzündungswerte eingetroffen und das Blutbild ist in Ordnung. Somit sollte der Operation für morgen nichts mehr im Wege stehen. Ich bin unglaublich aufgeregt.

Bereits frühmorgens fahre ich zu Elias in die Klinik, um bei ihm zu sein, wenn es losgeht. Er muss bis zur Operation unbedingt nüchtern bleiben, aber das scheint Elias momentan recht wenig zu stören. Ich war deswegen verunsichert, und umso erleichterter bin ich, dass er den ganzen Trubel um ihn herum verpennt.

Ab heute bekommt Elias auch kein Coffein mehr. Bis dato hat er davon immer eine geringe Dosis zum Antrieb der Eigenatmung bekommen. Da wir nach der Operation aber so schnell wie irgend möglich entlassen werden möchten, muss er fünf Tage ohne erwähnenswerte Sauerstoffabfälle hinter sich bringen, in denen er auch kein Coffein zur Unterstützung der Atmung bekommen darf. Da das Coffein aber noch einige Zeit nachwirkt, sollte es reichen, um ihn nach der Operation wieder zur Eigenatmung anzuregen und danach sollte er es selber schaffen.

Die Operation ist für halb elf geplant. Aber bereits am frühen Morgen erfahren wir, dass sie sich vermutlich etwas nach hinten verschieben wird. Es wird immer schwerer für uns, unsere Aufregung im Zaum zu halten. Schließlich wird Elias eine Vollnarkose bekommen und wird noch einmal, hoffentlich zum allerletzten Mal, intubiert. Ich möchte einfach nur, dass es endlich vorbei ist, die Operation überstanden und ich meinen kleinen Engel wieder in die Arme schließen kann.

Die Operation an sich ist ein Routineeingriff, aber für uns als Eltern ist es schrecklich. Die Erinnerung an die Bilder nach Elias' Darm-Operation sind noch zu nah. Wir wissen, wie schlecht es ihm danach erst einmal ging. Nach Aussage des Narkosearztes bei der Vorbesprechung wird Elias aber bereits etwa eine halbe Stunde nach Beendigung der Operation wieder aufwachen, fit sein und selber atmen können. Wahrscheinlich ist er in wenigen Stunden bereits wieder in seinem Bettchen hier auf der Überwachungsstation. Wir werden allerdings auch darüber aufgeklärt, dass ein geringer Prozentsatz der Kinder nach der Überwachung im Aufwachraum doch noch einmal auf die Intensivstation muss. Aber dazu gehören wir sicher nicht. Ich möchte da nicht noch einmal hin.

Gegen neun Uhr bringt eine der Schwestern eine Babyschale für das Taxi. Elias wird zwar im gleichen Gelände operiert, allerdings ist das Zentrum für operative Medizin an einer völlig anderen Stelle und zum Tragen wäre es zu weit. Also wird er kurzerhand in einen Schneeanzug gepackt und in den Sitz geschnallt. Wie winzig er darin aussieht. Beinahe verschwindet er. Nur der Zugang am Kopf unterscheidet ihn von einem reifen Neugeborenen.

Es fühlt sich herrlich an, ihn so ,normal' zu sehen. Außerdem hat er aber noch den Sauerstoffsättigungsmesser dabei, um zu überwachen, dass er immer schön atmet. Am liebsten würde ich ihn jetzt samt Kindersitz packen und davonlaufen. Ihn einfach mitnehmen. Nicht operieren lassen. Der Drang und der Wunsch, ihn endlich einfach mit nach Hause zu nehmen, werden immer größer. Elias erste Fahrt in einem regulären Auto dauert nur wenige Minuten, aber wir haben unsere Freude daran.

Wir steigen aus und die Schwester begleitet uns noch bis zum Operationsbereich, drückt uns Elias' Unterlagen in die Hand und verlässt uns. Wir bleiben mit unserem Zwerg zurück und warten auf die Übergabe an das Operationsteam. Elias mit dem Wissen, was ihm jetzt bevorsteht, zurücklassen zu müssen, fällt uns unheimlich schwer.

Rudi und ich warten anschließend vor der Tür des Operationsbereiches und können vor Aufregung und Nervosität kaum still sitzen. Die Zeit scheint überhaupt nicht vergehen zu wollen und die Minuten kommen uns vor wie Stunden. Unendlich langsam verstreicht die Zeit. Zwischenzeitlich versuchen wir, uns abzulenken und gehen in der Klinikcafeteria einen Kaffee trinken und mittagessen. Wirklich schmecken tut es nicht, aber es hilft, die Zeit zu überbrücken.

Nach einer guten Stunde sind wir zurück und warten erneut. Ich habe eine Zeitung vor mir liegen, aber nachdem ich den gleichen Absatz zum dritten Mal gelesen habe, gebe ich es auf. Nach den angekündigten anderthalb Stunden sitzen Rudi und ich wie auf heißen Kohlen und warten auf die ersehnte Mitteilung, dass alles in Ordnung ist. Doch niemand kommt zu uns.

Jedes Mal, wenn sich die Schiebetür öffnet, springen wir von unseren Sitzen. Doch alle Ärzte und Schwestern eilen an uns vorbei.

Nach zwei Stunden halte ich es nicht mehr aus und bitte einen Pfleger, nach Elias' Zustand und dem Fortschritt der Operation zu fragen. Nach einer endlos scheinenden Zeit kommt der Anästhesist und erklärt uns im Eiltempo, dass die Operation zwar komplikationslos verlaufen ist, Elias aber nicht aus der Narkose aufwachen möchte, nicht alleine atmet und voll intubiert mit dem Krankenwagen wieder auf die Intensivstation verlegt wird. Die Informationen sind knapp und dürftig, der Arzt eilt davon.

Da stehen wir nun und verstehen die Welt nicht mehr.

Warum wacht er nicht auf? Was ist da los? Warum atmet er nicht alleine? Vor der Operation war doch noch alles in Ordnung. Wieder Intensivstation? Bitte nicht!

Der erste Schreckensmoment weicht Fassungslosigkeit und wir wollen nichts anderes als zu unserem Kind. Uns selbst davon überzeugen, dass sonst alles in Ordnung ist.

Als wir auf der Intensivstation ankommen, bin ich von Elias' Anblick völlig überrumpelt und zutiefst schockiert. Ich kann es nicht fassen. Mir schießen sofort die Tränen in die Augen.

Nackt liegt er da, die Händchen links und rechts ans Bett gebunden, damit er sich, sollte er aufwachen, nicht selbst den Oral-Tubus zieht. Dieser ist zusätzlich mit zwei Mullröllchen geschützt, damit Elias nicht auf den Beatmungsschlauch beißt und sich somit selbst den Sauerstoff nimmt. Die Windel ist aufgeklappt und er hat einen Blasenkatheter. Dann natürlich noch die Wundpflaster von der Operation und er hat jetzt zwei Zugänge. Den vom Vortag am Kopf und einen weiteren am Händchen. Es ist schrecklich anzusehen, wie er da gefesselt und geknebelt liegt. Wieder einmal so hilflos, so schutzlos.

Wir können nichts für ihn tun. Ich wünsche mir so sehr, dass er jetzt sofort aufwacht, die Ärzte ihn extubieren und wir so schnell wie irgend möglich die Klinik verlassen können. Aber das ist in weite Ferne gerückt. Elias hätte längst aufwachen müssen.

Wir haben schreckliche Angst. Ich sitze neben seinem Bettchen, halte ihm die Hand und kann meine Tränen nicht zurückhalten. Nach einer Weile wird Elias etwas wacher, zerrt an den Fesseln, reißt die Augen auf. Ich kann die Angst darin sehen. Elias fängt an, gegen die Beatmung zu pressen und ich schreie die Schwester an, etwas dagegen zu unternehmen. Elias bekommt stärkere Beruhigungsmittel und ein Medikament zur Muskellähmung. Das wirkt sehr schnell und Elias fällt in einen tiefen Schlaf.

Wenn ich daran denke, wie er sich gerade fühlen muss, bin ich einem Nervenzusammenbruch nahe. Er ist halb wach und merkt, dass er gefesselt ist, nicht selbst atmen und sich nicht dagegen wehren kann.

Mit so einem Rückschlag habe ich nicht gerechnet. Ich sehe uns bereits wieder für mehrere Wochen auf der Intensivstation. Vielleicht hätte es geholfen, wenn mir jemand gesagt hätte, dass Frühgeborene unter Umständen zwei Tage brauchen, um sich selbst von einer Routineoperation zu erholen. Auf diesen Anblick hat uns aber niemand vorbereitet.

Nach einer Weile müssen wir nach Hause fahren. Zum einen kann ich Elias' Anblick nicht mehr ertragen, zum anderen können wir nur abwarten. Zu Hause wartet Max auf uns.

In der Nacht kann ich so gut wie überhaupt nicht schlafen, sondern werde von Alpträumen geplagt.

Als ich endlich telefonisch auf der Intensivstation durchkomme, wird mir gesagt, dass es Elias bereits wesentlich besser geht.

Seit acht Uhr morgens atmet er wieder selbst, ist extubiert und dabei ganz stabil. Kurzfristig bekommt er noch einmal die Sauerstoffbrille, um seine Sauerstoffversorgung sicherzustellen. Der Blasenkatheter, ein Zugang und die Fesseln werden entfernt und am Nachmittag darf Elias wieder auf die Überwachungsstation. Dort saugt er sehr gut an der Flasche, vergisst dabei allerdings das Atmen. Aber das wird er schon noch lernen. Wir sind unglaublich erleichtert.

Am nächsten Morgen um acht Uhr laufen die 120 Stunden los, in denen Elias keine nennenswerten Sauerstoffabfälle haben darf. Sobald er das schafft, steht einer Entlassung nichts mehr im Weg!

Daher sind Rudi und ich auch nicht erstaunt, als einer der Oberärzte uns zum Gespräch bittet. Wir vermuten, dass es sich um das Entlassungsgespräch oder zumindest einen Teil davon handelt. Also sind wir nicht beunruhigt. Im Gegenteil, wir freuen uns darauf.

Zu Beginn der Unterhaltung schildert uns der Arzt allerlei Befunde von Elias, die uns ohnehin bereits bekannt sind.

Da ich eine immense Angst vor dem plötzlichen Kindstod habe, vor allem, da Elias als extrem unreif geborenes Baby zu den Hochrisikogruppen gehört, spreche ich den Arzt auf einen Heimmonitor an. Ihm aber wäre es lieber, wir würden so lange in der Klinik bleiben, bis Elias nicht mehr auf die Einnahme von Coffein zur Atemunterstützung angewiesen ist, die fünf abfallfreien Tage hinter sich gebracht hat und anschließend komplett auf den Monitor verzichten kann.

Alleine bei dem Gedanken wird mir jedoch schon übel vor lauter Angst um mein Kind. Ich könnte keine Nacht ruhig schlafen, dessen bin ich mir sicher. Bei all dem, was wir mit Elias durchgemacht haben, möchte ich auf dieses bisschen Sicherheit einfach nicht verzichten. Ich teile dem Arzt mit, dass ich – wenn wir ohne Monitor aus der Klinik entlassen werden – Elias zumindest mit einem Babyphon überwachen möchte. Dieser ist zwar kein medizinisches Gerät, aber besser als gar nichts. Bereits nach Max' Geburt hatte ich eine immense Angst vor SIDS und hatte dieses Gerät angeschafft. Es hat auch immer funktioniert und nie hatten wir einen Fehlalarm.

Als der Arzt meine diesbezügliche Entschlossenheit bemerkt, lässt er sich auf keine weitere Diskussion ein und verordnet uns kurzerhand einen Monitor. Das Babyphon würde uns eine fälschliche Sicherheit vermitteln. Das möchte er nicht verantworten. Somit wird beschlossen, dass Elias auch unter Coffein nach Hause entlassen werden kann, sofern er dort per Monitor überwacht wird. Damit sind wir mehr als einverstanden.

Leider aber ist dies nicht der Grund, warum uns der Arzt zu dem Gespräch gebeten hat.

Ich denke bereits, die Unterhaltung sei beendet, als der Arzt beginnt, herumzudrucksen. Wir merken, dass er uns noch etwas sagen möchte, können uns aber nicht erklären, was.

Er zögert eine Weile, sagt uns aber dann, dass es noch einen weiteren Befund von Elias gibt, der bis dato noch nicht mit uns besprochen wurde. Bei allen Neugeborenen in dieser Klinik, also auch bei den zu früh geborenen, wird routinemäßig ein Hörscreening durchgeführt. Das weiß ich, schließlich war ich bei einem dieser Tests anwesend. Insgesamt wurden bei Elias zwei Tests durchgeführt und laut Aussage des Oberarztes waren beide auffällig. Was das jetzt im Einzelnen für uns heißt, kann er uns nicht sagen.

Seine lapidare Aussage lautet: „Das muss jetzt nicht zwangsläufig heißen, dass er vollständig taub ist, aber…"

Den Rest des Gesagten kann ich nicht mehr aufnehmen. Ich bin völlig vor den Kopf gestoßen. Was hat er da gerade gesagt? Mein Kind ist taub? Ich traue mich gar nicht Rudi anzusehen. Plötzlich geht der Piepser des Arztes los und dieser muss in den Kreißsaal.

Scheinbar ist er darüber nicht wirklich betrübt. Er entschuldigt sich, sagt uns noch kurz, dass wir in fünf Wochen einen Termin in der HNO-Klinik haben und will weg. Im Hinauslaufen erklärt er uns, dass es auch noch die Möglichkeit eines Cochlea-Implantats gäbe. Was ist das denn? Das würde uns dann schon noch erklärt werden. Außerdem seien die Hörgeräte heutzutage winzig klein und richtiges High-Tech-Material. Bis dahin sollten wir versuchen, uns nicht allzu verrückt zu machen.

Der Arzt eilt aus dem Zimmer und Rudi und ich bleiben völlig perplex auf unseren Stühlen sitzen.

Als wir zu Elias zurückgehen, schläft er ganz friedlich. Wir sind beide zu verwirrt, um noch länger in der Klinik zu bleiben, verabschieden uns und laufen zum Parkplatz. Auf dem Weg zum Auto reden wir kein Wort. Keiner weiß, was er sagen soll, die Spannung ist beinahe greifbar. Kaum im Auto angekommen, bricht es aus uns heraus. Wir haben beide unglaubliche Angst, können es nicht fassen, mit welcher Gleichgültigkeit der Arzt uns eine mögliche Diagnose eröffnet hat, die unser komplettes Leben verändern würde.

Möglicherweise vollständig taub? Unser Kind?

Das hieße, dass er vermutlich nie richtig würde sprechen können, kein Regelkindergarten, keine normale Schule, kein normales Leben.

Was mich am meisten trifft? – Elias wollte leben, alles sah so aus, als ob er als völlig gesundes Kind die Klinik verlassen würde und nun hätte er einen offensichtlichen Makel? Etwas, bei dem man ihm ansieht, dass er anders ist als andere?

Allein der Gedanke daran, dass er wegen Hörgeräten gehänselt werden könnte, treibt mir die Tränen in die Augen.

Bitte nicht! Das darf nicht sein. Ich bin so in meine eigenen Gedanken verstrickt, dass ich kaum bemerke, wie Rudi neben mir völlig verstummt ist. Erst als ich ein leises Schluchzen wahrnehme, sehe ich ihn an und bereits im nächsten Moment weint er hemmungslos. Es tut so weh, ihn so zu sehen. Das letzte Mal habe ich ihn so zerbrechlich erlebt, als Elias wegen der Darm-Operation in die andere Klinik verlegt werden musste und sein Leben auf dem Spiel stand.

Ich versuche, ihn zu beschwichtigen, ihm die Situation schönzureden, nur damit er aufhört zu weinen. Wir umarmen uns, doch im Gegensatz zu Rudi bin ich nicht verzweifelt. In mir erwacht der Kämpfergeist. Nein, sage ich mir. Nicht so kurz vor dem Ziel. Elias wird gesund werden. Warten wir doch erst einmal das Ergebnis bei der Untersuchung in fünf Wochen ab. Fünf Wochen? Eine Ewigkeit, in der wir erneut mit einer enormen Ungewissheit leben werden müssen.

Ich verdränge den Gedanken daran, Rudi fällt das nicht so leicht. Ich kann ihn gar nicht beruhigen. Er ist zutiefst erschüttert von der scheinbaren Ungerechtigkeit. Ich komme mir so kalt vor. Bin ich wirklich schon so abgestumpft? Woher kommt das, dass ich von einer möglichen Taubheit einfach nichts hören will? Vielleicht bin ich einfach nicht bereit, noch mehr Leid zu ertragen. Wir schweigen uns an und fahren ohne ein weiteres Wort nach Hause.

Heute haben wir ein Gespräch mit den beiden diensthabenden Oberärzten. Ich mache unmissverständlich klar, dass ich mein Kind nun endlich mit nach Hause nehmen möchte. Mit Magensonde, mit Coffein und mit Monitor. Ich kann einfach nicht mehr, jeder einzelne Tag ist eine Qual. Vorerst versuchen die beiden noch mich umzustimmen, aber ich will nicht mehr. Wir sind nun bereits über 18 Wochen in der Klinik, tagein, tagaus. Kein Familienalltag, keine Normalität. Wir sind alle erschöpft, ausgelaugt und sehnen uns nach der Ruhe und Geborgenheit der eigenen vier Wände.

Als die Ärzte merken, dass ich Elias zur Not auch ohne deren Einverständnis mitnehme, leiten sie alles Erforderliche in die Wege.

Endlich!

Die Bestellung für den Heimmonitor läuft, der Antrag für die Krankenkasse ebenso. Allein das Wissen, dass nun die Vorbereitungen für unsere Entlassung laufen, löst in mir euphorische Gefühle aus.

Es steht nun auch fest, dass Elias mit Magensonde nach Hause entlassen werden wird. Damit das geht, wird mir zur Voraussetzung gemacht, dass ich die Magensonde selber legen können muss. Mir graust es zwar allein bei dem Gedanken, weil ich genau weiß, wie sehr Elias das Legen einer neuen Sonde hasst, aber wenn das eine Bedingung für unsere Entlassung ist, dann lerne ich eben auch das. Außerdem möchte ich unter allen Umständen vermeiden, dass ich nach unserer Entlassung wegen einer falsch liegenden Magensonde vielleicht schon wenige Tage später wieder in der Klinik vorstellig werden müsste.

Also lerne ich zuerst, wie man die alte Magensonde zieht, dann, wie man die Klebestreifen vorbereitet, wie ich Elias halten muss, wie ich die Länge der Magensonde abmesse, damit sie nicht zu tief und nicht zu kurz in Elias Magen ragt. Ich lerne, sie zu kürzen, zu befeuchten und schlussendlich sie zu legen und anschließend zu fixieren. Elias ist davon wenig begeistert, ich auch nicht. Ich bin fürchterlich aufgeregt. Eigentlich möchte ich meinen kleinen Engel doch nur herzen, mit ihm schmusen und ihm nicht noch mehr Unannehmlichkeiten bereiten.

Aber es hilft alles nichts. Ich muss es einfach lernen.

Als der Moment der Überwindung vorbei ist, geht es eigentlich recht schnell. Eine Schwester hält Elias' Kopf fest und ich schiebe die Magensonde ganz vorsichtig, aber zügig durch ein Nasenloch bis in Elias' Bäuchlein. Als ich die Sonde bis zur vorher von mir markierten Stelle vorgeschoben habe, fixiere ich sie schnell und bin fertig. Mit dem Legen der Sonde, aber auch mit den Nerven. Meine Hände zittern und Elias schimpft. Die Schwester lobt mich und Rudi nickt anerkennend mit dem Kopf. Er selbst traut es sich nicht.

Eine Kontrolle mit dem Stethoskop zeigt, dass die Sonde richtig liegt. Auch das wäre geschafft.

Kurze Zeit später werden wir ins Besprechungszimmer des Stationsarztes gerufen. Dieser absolviert mit uns das Entlassungsgespräch und führt die erforderliche Reanimationsschulung durch. Zur Veranschaulichung und

Übungszwecken liegt vor uns eine Babypuppe. Bei dieser eine Mund-zu-Mund-und-Nase-Beatmung durchzuführen kostet schon Überwindung. Ein sehr eigenartiges Gefühl, lernen zu müssen, ein Baby wiederzubeleben. Ganz abgesehen von dem Satz, der uns für den Fall eines Notrufs eingebläut wird: „Säugling liegt sterbend im Bett, brauchen Notarzt!" Schlussendlich bringen wir aber auch das hinter uns.

Beim Entlassungsgespräch teilt uns der Arzt auch mit, wie viel Nahrung Elias wann bekommen soll, welche Medikamente er in welcher Dosierung und wie oft am Tag braucht, wann wir uns wo zu welchem Nachsorgetermin einfinden sollen, wer wann welche Frühförderung bei ihm macht und noch vieles mehr. Alles in allem hört es sich nicht nach Entspannung an...

Nach knapp zwei Stunden können wir das Arztzimmer und dann die Klinik verlassen. Wir sind beide voller Vorfreude. Endlich tut sich etwas und die Entlassung rückt spürbar näher. Hurra!

Das erste Baby aus Elias' Zimmer wird heute nach Hause entlassen. Ich gönne es ihm und den Eltern von Herzen, aber insgeheim beneide ich sie sehr.

Hallo Mädels,

morgen ist es endlich so weit. Unser großer Tag ist gekommen und Elias darf morgen Vormittag endlich nach Hause!

Ist das nicht toll? Ich bin so unglaublich aufgeregt und freu mich so sehr. Endlich, endlich ist die lange Zeit des Wartens vorbei und wir können nach Herzenslust kuscheln und schmusen.

Ich weiß gar nicht, wie ich heute Nacht noch mal schlafen soll.

Ich melde mich mal am Wochenende, wie's klappt.

GGLG

Nina mit Elias, 19 Wochen, oder ET + 17 Tage

• • •

Am 11. April, seinem 132. Lebenstag, das heißt 18 Tage nach seinem eigentlichen Entbindungstermin oder nach fast 18 Wochen Krankenhaus, wird Elias entlassen.

Kleine Lauscher

Am 15. Mai, einen Monat nach Elias' Entlassung, ist es so weit: Wir haben den Termin in der Hals-Nasen-Ohren-Abteilung der Klinik.

Seit Tagen schon bin ich nervös und allein der Gedanke, zurück auf das Klinikgelände fahren zu müssen, bereitet mir Angst und Unbehagen. Zwar weiß ich, dass ich Elias heute auf jeden Fall wieder mit nach Hause nehmen kann, doch mit welcher Diagnose? Mit welchen Zukunftsaussichten?

Seit der Entlassung habe ich Elias sehr genau beobachtet und musste dabei feststellen, dass ganz offensichtlich mit seinem Gehör etwas nicht stimmt. Elias schlummert seelenruhig weiter, wenn es an der Türe klingelt oder der Hund direkt neben ihm laut bellt. Er erschreckt sich nicht bei knallenden Türen und zeigt auch sonst keinerlei Reaktion auf akustische Reize. Deswegen bin ich mir bereits sicher, dass Elias eine Hörminderung hat.

Aber ist er tatsächlich taub? Das wiederum glaube ich nicht. Wenn ich mit meinem Gesicht ganz nah an seine Ohren komme und ihm mit lauter Stimme ein Lied vorsinge, beruhigt er sich. Kann er mich hören? Oder spürt er lediglich meinen Atem oder die Vibration meiner Stimme? Ich weiß es nicht.

Sicher ist nur, dass Elias nicht normal hört. Was ich nicht ganz verstehen kann, ist, warum Elias offensichtlich schon einmal besser gehört hat. Die Melodie seiner Spieluhr hat ihn sowohl im Bauch als auch später im Inkubator immer beruhigt. Ob er auch hier nur Schwingungen wahrgenommen hat?

Zwischenzeitlich habe ich mich auch mit dem CI, dem Cochlea-Implantat, beschäftigt. Ich weiß nun, dass, sofern noch ein kleiner Rest an Hörvermögen vorhanden ist, mit diesem Implantat ein gutes, wenn auch anderes Hörvermögen rekonstruiert werden kann. Elias könnte damit, vor allem, weil er so früh damit versorgt werden würde, beinahe normal hören und sprechen lernen. Meine Angst vor einem solchen Eingriff, bei dem am Schädel operiert werden muss, kann ich allerdings nicht beschreiben. Allein bei dem Gedanken an eine weitere Vollnarkose stellen sich Erinnerungen ein, die ich kaum ertragen kann. Ich mag gar nicht dran denken. Deswegen bin ich mir nicht sicher, ob ich diese Art der Versorgung überhaupt möchte. Die Gedanken daran schiebe ich so weit als irgend möglich von mir. Auch eine Versorgung mit Hörgeräten wäre denkbar, sofern die Hörminderung nicht allzu gravierend ist.

Angespannt stehen wir am Vormittag in der Klinik. Wir haben unseren Kinderwagen dabei und jede Menge Fläschchen für Elias, denn er sollte während der Untersuchung schlafen. Aber bevor es so weit ist, müssen wir erst einmal eine ganze Weile warten. Ich bin erstaunt, wie viele Kinder offensichtlich mit den Ohren ein Problem haben. Der Gang ist brechend voll, aber keines der Kinder ist so klein wie Elias.

Die Dame an der Anmeldung nimmt uns den ersten Schrecken und erklärt uns, dass wir ihr umgehend Bescheid geben sollen, wenn Elias eingeschlafen ist. Dann könnten wir sofort in eines der Untersuchungszimmer und die Messung könne beginnen. Ein Lichtblick.

Es dauert nicht lange und Elias schläft tief und fest. Zuerst versucht der Audiologe eine Click-BERA-Untersuchung. Diese scheitert, wie auch bereits die beiden Male auf der Überwachungsstation und beim Kinderarzt davor. Also werden wir in einen separaten Raum gebracht. Dieser ist eine schalldichte, abgedunkelte Kammer. Auf Elias' Köpfchen werden einige Elektroden geklebt, die über Kabel mit einem Computer verbunden sind. Glücklicherweise wacht er bei der Prozedur nicht auf und wir können sofort mit den ersten Messversuchen starten. Dazu wird in Elias' Ohren ein kleiner Stöpsel gesteckt, aus dem klickende Geräusche kommen. Über die Elektroden werden seine Hirnströme gemessen und somit wird festgestellt, ab welcher Lautstärke in Elias' Gehirn eine Reaktion eintritt. Wir können jeweils nur eine Seite messen, da Elias immer auf dem Bauch schläft und somit auf dem anderen Ohr liegt.

Der messende Audiologe ist sehr nett, darf uns aber, weil er nicht der zuständige Arzt ist, keine Auskunft über die Messdaten geben. So warten wir lange und hoffen, dass Elias lange genug schläft. Doch schon bevor der Audiologe mit einer Seite komplett fertig ist, wacht Elias auf und es dauert eine gefühlte Ewigkeit, bis er wieder einschläft.

Dieses Spiel wiederholt sich einige Male und so brauchen wir bis zum Abschluss der Untersuchung über vier Stunden. Rudi, Elias und ich sind am Ende völlig entnervt. Schon allein deswegen, weil es in der Kammer unglaublich heiß und stickig ist. Die Luft ist schlecht. Aber irgendwann ist es geschafft und wir haben alle Ergebnisse. Mit einem Stapel an Papieren kehren wir auf den überfüllten Gang zurück und warten auf die Besprechung mit dem Arzt.

Zuerst wird Elias noch einmal in die Ohren gesehen, dann liest die Ärztin die Messergebnisse durch und teilt uns mit, dass unser Sohn auf dem einen Ohr eine mittelgradige – Reaktionen ab etwa 60 Dezibel –, auf dem anderen Ohr leider eine schwergradige Hörminderung hat. Auf dem schlechteren Ohr hat Elias eine Hörschwelle von 95 Dezibel. Mir wird erklärt, dass ein Presslufthammer eine Lautstärke von 110 Dezibel hat. Würde jemand einen solchen direkt neben Elias Ohren betätigen, würde er davon nur ein leises Wummern wahrnehmen können.

Und was heißt das konkret für uns als Familie? Höchstwahrscheinlich habe Elias einen Defekt am Innenohr, meint die Ärztin. Dieser ist irreparabel und Elias wird zeitlebens auf Hörgeräte angewiesen sein. Mit diesen kann er allerdings, nach dem heutigen Stand der Technik, sehr gut versorgt werden. Er soll diese so schnell als möglich bekommen, damit er möglichst viele akustische Reize erhält und sein Gehirn lernt, diese zu verarbeiten. Die Worte gehen der Ärztin kurz und bündig über die Lippen. Ich höre mir alles genau an, brauche aber eine Weile, bis ich die Tragweite all dessen begreife. Sie wiederholt mehrere Male, wie wichtig die technische Versorgung ist, da die entsprechenden Verbindungen im Gehirn nur geknüpft werden können, wenn Elias auch tatsächlich Geräusche um sich herum wahrnimmt.

Während die Ärztin sogleich telefonisch mit einem Hörgeräteakustiker einen Termin für uns vereinbart, gehen mir viele Gedanken durch den Kopf. Ist das wirklich die endgültige Diagnose? Irreparabel? Zeitlebens Hörgeräte? Auch wenn sie noch so klein sein mögen, trotzdem ein sichtbarer Makel?

Es ist einfach nicht fair. Elias hat alles bis hierher so prima gemeistert und nun hat er eine offensichtliche Behinderung? Allein bei diesem Wort wird mir übel. Wir? Ein behindertes Kind? Nie hätte ich gedacht, damit konfrontiert zu werden. Nicht mehr jetzt. Nachdem wir so kurz davor standen, völlig gegen alle Erwartungen, ohne jedwede Konsequenzen die Frühgeborenen-Zeit zu überstehen. Wieder stellt sich mir auch die Frage, ob Elias einen normalen Kindergarten wird besuchen können. Was würde es für uns bedeuten, wenn dies nicht möglich ist?

Hörgeräte sind etwas, wofür Elias später gehänselt werden wird. Kinder sind unglaublich ehrlich und können sehr gemein sein. Darauf angesprochen, äußert die Ärztin, dass ihre Erfahrung gezeigt hat, dass es immer darauf ankommt, wie die Eltern mit der Situation umgehen. Wie sie die Kinder lehren, mit den Hörgeräten umzugehen. Früher sei eine Brille ein Grund gewesen, ausgesondert zu werden. Wenn Elias größer ist, werden Hörgeräte im Kindergarten oder in der Schule schon ,normal' sein. Außerdem wären sie doch so klein, kaum sichtbar und man könnte sie bunt anfertigen lassen, oder mit Glitzersteinchen. Die Eltern können und sollen den Kindern das Rückgrat stärken und somit gar nicht zulassen, dass die Kinder Angriffsfläche bieten.

Bei dem Gedanken an mein Kind mit bunten Hörgeräten inklusive Glitzersteinchen hinterm Ohr wird mir schwindelig.

Eines aber ist sicher: Wir werden versuchen, unserem Kind den Rücken zu stärken und sein Selbstbewusstsein dahingehend zu festigen. Wieder eine neue Herausforderung, eine große Aufgabe für uns, die mir sehr viel Respekt einflößt.

Gespickt mit vielen Informationen, die erst einmal verdaut werden müssen, fahren wir direkt weiter zur nächsten Station, dem Hörgeräteakustiker.

Wir werden vom Chef persönlich in Empfang genommen. Dieser ist ganz verzückt, weil er noch nie für so ein kleines Baby Ohrpassstücke hat anfertigen müssen. Scheinbar sieht er Elias als persönliche Herausforderung, da alles an ihm noch winzig ist. Die Abdrucknahme gefällt Elias überhaupt nicht, denn dabei wird eine kautschukähnliche Masse in seine Ohrmuschel und seinen Gehörgang gepresst und muss kurze Zeit aushärten. Elias schreit und ich muss mich sehr überwinden, auch die zweite Seite abnehmen zu lassen.

Ich wünsche mir so sehr, dass unser Kleiner endlich die Ruhe bekommt, die er verdient.

Die Anfertigung wird nur wenige Tage dauern und in dieser Zeit werden auch die Hörgeräte eintreffen. Der Hörgeräteakustiker klärt uns auf, dass es sich dabei um höchste Qualität handelt. Später könnte Elias sogar ein Hörgerät bekommen, bei dem ein MP3-Player mit Bluetooth-Freisprech-Funktion fürs Handy eingebaut ist. Darüber muss Rudi schmunzeln. Trotzdem bleibt ein sehr fahler Beigeschmack.

Kurze Zeit später ist es so weit und wir holen die Hörgeräte von Elias ab. Uns wird erklärt, wie die Geräte funktionieren, was wir beachten müssen und wie man sie anlegt. Am besten den ganzen Tag, nur beim Schlafen sollen wir sie Elias abnehmen. Naja, wenigstens etwas Gutes hat das Ganze. Wenn Elias sein Mittagsschläfchen hält, braucht es nicht wirklich ruhig im Haus zu sein, denn ohne seine Hörgeräte hört er ohnehin nichts. Mittlerweile entwickle ich eine gehörige Portion Galgenhumor.

Ab sofort trägt Elias die Hörgeräte immer, außer wenn er schläft. Die Handhabung ist einfach und Elias scheint zu spüren, dass die Hörgeräte für ihn wichtig sind. Er schreit weder beim Anlegen noch beim Einschalten und zupft sie nicht heraus. Darüber bin ich sehr froh, denn ich habe auch von anderen Kindern gehört, die allein beim Anblick der Hörgeräte anfangen zu weinen.

Bereits bei unseren ersten Ausflügen mit den Hörgeräten wird uns schmerzlich bewusst, dass Elias nun als ,anders' eingestuft wird. Mehr als einmal fallen uns die oft heimlichen Blicke auf, das anschließende Getuschel hinter vorgehaltener Hand. Oft werden wir von neugierigen Menschen auch offen auf Elias' Hörgeräte angesprochen. Manchmal werden wir sehr taktvoll nach den technischen Finessen gefragt. Ein anderes Mal wird uns mitgeteilt, dass es toll sei, dass es schon so kleine Hörgeräte gebe. Und sehr oft werden wir gefragt, wie man denn bei so einem kleinen Baby schon merkt, dass es diese überhaupt benötigt.

Es ist nicht immer einfach, Rede und Antwort zu stehen. Doch schon bald gehören Elias ,Telefone' einfach dazu. Sie sind für ihn unabdingbar und genauso nehmen wir sie klaglos hin.

Kurze Zeit später beginnen auch die Besuche der audiologischen Frühförderung. Dabei soll überwacht werden, ob sich Elias' Sprache normal entwickelt oder ob er vielleicht eine spezielle Förderung braucht. Außerdem wird er in den spielerisch gestalteten Sitzungen immer neuen akustischen Reizen ausgesetzt.

Elias mag die Dame, die uns hierfür zu Hause besucht, sehr gerne und diese klärt uns auf, dass die audiologische Frühförderung im ersten Lebensjahr eher eine Begleitung für die Eltern darstellt, bei der man seine Fragen, das Hörvermögen betreffend, an adäquater Stelle loswerden kann.

Als wir später in diesem Jahr nach Italien in den Urlaub fahren, spielt Max im Meer. Ich hatte ihm gepredigt, nicht weiter als knietief ins Wasser zu gehen, da er noch nicht sicher alleine schwimmen kann. Da er so vertieft in sein Spiel ist, hat er meine Warnung bald vergessen und steht schon beinahe bis zum Po im Wasser. Ich muss ihn mehrmals rufen, bevor er wieder näher an den Strand kommt. In solchen Situationen kommen mir Gedanken, wie es sich später wohl mit Elias verhalten wird. Er kann die Hörgeräte im Wasser nicht tragen, kann also auch mein Rufen nicht hören. Wenn er später mit Freunden im Schwimmbad toben möchte, kann er entweder kaum etwas hören oder sich nicht so aktiv am Spiel beteiligen. In meine Gedanken verstrickt, werde ich jedes Mal sehr nachdenklich, wie sich wohl alles entwickeln wird.

Vier Monate später bemerken Rudi und ich deutliche Veränderungen in Elias' Verhalten. Anfangs hat er die Hörgeräte sehr gut toleriert. Jetzt weint er, möchte sie einfach nicht tragen. Manchmal reißt er sie sich sogar aus den Ohren heraus. Außerdem reagiert Elias zwischenzeitlich auf all die Dinge, die ich anfangs vermisst habe. Auch wenn er die Hörgeräte nicht trägt, dreht er den Kopf beim Ertönen eines lauten Geräusches. Er erschreckt sich, wenn unser Hund bellt und er wacht sogar auf, wenn es an der Tür klingelt. All das zeigt uns sehr deutlich, dass sich etwas in Elias' Hörvermögen verändert hat. Immer öfter lassen wir Elias nun auch phasenweise ohne Hörgeräte.

Um wegen einer Fehleinschätzung unsererseits keinen Nachteil für Elias entstehen zu lassen, ruft Rudi in der HNO-Klinik an und bittet um einen Kontrolltermin. Völlig fassungslos kommt er nach wenigen Minuten zu mir zurück und teilt mir mit, dass ihm unsere Bitte mit den Worten, das sei nicht notwendig, verwehrt wurde.

Im ersten Moment lässt sich Rudi damit abspeisen. Ich aber bin völlig aufgebracht. Was maßen sich diese Leute an? Wer kann es wohl besser beurteilen, ob eine Veränderung stattgefunden hat, als die Eltern? Die Menschen, die den ganzen Tag mit Elias zusammen sind? Die jede Veränderung, jeden noch so kleinen Fortschritt bemerken?

Wir sind beide stinksauer. Bei einem zweiten Anruf in der Klinik bittet Rudi direkt um den Oberarzt. Nach langer Diskussion wird ein neuer Termin vereinbart, obwohl uns scheinbar niemand dort glaubt, dass sich tatsächlich etwas verändert haben könnte.

Leider kann ich selbst an dem Termin nicht in die Klinik mitkommen und so fährt Rudi morgens mit Elias allein dorthin. Ich sitze zu Hause wie auf Kohlen und erwarte sehnsüchtig eine Nachricht von Rudi, was die Messdaten ergeben.

Es dauert gar nicht lange, da bekomme ich bereits einen Anruf. Innerhalb sehr kurzer Zeit konnte ein Ohr komplett durchgemessen werden und, wie wir bereits erwartet haben, die Messwerte sind umwerfend. Elias hört auf einem Ohr mittlerweile schon ab 10 Dezibel. Alles was unter 30 Dezibel fällt, gilt bereits als normal hörend. Der Audiologe ist völlig von den Socken. Da Elias nun so gut hört, können die Messungen auch deutlich schneller durchgeführt werden. Leider wacht er aber nach einem Ohr auf und so muss Rudi warten, bis er wieder eingeschlafen ist. Allerdings ist der Papa ganz gelöst, da er ahnt, dass sich auch das andere Ohr verbessert hat. Er geht fröhlich und völlig ungestresst mit Elias spazieren. Dabei teilt er mir die freudigen Nachrichten im Detail mit. Glücklicherweise haben wir ein kleines Murmeltier und das nächste Schläfchen lässt nicht lange auf sich warten. Auch das zweite Ohr ist deutlich besser geworden, wenngleich auch nicht so gut wie das rechte Ohr. Trotzdem hört Elias auch auf diesem Ohr ab 35 Dezibel, was schon beinahe ein Normalwert ist.

Bei der späteren Besprechung mit den Ärzten wird Rudi mitgeteilt, dass so etwas in dieser Form in dieser Klinik noch nie vorgekommen ist. Und da sich Elias' Hörvermögen in den letzten vier Monaten so drastisch verbessert hat, wird sich vermutlich noch einmal eine Steigerung einstellen. Vermutlich waren seine Gehörgänge einfach viel zu eng und deswegen konnte der Schall beim Testen nicht weit genug vordringen und keine Reizung im Gehirn auslösen. Durch seine Entwicklung sind die Gehörgänge mitgewachsen und somit können akustische Reize nun viel besser das Ohr passieren.

Na also, haben wir es doch gewusst! Wie gut, dass wir den Termin durchgesetzt haben. Auf einem Ohr braucht Elias nun das Hörgerät überhaupt nicht mehr, auf dem anderen soll die Lautstärke reduziert werden. Wieder einmal verlassen wir uns allerdings auf unser Gefühl und verzichten von nun an auf beide Hörgeräte.

Wiederum zwei Monate später haben wir noch einmal einen Kontrolltermin in der Klinik. Auf beiden Ohren liegen die Werte nun im Normbereich. Wir sind überglücklich.

Voller Stolz überreichen wir beim nächsten Termin der audiologischen Frühförderung der Dame die Hörgeräte. Kurz darauf beginnt Elias nun auch Laute nachzuahmen. Ebenfalls ein deutliches Zeichen, dass er hören kann.

Brauchen wir das überhaupt?

Nach Elias' Entlassung müssen wir wöchentlich zur Kontrolle in die Augenklinik. Die Untersuchungen dort sind mein Alptraum.

Zuerst werden Elias dort die Pupillen mit einem Medikament weit getropft, damit die Ärztin anschließend gut untersuchen kann. Dazu werden von einer Arzthelferin alle fünf Minuten über einen Zeitraum von 30 bis 40 Minuten Tropfen in die Augen eingebracht. Diese Prozedur ist zwar nicht schmerzhaft für Elias, aber unangenehm.

Anschließend muss ich Elias an eine Arzthelferin übergeben. Die Anwesenheit der Eltern bei der Untersuchung ist nicht erwünscht. Zu grausam wäre es für eine Mutter zuzusehen, heißt es. Ich kenne den Ablauf der Untersuchung bereits aus der Klinikzeit und es widerstrebt mir zutiefst, Elias diesen Strapazen auszusetzen. Ich habe aber nicht den Mut, mich dem Willen und den Anweisungen der Ärzte zu widersetzen.

Nachdem ich Elias an die Arzthelferin übergeben habe, wird er straff in ein Handtuch gewickelt, die Arme eng an den Körper gebunden, damit er sich nicht wehren kann. So eingebunden wird er anschließend auf eine Trage gelegt und fixiert. Die Augenärztin schnallt sich zwischenzeitlich eine Apparatur auf den Kopf, die allein schon sehr martialisch aussieht. Damit sie die Hände freihat, befinden sich daran eine Lupe und ein Licht. Die Arzthelferin hält nun Elias' Köpfchen fest, damit er diesen nicht wegdrehen kann und es wird jeweils an einem Auge eine Klemme befestigt, damit Elias nicht mehr zwinkern kann. Elias ist dem völlig hilflos ausgeliefert und spätestens das ist der Moment, an dem ich ihn ganz verzweifelt und durchdringend hinter der verschlossen Tür weinen und schreien höre.

Es zerreißt mir jedes Mal das Herz und mir schießen selbst die Tränen in die Augen. Wie gerne würde ich ihm das ersparen. Ich muss mich sehr beherrschen, nicht in das Untersuchungszimmer zu stürzen, ihn der Helferin abzunehmen und einfach davonzulaufen.

Insgesamt dauert die Untersuchung in aller Regel nur wenige Minuten. Danach ist Elias aber völlig erledigt, verängstigt und sinkt erschöpft in meine Arme. Jedes Mal hat er von den Augenklemmen hässliche Abdrücke. Teilweise trägt er durch die Klemmen auch winzige Verletzungen im Auge davon, die minimal bluten und mich tagelang an das jeweilige Szenario erinnern.

Nachdem sich Elias' Augen seit der ersten Untersuchung stetig verbessern, beschließen Rudi und ich nach einigen Wochen, nicht mehr dorthin zu gehen. Zu groß sind die Strapazen für Elias und die Sehnsucht nach Ruhe. Zu gegebener Zeit werden wir zu einer Kontrolluntersuchung zu einem niedergelassenen Augenarzt gehen. Vielleicht, wenn Elias in der Lage ist zu verstehen, seine Augen während der Untersuchung geöffnet zu lassen, so dass die an sich schmerzfreie Untersuchung ohne Augenklemmen durchgeführt werden kann.

Heute findet er selbst die kleinsten Krümel und Brösel auf dem Fußboden und steckt sich, ganz wie jedes andere Krabbelkind, auch alles in den Mund.

Bald nach Elias' Entlassung beginnen die Hausbesuche der Physiotherapeutin. Diese behandelt Elias nach den Bobath-Richtlinien. Elias mag das sehr gerne. Für mich sieht es oftmals so aus, als ob die Dame nur zu uns kommt, um mit Elias zu spielen oder ihn zu beobachten. Sie gibt mir aber viele kleine Tipps für den Alltag, um Elias spielerisch, ohne Zwang, in seiner motorischen Entwicklung zu fördern. Das macht uns beiden Spaß. Aber trotzdem: Brauchen wir das überhaupt?

Ich bin sehr froh, dass wir einen Heimüberwachungsmonitor mit nach Hause bekommen haben.

In der Klinik werden wir für die Handhabung des Monitors extra geschult und darauf hingewiesen, dass Elias immer an den Monitor angeschlossen sein sollte. Die entsprechenden Kabel bekommen wir mit dem Gerät geliefert. Auf ein Pulsoxymeter wurde in unserem Fall verzichtet. So haben wir lediglich die drei Elektroden auf der Brust. Bereits nach wenigen Tagen wird Elias nur noch an den Monitor angeschlossen, wenn er schläft. Das machen wir allerdings sehr konsequent. Meine Angst vor dem plötzlichen Kindstod ist einfach zu groß. Da Elias ein reiner Bauchschläfer ist, bin ich umso erleichterter, dass wir den Monitor haben. Zwar haben wir immer mal wieder Fehlalarme, die meistens dann ausgelöst werden, wenn Elias und wir tief und fest schlafen und Elias dadurch zu flach atmet, so dass die Elektroden diese minimale Bewegung nicht aufzeichnen können. Diese Fehlalarme, insgesamt etwa 400 in Elias' erstem Lebensjahr, nehme ich aber in Anbetracht der Alternative gern in Kauf.

Nach einigen Monaten häufen sich die Fehlalarme, weil Elias' Ruhepuls niedriger geworden ist als die im Monitor eingestellten Alarmgrenzen. Bei einem Nachsorgetermin in der Tagesklinik wird dieses technische Problem behoben.

Außerdem bekommt Elias noch seine tägliche Kaffee-Ration in Form von Coffein zum Antrieb der Eigenatmung. Dieses schmeckt fürchterlich bitter und es ist jeden Tag aufs Neue eine Qual, die wenigen Milliliter in ihn hineinzubekommen. Pur trinkt er es gar nicht, mit Milch verdünnt geht es irgendwie. Trotzdem bin ich heilfroh, als wir nach einem Termin in der

Klinik einige Wochen später, bei der die Fehlalarme des Monitors ausgewertet werden, darauf verzichten können.

Erst als Elias beginnt, sich selbständig fortzubewegen, verzichten wir auf den Monitor und das aus dem einfachen Grund, weil die Elektroden einfach nicht mehr kleben bleiben.

Ich bin sehr beruhigt, als Elias das Alter von einem Jahr erreicht hat und wir nun endgültig nicht mehr auf den Monitor angewiesen sind. Für uns war er aber sicherlich die richtige Entscheidung.

Wenn ich zurückdenke...
Das Thema Stillen

Am Morgen nach der Entbindung beginne ich umgehend, das Kolostrum abzupumpen. Dieses ist sehr reich an Abwehrstoffen und unheimlich wertvoll für Elias. Außerdem ist mir bewusst, dass es für einen problemlosen Milcheinschuss unerlässlich ist, so bald als irgend möglich mit dem Pumpen zu beginnen. Mit der Handhabung der Pumpe habe ich keine Probleme. Alles in allem gibt es mit der ‚Milchproduktion' keinerlei Schwierigkeiten. Da ich mich bereits in der Schwangerschaft eingelesen habe, weiß ich, wie wichtig die Milch für Elias ist. Nicht nur, dass sie besonders leicht verdaulich ist, sie enthält auch viele Abwehrstoffe, die Elias so dringend für sein noch sehr schwaches Immunsystem braucht.

Mit diesem Wissen stürze ich mich mit einem beinahe überschwänglichen Enthusiasmus an die Milchpumpe. Ich kann es gar nicht erwarten, meinen eigenen Beitrag zu Elias'Wachstum leisten zu können. Bereits nach zwei Tagen schießt die Milch ein und ich kann nun tagsüber alle drei Stunden, nachts alle vier Stunden meistens gut 50 Milliliter abpumpen. Damit bin ich sehr zufrieden, denn derzeit reicht diese Menge für weitaus mehr als einen Tag. Außerdem gehe ich davon aus, dass die Milch im Laufe der Zeit noch mehr werden wird. Die Milch, die Elias noch nicht benötigt, wird einfach auf der Neo-Intensivstation eingefroren.

Bereits nach wenigen Tagen ist das für Elias gekennzeichnete Gefrierfach auf der Intensivstation überfüllt und die Schwestern bitten mich, meine Milch zu Haus zu lagern, bis Elias größere Mengen trinken kann. Tiefgefroren ist die Muttermilch immerhin sechs Monate haltbar. Doch auch daheim haben wir nur ein kleines Gefrierfach über dem Kühlschrank. Die dort gelagerten Lebensmittel müssen also weichen und das Fach füllt sich zusehends mit Elias' Milch.

Bald wird klar, dass wir uns eine andere Möglichkeit für die Lagerung überlegen müssen. Die mühsam gewonnene Milch wegzuschütten, daran mag ich überhaupt nicht denken. Da wir in unserem neuen Haus nach dem Umzug ohnehin einen neuen Gefrierschrank benötigen werden, beschließen wir, diesen eben schon jetzt zu kaufen.

Einige Tage später sind wir stolze Besitzer eines gut 333 Liter fassenden Gefrierschrankes, der größer ist als eine normale Zimmertür. Ich gebe zu, dass ist für die Milch leicht überdimensioniert, aber später werden darin wieder Pizza, Pommes und Co. ihren Platz finden. Außerdem wird die Zeit kommen, in der Elias mehr trinkt und die Milch benötigt. Sollte ich den Gefrierschrank allerdings komplett mit Muttermilch befüllen, könnte ich Elias vermutlich damit ernähren, bis er in den Kindergarten kommt.

Als ich aus der Klinik entlassen werde, erhalte ich ein Rezept, welches mir die Notwendigkeit einer medizinischen Milchpumpe mit Doppel-Pumpset bescheinigt. Ich bekomme die gleiche Pumpe wie im Krankenhaus nun für zu Hause. Somit bin ich mit der Pumpe bereits vertraut und muss mich nicht noch einmal umstellen.

Ab sofort muss ich mich aber, zumindest wenn ich zu Hause abpumpe, um das Säubern und Sterilisieren des Zubehörs selbst kümmern. Zuerst reinige ich die Pumpsets nach jedem Gebrauch, koche sie anschließend in einem Topf aus und wickele sie dann in eine frisch gebügelte Stoffwindel, damit die Pumpsets steril bleiben. Nach wenigen Tagen allerdings kaufe ich mir einen Vaporisator, der das übernimmt. Eine enorme Arbeitserleichterung, wenn man bedenkt, dass ich täglich bis zu achtmal meine Milch abpumpe. Die bereits sterilisierten Fläschchen bekomme ich in ausreichender Menge von der Klinik gestellt.

Bereits nach wenigen Tagen fasse ich einen festen Entschluss: Elias soll als voll gestilltes Kind aus der Klinik entlassen werden.

Mit diesem Vorhaben ist mein Ehrgeiz geweckt. Ein Ziel, das ich mir selbst gesteckt habe und bei dem ich aktiv mitarbeiten kann.

Bereits Max habe ich fünf Monate voll gestillt. Da ich aber nicht immer unabkömmlich sein wollte, hatte ich mich bereits damals mit dem Abpumpen beschäftigt. Das Ganze ist mir also nicht fremd. Nur so eine vollautomatische doppelte elektrische Milchpumpe ist mir neu.

Das eher unangenehme Gefühl beim Pumpen können selbst die Gedanken an Elias und dass die Milch für ihn beinahe unabdingbar ist, nicht vertreiben. Im Gegenteil, anfangs hätte ich jedes Mal am liebsten geweint. Zum Beispiel nachts, wenn ich alleine aufstehe und im Dunkeln im Wohnzimmer sitze, komme ich mir unglaublich einsam und verlassen vor. Alles ist falsch, nichts ist so, wie es sein sollte. Mein Baby sollte jetzt bei mir sein und an der Brust trinken. Stattdessen liegt er allein in seinem Glashaus, wird vielleicht gerade wieder von den Schwestern geärgert und fühlt sich ebenfalls einsam und verlassen. Und ich, ich sitze hier mit der blöden Pumpe im dumpfen, monotonen Geräusch des Druckkolbens und fühle mich wie eine Kuh an einer Melkmaschine.

Alles ist rein mechanisch. Das Gefühl der Zweisamkeit, die Innigkeit, die ich beim Stillen von Max empfunden habe und auf die ich mich auch diesmal so sehr gefreut habe, fehlt vollständig. Ich kann weder Geborgenheit noch Sicherheit geben. Kann mein Baby nicht beschützen. Die Milch ist lediglich zur Nahrungsbeschaffung gedacht. So habe ich mir das nicht vorgestellt.

Als ich das erste Mal abpumpe, ist mir auch noch nicht bewusst, dass sich die kommenden fünf Monate mein gesamter Lebensablauf fast ausschließlich an Elias' Besuchszeiten in der Klinik und an der Erreichbarkeit einer Milchpumpe orientieren wird. Es ist einfach unglaublich, wie sehr ich von nun an auf diese Pumpe angewiesen bin. Nirgends kann ich länger als wenige Stunden hin, weil ich sonst überlaufe. Die Pumpe ist groß, schwer und braucht einen Stromanschluss. Deswegen kann ich sie auch nicht einfach so mitnehmen. Das versuche ich einige Male, aber es ist sehr aufwändig. Der Gedanke an eine zusätzliche Handpumpe kommt mir leider erst viel zu spät. Aber auch mit dieser hätte ich außerdem immer sterile Pumpsets und Fläschchen im Gepäck haben müssen. Und nach dem Pumpen muss die Milch sofort gekühlt werden, damit sie nicht schlecht wird.

Außer kleineren Erledigungen unternehme ich in dieser Zeit also nicht viel. Manchmal hätte mir das vielleicht ganz gut getan, um den Kopf wieder frei zu bekommen.

Bei meinem Pumprhythmus bin ich in kürzester Zeit völlig übermüdet. Traumlos und tief schlafen kann ich sowieso kaum. Wenn ich mal in den Tiefschlaf falle, kann ich mir sicher sein, dass mich innerhalb weniger Minuten der Wecker ans Pumpen erinnert. Dann bin ich hellwach, denn ich muss ja nicht nur pumpen, sondern auch wieder ausspülen und sterilisieren. Außerdem muss ich die Milch sofort kennzeichnen und einfrieren. Bis ich mit dem ganzen Drumherum fertig bin, gehen mir tausend Gedanken durch den Kopf und sobald ich wieder eingeschlafen bin, muss ich auch schon fast wieder aufstehen.

Eines Tages frage ich Max, ob er Lust hätte, Elias die Milch zu bringen. Ich möchte, dass er zumindest eine Ahnung davon hat, wo sich sein Bruder befindet und dass er real ist. Er soll wissen, warum ich täglich lange Zeiten an der Pumpe verbringe.

Über meinen Vorschlag freut er sich sehr und packt sogleich mit meiner Hilfe die Milchflaschen aus dem Gefrierschrank in eine Isoliertasche mit Kühlakkus.

Wir machen uns direkt auf den Weg in die Klinik und Max gibt die Tasche mit der Milch nicht mehr aus den Händen. Während der Autofahrt hält er sie fest, fast wie einen Schatz. Ich versuche ihm zu erklären, dass er die Milch nicht direkt Elias geben kann, aber einer Krankenschwester, die Elias füttert und die gut auf ihn und die Milch aufpasst, wenn Mama nicht da ist.

Bei meinen Erläuterungen nickt Max ganz verständnisvoll. Er scheint mit der Milchtasche in der Hand um zwei Meter gewachsen zu sein und mit stolz geschwellter Brust schreitet er durch die Krankenhausflure. Als wir vor der Tür der Frühgeborenen-Intensivstation ankommen, darf er noch die Türklingel drücken und ich bereite ihn darauf vor, dass er die Milch hier abgeben muss. Obwohl er das weiß, gibt er sie nur sehr widerstrebend und misstrauisch an die Schwester. Man sieht ihm richtig an, wie gerne er die Milch bis zu Elias' Bettchen gebracht hätte. Es ist rührend zu sehen, mit welcher Selbstverständlichkeit ein Vierjähriger an der Tür einer Intensivstation steht und einer diensthabenden Schwester erklärt, dass er die Milch für seinen Bruder bringt. Diese nimmt die Milch entgegen und behandelt Max wie einen Großen, sie nimmt ihn ernst und gibt ihm das Gefühl, etwas Großartiges vollbracht zu haben. Und trotzdem, als die Tür vor seiner Nase wieder ins Schloss fällt, schaut er mich ganz betreten an. Es bricht mir fast das Herz, ihn so zu sehen.

Nach wenigen Minuten fragt er mich bereits wieder völlig beschwingt, ob er das nun immer tun darf. Als ich bejahe, strahlt er übers ganze Gesicht.

Erst viel zu spät finde ich heraus, dass meine Milch in dieser Klinik unnötigerweise durchgehend pasteurisiert wurde. Über zwei Monate lang! Dadurch wurden alle Abwehrstoffe und Immunstoffe eliminiert und die Milch war lediglich leichter verträglich und verdaulich als künstliche Säuglingsmilch. Was habe ich mich geärgert. Der ganze Nestschutz durch das Kolostrum für Elias war nur eine Farce.

Im ersten Augenblick schien es mir, als wären die ersten Monate des Pumpens völlig umsonst gewesen. Was für ein Schock! Dann kam der Frust, dann die Wut. Warum wurde das gemacht? Sicher, zuerst muss die Milch auf eine Art Herpes-Virus getestet werden. Aber der Test fällt negativ aus, ich bin also nicht infiziert. Es ist mir bis heute ein Rätsel, warum die Milch bis zu Elias' Verlegung in die neue Klinik nach unserem Umzug nicht roh gegeben wurde.

Eines Tages kommt der Stationsarzt mit betretenem Gesicht zu mir und bittet mich um ein Gespräch. Da ich neben Elias' Bettchen sitze, weiß ich, dass es ihm gut geht und es wahrscheinlich keine schlechten Nachrichten ihn betreffend sind. Alle möglichen Themen gehen mir durch den Kopf, aber ich komme nicht darauf, was der Arzt möchte.

Er geht mit mir in ein separates Zimmer und bietet mir einen Stuhl an. Was um Himmels willen ist denn hier los? Irgendwie kann mir der Arzt gar nicht in die Augen sehen. Schließlich rückt er mit der Sprache raus und teilt mir mit, dass meine mühsam abgepumpte Milch versehentlich einem anderen Baby gegeben wurde. Im ersten Moment bin ich sehr erleichtert, dass es nur das ist. Im zweiten Moment bekomme ich jedoch einen Schreck. Meine Milch? Wo ich mich doch ohnehin für jeden Tropfen mühen muss? Wie lange schon?

Dem Arzt ist diese Verwechslung sichtlich peinlich. Es handelt sich aber glücklicherweise nur um ein einzelnes Versehen und betrifft ,nur' 30 Milliliter. Also kein weltbewegender Verlust, wenngleich für mich trotzdem schmerzhaft. Was aber für die Ärzte wesentlich schlimmer ist: Mir muss nun Blut abgenommen werden, um auszuschließen, dass sich das fremde Baby bei mir mit HIV angesteckt haben könnte. An diese Gefahr denke ich bei der Verwechslung gar nicht. Schließlich bin ich völlig gesund. Aber nicht auszudenken, sollte so etwas mit infizierter Muttermilch geschehen…

Aber Ärzte und Schwestern sind eben auch nur Menschen. Und Menschen sind nicht unfehlbar.

Als Elias größer wird, benötigt er natürlich mehr Milch. Unsere Vorräte neigen sich langsam, aber stetig dem Ende zu. Da ich pro Pumpgang noch immer auf nicht mehr als 80 Milliliter komme, beginne ich mir Sorgen zu machen, dass wir bald zufüttern müssen. Da ich das absolut nicht möchte, fange ich an, sämtliche Hausmittelchen zur Milchsteigerung auszuprobieren. Doch weder Stilltee oder Bockshornkleesamen, noch Globuli oder ein Anwärmen der Brust vor dem Abpumpen bringen den gewünschten Erfolg. Der psychische Druck, den ich mir mache, weil es eben nicht mehr Milch wird, ist auch nicht gerade förderlich und lastet enorm auf meinen Schultern.

Also versuche ich das, was beim Stillen bei Wachstumsschüben empfohlen wird. Öfter anlegen. Nach Bedarf stillen ist sicherlich möglich, aber nach Bedarf pumpen?

Ich fange also an, häufiger, beinahe stündlich, zu pumpen. Immer in der Hoffnung, somit die Milchmenge steigern zu können. Um den geplanten Effekt noch zu steigern, pumpe ich zusätzlich wechselseitig. Ich beginne mit der rechten Brust, nach wenigen Minuten wechsle ich auf die linke Brust und wieder nach einigen Minuten zurück auf die rechte Seite. Beim nächsten Mal Pumpen genau andersherum. Diese Vorgehensweise probiere ich in mehreren Variationen aus, was wirklich anstrengend ist, vor allem mitten in der Nacht.

Beim Abpumpen im Krankenhaus werde ich immer blöd angeschaut. Nur ist von den anderen Müttern keine dabei, die seit knapp vier Monaten ihre Milch ausschließlich abpumpt. Die einen haben frustriert aufgegeben und die anderen können, zumindest zeitweise, ihre Babys anlegen.

Ich könnte die Mütter erwürgen, die bei einem Pumpgang an die 200 Milliliter aus der Brust bekommen. Der Neid droht mich in solchen Momenten regelrecht zu zerfressen. Sicher weiß ich, dass es auch solche Frauen gibt und eigentlich gönne ich ihnen das auch. Wenn man beim Abpumpen allerdings direkt daneben sitzt und zusehen muss, während man selber gerade mal 50 Milliliter zusammenkratzen kann, ist das sehr frustrierend.

Nach vier sehr anstrengenden Tagen, kurzen Nächten und wunden Brustwarzen erreiche ich lediglich 30 Milliliter mehr, auf die Tagesgesamtmenge gesehen. Es ist zum Verzweifeln.

Das Anlegen übe ich nun fleißig mit Elias. Starten können wir allerdings erst sehr spät, nämlich ab dem Moment, als er keine Atemhilfe mehr braucht. Zu diesem Zeitpunkt ist Elias schon knapp drei Monate auf der Welt. Vorher konnte er das selbstständige Trinken gar nicht üben und wurde ausschließlich über die Magensonde ernährt. Dadurch hat er die gesamte Saugtechnik schlichtweg verlernt und tut sich nicht nur beim Stillen, sondern auch an der Flasche unheimlich schwer.

Anfangs trinkt er gerade einmal drei Milliliter aus der Flasche und selbst dieses Bisschen ist für ihn ein Kraftakt. Erschwerend kommt hinzu, dass Elias bei den ersten Trinkversuchen immer noch auf die Sauerstoff-Brille angewiesen ist. Deswegen liegt die Magensonde über den Mund und unser Zwerg kann kein richtiges Vakuum im Mund erzeugen, da ihn das Schläuchlein dabei behindert. Nach einigen Tagen bitte ich die Ärzte, zu versuchen, die Sonde, trotz der O2-Brille, über die Nase zu legen. Daraufhin klappt es etwas besser, die Erfolge stellen sich aber nur schleppend ein.

An den meisten Tagen schaffe ich es nur einmal, zur richtigen Zeit am richtigen Ort zu sein. Die Babys werden im Großen und Ganzen alle vier Stunden gefüttert. Um sieben Uhr morgens ist es noch zu früh, Max ist noch nicht im Kindergarten. Um elf Uhr morgens bin ich bei Elias, um 15 Uhr muss ich zu Hause sein, weil mein Großer seine Mama nach dem Kindergarten auch sehr braucht. Und um 19 Uhr abends ist schon zu spät, da muss ich Max ins Bett bringen. Oft schläft Elias dann am Vormittag, wenn ich bei ihm bin. Oder er wacht ausgerechnet dann auf, wenn ich gerade frisch abgepumpt habe. Mit dem Abpumpen kann ich leider nicht warten, bis Elias aufwacht, denn wenn ich die Zeiten zwischen den Pumpvorgängen ausdehne, geht sofort, innerhalb eines Tages, meine Milch zurück.

Es ist alles ein sehr empfindliches Gefüge und ich habe alle Hände voll zu tun, den Milchfluss überhaupt am Laufen zu halten.

Der andauernde Stress, beiden Kindern gerecht zu werden und dabei auch noch darauf zu achten, den Partner oder sich selbst nicht zu vernachlässigen, zehrt enorm an meinen Nerven. Auch wenn die Zeit, in der ich ständig um Elias' Überleben gebangt habe, vorbei zu sein scheint, kann ich mich trotzdem nicht entspannen.

Zusätzlich braucht Elias nun mehr Milch. An eine Steigerung der vorhandenen Milchmenge ist aber immer noch nicht zu denken. Nichts von dem, was ich, sehr ausdauernd, versucht habe, bringt Erfolg. Ich ärgere mich, dass ich auf die Milchmenge scheinbar keinen Einfluss habe. In meiner Frustration stöbere ich nachts stundenlang in Internetforen und suche nach neuen Tipps und Möglichkeiten. Außer den mir bekannten Mitteln finde ich aber kaum etwas. Im Krankenhaus kann mir auch keiner helfen. Ich werde abgespeist mit Sätzen wie: „Ist doch nicht schlimm, er hat doch schon so lange die Muttermilch bekommen."

Dass mein Misserfolg an meinem Ego kratzt und mich einfach fertig macht, scheint hier niemanden wirklich zu beschäftigen, schließlich wäre doch die künstliche Säuglingsnahrung heutzutage schon so toll, fast wie Muttermilch.

Ach ja? Diese Meinung teile ich nicht.

Stillberater gibt es im Krankenhaus leider keine. Also nehme ich telefonischen Kontakt zum Stillverein auf. Ein ausführliches Gespräch mit einer sehr netten Mitarbeiterin ermutigt mich zwar zum Weitermachen, aber wirklich helfen kann mir die Dame leider auch nicht. Sie spricht mir ihre Anerkennung aus, dass ich überhaupt schon so lange pumpe, aber davon wird die Milch auch nicht mehr. Sie würde überhaupt keine Frau kennen, die schon so lange ausschließlich pumpt.

Es macht mich zwar irgendwie stolz, so weit gekommen zu sein, aber ich möchte Elias doch so gerne stillen können und vertraue fest darauf, dass wir zu Hause schon die nötige Ruhe finden werden. Wenn ich es nur schaffe, bis er entlassen wird...

Auch wenn die Dame von der La Leche Liga keine Mittel zur Milchsteigerung außer den mir bereits bekannten nennt, so gibt sie mir doch einen wertvollen Tipp: Es gäbe die Möglichkeit, sich an eine Laktationsberaterin zu wenden.

Wenige Tage später ruft sie mich noch einmal an und gibt mir die Telefonnummer einer Laktationsberaterin aus der Nähe. Außerdem ist sie so nett und schickt mir ein Buch über das Stillen bei kranken und frühgeborenen Kindern. Dieses gibt es momentan nicht im Handel und ich finde es unheimlich lieb, dass sie mir ihr eigenes Exemplar zukommen lässt.

Mit diesen neuen Mitteln schöpfe ich wieder Mut und nehme Kontakt zu der Laktationsberaterin auf. Diese arbeitet allerdings in einer anderen Klinik und darf eigentlich nicht in einem fremden Krankenhaus agieren. Nach Rücksprache mit den diensthabenden Schwestern, von denen sich einige rührend um uns bemüht haben, aber mit ihrem Latein am Ende sind, darf die Laktationsberaterin auf fremdes Terrain.

Sie kommt, beobachtet uns beim Anlegen und gibt mir viele hilfreiche Tipps. Vieles weiß ich schon, aber es ist auch einiges Neues dabei und vor allem, sie führt es vor. Wir sollen verschiedene Anlegetechniken und verschiedene Stillpositionen ausprobieren. Wenn das alles nicht hilft, werden wir auf ein Brusternährungsset zurückgreifen. Das allerdings ist mir nicht ganz geheuer. Außerdem plädiert die Dame dafür, dass Elias überhaupt nicht mehr die Flasche bekommen solle, da er dabei eine fürs Stillen falsche Saugtechnik erlernt. Stattdessen solle Elias über eine Art Pipette gefüttert werden.

Das ist zwar gut gemeint, aber leider nicht durchführbar. Das sieht sie dann ebenso. Dafür müssten alle Schwestern auf der Station diese Art zu füttern lernen und außerdem ist es sehr zeitaufwendig. Für eine Klinik quasi nicht realisierbar.

Aber auf die Trinkübungen verzichten und wieder komplett aufs reine Sondieren zurückgehen, ist mir auch zu riskant. Denn schließlich hängt der Tag der Entlassung nicht zuletzt davon ab, wann es Elias schafft, ganze Mahlzeiten an der Brust und/oder der Flasche zu trinken und überhaupt nicht mehr sondiert werden muss.

Derzeit verhält es sich so, dass die Schwestern, sofern ich nicht da sein kann, Elias immer erst die Flasche anbieten. Das was er nicht schafft, aus der Flasche zu trinken, wird später aufsondiert. Anfangs schafft Elias ganze drei Milliliter und ist danach völlig erschöpft. Er steigert sich zwar nur in kleinen Schritten, aber es geht voran.

Nach einigen Wochen schafft er bei den Schwestern durchaus 50 Milliliter, gelegentlich auch mal 70 Milliliter, was einer ganzen Flasche entspricht. Kurz vor seinem errechneten Entbindungstermin soll er dann 80 Milliliter pro Mahlzeit trinken. Meistens ist er nach einer komplett getrunkenen Flasche jedoch so erledigt, dass er vier Stunden später noch nicht in der Lage ist, erneut eine ganze Flasche zu trinken. Oft verschläft er sogar die komplette Mahlzeit oder ist überhaupt nicht zum Trinken zu bewegen und muss sondiert werden. Sofern ich auf der Station bin, schaffen wir beinahe immer die komplette Flasche. Das Füttern gestaltet sich allerdings sehr zeitaufwendig und nervenaufreibend.

Ich muss mich immer vorher entscheiden, wie ich ihn füttern will. Versuche ich ihn zu stillen, ist er danach zu müde zum Trinken aus der Flasche. Also entweder Brust oder Flasche. Dann habe ich natürlich immer im Hinterkopf, dass das vorrangige Ziel sein muss, dass er die Flasche schafft, damit wir der Entlassung näher kommen. Das Stillen können wir, nach der Entlassung, in aller Ruhe zu Hause üben. Also lege ich Elias, auch wenn ich es gelegentlich schaffe, zweimal am Tag in die Klinik zu fahren, höchstens einmal pro Tag an, mit mäßigem Erfolg.

Ich bin immer furchtbar aufgeregt, ob es denn vielleicht heute klappt. Ich glaube immer noch fest daran, Elias stillen zu können, wenn ich es nur will. Doch zum Stillen gehören immer zwei.

Vor jedem Stillen muss ich Elias erst von sämtlichen Kabeln des Überwachungsmonitors befreien, um ihn dann zu wiegen. Wir müssen ja wissen, wie viel der kleine Zwerg abbekommt. Meistens ist das aber überflüssig und sehr frustrierend, denn Elias erwischt meistens deutlich weniger als zehn Milliliter und das ist bei weitem nicht genug. Oft ist auf der Waage gar keine Gewichtsveränderung nachweisbar. Manchmal bin ich aber trotzdem felsenfest davon überzeugt, dass er aus der Brust getrunken hat.

Dann bleibt nur noch die Möglichkeit, über die Magensonde zu kontrollieren, ob sich Milch im Bäuchlein befindet. Wird von der Schwester dann lediglich ein Milliliter aus dem Magen zurückgezogen, versinke ich am liebsten im Erdboden. Erstaunlicherweise stillen in unserem Zimmer alle anderen Mamis. Sie schreiben das Gewicht ihres Babys vor und nach dem Stillen auf einen kleinen Zettel neben der Waage. So wird mir natürlich immer vor Augen geführt, wie erfolgreich die anderen sind und wie erfolglos unsere Stillversuche enden. Alle anderen machen enorme Fortschritte und es dauert nicht lange, bis die ersten Kinder eine volle Mahlzeit über die Brust zu sich nehmen können.

Ich könnte heulen. Somit gerate ich in einen richtigen Teufelskreis.

Ich setze mich selber und auch Elias so unter Druck, dass das Stillen einfach nicht funktionieren kann. Es kommt auch jedes Mal nach dem Stillen eine Schwester und fragt nach, ob und wie viel Elias an der Brust getrunken hat. Die Nachfragen werden mir sehr schnell unangenehm, dann peinlich. Am Ende würde ich mich am liebsten schnell in einem Mauseloch verkriechen, wenn die Schwester im Anmarsch ist. Nur um der vermeintlichen, sicher ungewollten Demütigung zu entgehen.

Natürlich, objektiv gesehen ist es nicht meine Schuld, aber mein subjektives Empfinden ist ein anderes. Ich beginne an mir zu zweifeln, da ich so viel Hoffnung in das Stillen gesetzt hatte. Und nun klappt weder das Anlegen noch die Steigerung der Milchmenge.

Da meine Milch, sicherlich auch nicht zuletzt wegen des selbstgemachten Stresses, langsam aber stetig immer weniger wird und ich richtige Angst habe, dass sich dies noch verschlimmert, sitze ich eines Abends am Computer und forsche wieder einmal nach Hilfsmitteln.

Nach langer Suche stoße ich auf ein Medikament gegen Übelkeit und Magenbeschwerden, welches als Nebenwirkung den Prolaktin-Spiegel im Blut anhebt. Somit kann man die Milchproduktion steigern, wenn auch medikamentös. Da die Wirkstoffe zwar in die Muttermilch übergehen, beim Säugling aber keine relevanten Nebenwirkungen auslösen, bin ich nun wieder bester Hoffnung, das perfekte Mittel gefunden zu haben. Nicht nur, um mein Selbstwertgefühl wieder etwas aufzupolieren, sondern auch, um endlich die benötigte tägliche Menge an Milch zu erlangen. Denn der Vorrat an Milch schrumpft und ich entwickle eine regelrechte Panik davor, Elias nun doch noch mit Pulvermilch ernähren zu müssen.

Warum ich so eine penetrante Abneigung dagegen habe, kann ich mir selbst nicht genau erklären. Allenfalls mit meinem gekränktem Stolz. Das ist zwar surreal, aber ich kann mir in dem Moment nicht helfen. Ich klammere mich regelrecht an den Wunsch, es doch noch schaffen zu können.

Als dann auch noch der Kommentar von einer Schwester kommt, „Elias wird niemals voll gestillt werden können", bin ich am Boden zerstört und total frustriert. Im nächsten Moment denke ich aber schon, dass wir es ihr zeigen werden.

Nach Rücksprache mit den Neonatologen, dass das Mittel für Elias wirklich keine Nebenwirkungen hat, lasse ich mir von meinem Hausarzt ein Rezept für das Medikament ausschreiben. Er wundert sich zwar sehr über den seltsamen Wunsch, lässt sich aber überzeugen. Schon am gleichen Abend beginne ich mit der Einnahme und erhoffe mir von der Wirkung sehr viel. Was ich bis dahin nicht weiß, ist, dass die volle Wirkung erst nach circa drei Wochen eintritt. Um das Medikament noch zu unterstützen, pumpe ich öfter, dafür nicht mehr so lange.

Die Laktationsberaterin ist mir sehr sympathisch und erzählt mir von einem Stillcafé, das sie in ihrer Klinik einmal monatlich abhält. Dort treffen sich Frauen, die stillen, um sich auszutauschen oder um sich Tipps zu holen.

Nachdem ich dorthin eingeladen wurde, obwohl Elias und ich nicht in dieser Klinik liegen, beschließe ich, einmal vorbeizuschauen. Dort treffe ich auf lauter nette Frauen mit ihren Babys und die bereits erwähnte Laktationsberaterin. Nach einer kurzen Vorstellungsrunde, bei der alle sehr gebannt meinen Worten lauschen, trinken wir in netter Runde Kaffee und Tee und knabbern Kekse. Nachdem dann aber nach und nach alle Babys Hunger bekommen und angelegt werden, wird mir sehr schmerzlich bewusst, dass ich die einzige Mami bin, deren Kind nicht dabei ist. Die ihr Kind nicht anlegen kann. Es tut weh zu sehen, wie einfach Stillen sein kann und ich werde doch etwas wehmütig. Wie gerne würde ich die Probleme besprechen, die die anderen Muttis haben. Mit welchem Brei fange ich wann an, wie kann ich ihn/sie nachts entwöhnen und so weiter und so fort.

Aber mir bleibt nur die Sehnsucht nach meinem Kind, das ich gerade jetzt, in diesem Moment, so sehr vermisse, dass es mir beinahe die Tränen in die Augen treibt.

Nach und nach verlassen alle Frauen das Stillcafé und ich bleibe allein mit der Laktationsberaterin zurück. Wieder einmal hat sie mich in meinem Wunsch nach dem Stillen bestärkt und mir gut zugeredet. Mein Wille ist ungebrochen und ich habe wieder Kraft geschöpft.

Auf in die nächste Runde.

Nachdem ich feststelle, dass seit dem letzten Mal Abpumpen schon zu viel Zeit vergangen ist, um es noch rechtzeitig nach Hause zu schaffen und meine Brust schon spannt, frage ich die Laktationsberaterin, ob es möglich wäre, in dieser Klinik zu pumpen. Sie erklärt sich sofort bereit und führt mich auf die dortige Frühgeborenen-Station.

Ich bin überrascht, denn hier herrscht eine völlig andere Atmosphäre zum Pumpen. Die Milchpumpe steht auf einem fahrbaren Ständer direkt bei den Babys und kann von der pumpenden Mutter neben den Inkubator oder das Bettchen ihres Babys gefahren werden. Es gibt auch einen fahrbaren Paravent, sodass nicht jeder der im Raum Anwesenden der pumpenden Mutter zusieht. So hat man direkten Sichtkontakt zu seinem Kind, kann es sogar riechen und spüren. Man kann seine Hand zum Kind legen und es streicheln. Vermutlich werden dadurch noch einmal ganz andere Hormone freigesetzt und ich kann mir vorstellen, dass die Milch dadurch wesentlich leichter fließt und der rein mechanische Vorgang durch das Pumpen leichter fällt.

In der Klinik, in der Elias liegt, steht die Milchpumpe in einem abgetrennten Raum, weit weg von den Kindern. Kein Sicht-, Riech- oder Fühlkontakt, was ich sehr schade finde. Mir wird zwar empfohlen, beim Abpumpen ein Foto von Elias anzusehen, damit der Milchfluss angeregt wird, aber... Wie würde es erst sein, wenn man sein Kind persönlich ansehen, fühlen, riechen kann?

Stattdessen sitzt man in unserer Klinik meistens mit mindestens einer Frau, die auch gerade ihre Milch abpumpt, und oft noch ein bis zwei weiteren Frauen, die gerade auf die Benutzung der zwei vorhandenen Milchpumpen warten, in einem kleinen abgetrennten Bereich in der stationären Teeküche. Jeder, der sich von dem dort befindlichen Kühlschrank bedient, kann diesen Bereich einsehen.

Kein besonders schönes Gefühl, wenn einem die Putzfrau bei dem ohnehin erniedrigenden Pumpvorgang auch noch über die Schulter sieht.

Mit den anderen pumpenden Mamis entsteht zeitweise aber eine Kaffeekränzchen-Atmosphäre. Es wird getratscht, gekichert, erzählt und gelegentlich werden auch Sorgen geteilt. Manchmal tut es gut zu hören, wie es gerade den anderen geht, was sie beschäftigt, wie sie damit umgehen. Meistens allerdings wäre ich viel lieber für mich oder bei meinem Kind.

Über die Monate entwickle ich verschiedene Einstellungen zur Pumpe. Anfangs noch begeistert, weil ich etwas für mein Kind tun kann, fühle ich mich bald erniedrigt, dann ist es irgendwann lästig, ständig in Abhängigkeit von der Pumpe zu leben. Am Ende komme ich in eine gewisse Resignation. Ich pumpe, weil es für Elias wichtig ist. Kurz und bündig, lästig ist es immer noch, aber ich ärgere mich nicht mehr darüber.

Außerdem darf man in der anderen Klinik auch beide Brüste gleichzeitig, also doppelt, abpumpen. Das ist ebenfalls sehr förderlich für die Milchbildung. In Elias' Klinik ist das nicht gewünscht, da der Reinigungsaufwand der Pumpsets und somit die Kosten deutlich höher liegen.

Bei der Pumpe in dem fremden Krankenhaus handelt es sich um ein anderes Fabrikat, was meiner Ansicht nach angenehmer ist in der Handhabung. Vielleicht, weil ich mich in dieser Atmosphäre wohl fühle, vielleicht auch wegen der anderen Pumpe oder auch wegen dem Anblick der vielen Babys. Jedenfalls läuft meine Milch trotz des Pumpens in einer fremden Umgebung mit fremden Leuten sehr gut. Ich bekomme deutlich mehr Milch zusammen als üblicherweise. Darüber bin ich sehr überrascht, freue mich aber sehr und bin auch ein bisschen stolz. Meine Milch nehme ich anschließend mit, bedanke mich für die Gastfreundschaft in dem fremden Krankenhaus und fahre nach Hause.

Da ich mir nicht sicher bin, ob die größere Milchmenge nicht vielleicht doch mit dieser anderen Pumpe zusammenhängt, beschaffe ich mir gleich am nächsten Tag das entsprechende Modell. In den folgenden drei Wochen, auch unter Einnahme des Medikamentes, schaffe ich es, die Milchmenge fast zu verdoppeln und bin sehr erleichtert. Jetzt haben wir den benötigten Puffer, damit die Milch für Elias reicht. Mittlerweile trinkt er schon über einen halben Liter Muttermilch am Tag und die will erst mal gepumpt sein.

Das Anlegen klappt aber leider immer noch nicht besser.

Wir versuchen es auch mit einem Stillhütchen, aber auch das bringt keinen wesentlichen Erfolg. Elias hat zwar Spaß daran, an der Brust zu nuckeln, sobald er aber den Milchspendereflex ausgelöst hat, schreit er die Brust völlig empört an. So nach dem Motto: Nuckeln ist schön, trinken tu ich schon an der Flasche.

Wir kommen nie über 25 Milliliter pro Anlegeversuch.

Schließlich treffe ich für mich die Entscheidung, in der Klinik nicht mehr anzulegen, sondern zu warten, bis Elias entlassen wird. Zu frustrierend ist es zu sehen, dass es scheinbar allen anderen gelingt, nur uns nicht. Nur ist keines der anderen Kinder so extrem früh geboren wie Elias. Doch ich will mir eine Niederlage noch nicht eingestehen und setze nun alle Hoffnung auf Elias' baldige Entlassung. Wir konzentrieren uns auf das Trinken an der Flasche, doch leider treten wir auch hier auf der Stelle.

Nachdem Elias aber bei mir beinahe immer die Flasche vollständig leert, bin ich der Meinung, dass das zu Hause, wo wir alle Zeit der Welt haben, noch weitaus besser funktionieren wird.

Anfang April, zehn Tage nach dem errechneten Entbindungstermin, setze ich alles daran, entlassen zu werden.

Elias kommt schließlich knapp drei Wochen nach seinem errechneten Entbindungstermin mit Magensonde nach Hause. Diese ziehen wir allerdings bereits zwei Tage später, weil ich der festen Meinung bin, dass Elias es auch ohne Sonde schaffen kann.

Meine Hebamme unterstützt mich, so gut sie kann. Sie kommt täglich zum Wiegen, um zu sehen, ob Elias zunimmt.

Das Füttern gestaltet sich als sehr anstrengend und zeitaufwändig. Für eine Flasche mit 80 Millilitern brauchen wir gut und gerne eine Stunde. Tagsüber ist das nicht so das Problem, nachts ist es eine Herausforderung. Aber wir sind ja zu zweit. Nur, dass ich auch immer noch pumpen, reinigen, vaporisieren muss.

Zu Hause kommt auch noch das Anreichern der Muttermilch dazu. In der Klinik hat das die Milchküche für uns übernommen. Die zusätzlichen Kalorien soll Elias bekommen, bis er viereinhalb Kilogramm wiegt. Außerdem muss die Muttermilch portioniert und dann dementsprechend aufgetaut und angewärmt werden. Was für eine Panscherei.

Elias ist auch nicht gewillt, seine Milch, wie jedes andere Baby, bequem auf Mamas oder Papas Arm zu trinken. Mein Sohn möchte dabei gern getragen werden, in Bewegung trinkt es sich am besten. Da ich mit meinen Kräften schon am Limit bin, gehe ich den Weg des geringsten Widerstandes, Hauptsache, ich bringe die Milch irgendwie in mein Kind. Ich möchte unter keinen Umständen wieder die Magensonde. Ich möchte Elias endlich ohne Schläuche und Kabel sehen. Außerdem müssten wir zum Legen

wieder in die Klinik fahren, weil mir, trotzdem ich hinsichtlich der Magensonde angelernt wurde, empfohlen wird, dies von Fachpersonal ausführen
zu lassen. Das würde eine emotionale Katastrophe in mir und dem Rest der
Familie auslösen.

Also beißen wir in den sauren Apfel und laufen mit Elias. Weil es aber
noch nicht kompliziert genug ist, legt Elias den Kopf beim Trinken immer
sehr in den Nacken, sodass die Trinkpositionen immer wilder werden. Mittlerweile klemme ich mir Elias regelrecht unter den linken Arm und füttere
mit der rechten Hand, während wir den Gang rauf und runter marschieren.
Wenn uns jemand sehen könnte, würde er sicherlich denken, dass man
doch so nicht trinken kann. Doch Elias kann und möchte das!

Leider ist diese Fütterungstechnik nicht für jeden praktikabel, so dass in
den allermeisten Fällen ich für das Flaschegeben allein verantwortlich bin.
Selbst der Papa traut es sich oft nicht zu oder ist dann schnell genervt, weil
es nicht so klappt, wie er das möchte.

Da wir Elias das Trinken so einfach wie möglich machen wollen, probieren wir diverse Sauger mit unterschiedlichen Formen und Lochungen aus.
Wir wechseln auch zwischen Silikon und Latex und bis wir das Passende
gefunden haben, vergehen noch einige Tage. Wieder einmal kommt mir
das Internet zu Hilfe. Dort gibt mir eine andere Mami den Tipp, es mit einem Sauger zu probieren, bei dem, je nach Haltung der Flasche, mehr oder
weniger Milch herausfließt. Damit kommt Elias prima zurecht und es handelt sich auch noch um einen Kirsch-Sauger, der der Brust am ähnlichsten
ist.

Außerdem trainiert unsere Krankengymnastin, die einmal wöchentlich
ins Haus kommt, mit Elias dessen Mundmotorik, was sicherlich auch sehr
förderlich ist.

Das Thema Stillen ist immer noch sehr präsent. Meine Nachsorgeheb-
amme versucht mich auch hier zu unterstützen und lässt mir ein Brusternährungsset da. Doch damit komme ich überhaupt nicht zurecht. Im
Gegenteil, es erzeugt bei mir wieder Stress. Das Gefummel mit den Schläuchen, dann muss man auch noch die Fließgeschwindigkeit einstellen. Währenddessen muss ich darauf achten, dass Elias die Brustwarze zumindest
einigermaßen im Mund hat. Jedes Mal gibt es jede Menge verschütteter
Milch, ein nasses Kind und eine gestresste Mama. Nach wenigen Versuchen lasse ich es bleiben.

Elias und ich begnügen uns daraufhin mit herkömmlichen Stillversu-
chen und es bricht mir fast das Herz, wenn ich sehe, wie gern Elias stillen
würde. Nur leider versteht er nicht wie.

Er macht den Mund zwar auf, öffnet ihn aber nicht weit genug und
kann somit auch die Brustwarze nicht richtig fassen. Obwohl mein Milchspendereflex leicht ausgelöst wird und die Milch dann gut fließt, schaffen
wir es nicht, dass die Milch auch in Elias Bäuchlein kommt. Den Sauger
der Flasche kann ich wenigstens bei einem wenig geöffneten Mund ein-

fach reinschieben. Mit einer weichen Brust geht das nicht. Spätestens nach fünf Minuten ist Elias völlig erschöpft und schläft wieder ein. Ich sitze dann meistens den Tränen nahe und frustriert da und weiß nicht, was wir falsch machen, warum es einfach nicht klappen mag. Beim nächsten Versuch ist die Angst vorm Scheitern bereits so groß, dass der dadurch erzeugte Druck immer größer wird. Es ist zum Verzweifeln. Wir wollen es beide so gern und schaffen es einfach nicht.

Manchmal habe ich das Gefühl, dass Elias sehr gut an der Brust trinkt. Wenn ich ihn dann wiege, sind es aber wieder nur 15 Milliliter. Und da für Elias das Zunehmen sehr, sehr wichtig ist, kann ich ihn auch nicht nach Bedarf anlegen und darauf vertrauen, dass er schon trinkt, wenn er Hunger hat.

Obwohl Elias jetzt endlich zu Hause ist, bin ich emotional ausgelaugt und komme auch an meine körperlichen Grenzen. Der bereits Monate andauernde Schlafentzug durchs Abpumpen und meine Schlafstörungen durch die Sorgen um Elias machen sich bemerkbar. Da nun zum Pumpen auch noch das sehr zeitraubende Füttern mitten in der Nacht kommt, mache ich wirklich eine Grenzerfahrung.

Aber ich will durchhalten, will es schaffen. Immer noch, unbedingt.

Doch vierzehn Tage nach Elias' Entlassung komme ich an einen Punkt, wo meine psychischen und physischen Reserven sich scheinbar von einem Moment auf den anderen in Luft aufzulösen scheinen. Ich fürchte, bald zu kapitulieren.

Was soll ich nur tun? Noch fünf Monate pumpen? Dann drehe ich durch. Nirgends kann ich hin, muss immer in der Nähe der Pumpe sein. Meine Milch unterwegs erwärmen, ist auch so eine Sache. Fertigmilch kann man wenigstens mit abgekochtem Wasser in einer Thermoskanne zubereiten.

Wäre da nicht das furchtbar schlechte Gewissen Elias gegenüber. Es wäre doch so wichtig, dass er weiterhin die Muttermilch bekommt. Und ich muss sagen, ich empfände es als persönliches Versagen, wenn wir das Stillen nicht schaffen. Ich hatte es mir so fest vorgenommen und habe es so lange versucht. Schon unsere Schwangerschaft wurde uns geraubt und jetzt droht auch noch das Stillen zu scheitern. Aber das Ziel ist immer noch nicht greifbar. Elias schafft, wenn überhaupt, mal 30 ml. Bis er also voll gestillt werden könnte, würden bestimmt noch mal einige Wochen vergehen. Eine entspanntere Mami, die nicht stillt, ist doch besser als eine gestresste Stillende, oder?

Ach Mädels, ich bin so hin und hergerissen. Was würdet ihr denn machen?

GGLG

von einer traurigen Nina

...

Nachdem ich diese Zeilen geschrieben habe, dauert es nur noch wenige Tage, bis mein Entschluss steht.

Ich stille ab, ich gebe klein bei.

Ich kann nicht mehr.

Einerseits tritt die erhoffte Erleichterung zwar ein, da eine riesige Last von meinen Schultern genommen wird. Andererseits kämpfe ich mit Schuldgefühlen, weil ich es nicht geschafft habe. Weil meine Kraft nicht gereicht hat.

Noch lange nach dem Entschluss, abzustillen, hadere ich mit mir.

Ich frage mich, ob es nicht vielleicht doch machbar gewesen wäre. Ob ich eine Möglichkeit übersehen habe. Vermutlich hat uns der selbst provozierte Stress schlussendlich am meisten geschadet. Aber ich werde wohl nie erfahren, ob es eine Möglichkeit gegeben hätte, ihn zu stillen.

Bis ich an den Punkt meines Entschlusses kam, war ich immer der festen Überzeugung, dass jede Mutter stillen kann, wenn sie das möchte. Nur gehören da immer zwei dazu. Und der Wille der Mutter allein reicht nicht, wenn die Kraft des Kindes nicht vorhanden ist.

Noch Monate später, als Elias kräftiger wird und auch an der Flasche immer besser und stärker saugt, frage ich mich, wie es wohl gewesen wäre, wenn es doch noch geklappt hätte mit dem Stillen.

Ich bin überrascht, wie schnell die Milch zurückgeht. Nach Absetzen des Medikaments pumpe ich immer weniger. Umgehend nach meiner Entscheidung bereits nur noch dreimal täglich und nachts überhaupt nicht mehr. Dann nur noch zweimal täglich und schließlich nur noch einmal täglich.

Innerhalb weniger Tage ist die Milch komplett versiegt und nach einer Woche bringe ich die Milchpumpe zurück in die Apotheke.

Obwohl mir dann, nach so vielen Monaten Pumpen, etwas zu fehlen scheint und ich mich immer wieder erwische, wie ich daran denke, gleich zur Pumpe zu müssen, bin ich doch sehr froh, dieses anstrengende Kapitel hinter mich gebracht zu haben.

Ich habe es geschafft, Elias ganze fünf Monate rein über die Muttermilch zu ernähren. Sicher wären einige weitere Monate mehr noch schön gewesen, aber ich bin stolz auf mich, es so weit geschafft zu haben.

Erstaunlicherweise haben fast alle Muttis, die ich in der langen Krankenhauszeit kennengelernt habe, ihre Milch abgepumpt und ich finde das wirklich eine bemerkenswerte Leistung, die Anerkennung verdient. Es ist alles andere als leicht, über so eine lange Zeit ständig wie eine Milchkuh an einer Melkmaschine zu hängen. Es ist entwürdigend, aber absolut notwendig.

Elias' Trinkverhalten ist noch lange Zeit auch ohne das Pumpen sehr, sehr anstrengend und zeitraubend.

Nach einigen Monaten zu Hause jedoch bemerke ich, dass schleichend eine Besserung eingetreten ist. Es wurde einfach stetig, in unmerklich kleinen Schritten, immer besser.

Auch heute noch trinkt Elias langsamer als manch reif geborenes Kind. Aber auch unter diesen gibt es sicherlich die der gemütlichen Sorte. Außerdem trinkt Elias auch heute noch nicht die vorgeschriebenen Mengen an Milch.

Nichtsdestotrotz gedeiht er sehr gut, nimmt zu und wächst.

Ob da ein Bäumchen wächst?

Das Thema Plazenta

Bereits in meiner ersten Schwangerschaft hatte ich von einem alten Brauch gehört, der mir sehr gefiel. Dabei nimmt man die Plazenta, die das Baby neun Monate lang ernährt hat, mit nach Hause, gräbt diese im Garten ein und pflanzt an dieser Stelle ein Bäumchen darauf. Ich finde das ein sehr schönes Symbol.

Nach Max' Geburt habe ich mich im Nachhinein geärgert, seine Plazenta nicht mitgenommen zu haben. Damals habe ich mich nicht getraut, diesen Wunsch zu äußern, und außerdem hatten wir noch keinen eigenen Garten. Nach der Entbindung habe ich mich nicht einmal getraut, mir die Plazenta anzusehen, sondern habe mich davor geekelt.

Heute sehe ich die Schwangerschaft und die Geburt eines Babys mit ganz anderen Augen. Ich empfinde beides als ein Wunder.

Nicht nur deswegen will ich es bei Elias' Geburt anders machen. Ich bitte bereits im Kreißsaal, noch vor der Entbindung, eine Hebamme darum, die Ärzte zu informieren, dass ich meine Plazenta mit nach Hause nehmen möchte. Scheinbar wird dieser Wunsch nicht oft geäußert, denn ich ernte lediglich ein zaghaftes Nicken mit einem verständnislosen Blick. Außerdem wundert sich das Klinikpersonal offensichtlich, dass ich gerade bei Elias' Entbindung, die unter höchsten medizinischen Anforderungen und mit einem immensen Aufmarsch an Fachpersonal stattfindet, einen solchen, altertümlichen Brauch aufleben lassen möchte.

Ich gebe zu, in diesem Moment mutet das vielleicht etwas sonderbar an. Aber genau dieses Stück Normalität gibt mir ein bisschen Sicherheit. Gerade in der Gefahr, die Elias während der kommenden Monate umgeben wird, empfinde ich es als tröstenden Gedanken, ihm zu Ehren ein Bäumchen zu pflanzen.

Ein Symbol für das Leben.

Und sollte er tatsächlich nicht überleben, so hätte ich wenigstens einen Teil von ihm. Etwas, das mich immer an ihn erinnern würde, wenn ich aus dem Fenster zu seinem Baum hinübersehen könnte.

Nach der Entbindung, als Elias weit weg von mir in seinem Inkubator liegt, wende ich mich erneut an die Gynäkologin und bitte sie, darauf zu achten, dass die Plazenta nicht entsorgt wird. Noch einmal erkläre ich nachdrücklich, dass und warum ich sie mitnehmen möchte.

Die Ärztin teilt mir allerdings mit, dass sie sich nicht sicher sei, ob das überhaupt möglich ist. Zuallererst würde die Plazenta in der Pathologie auf eventuelle Auffälligkeiten, die ursächlich für die Frühgeburt sein könnten, untersucht werden müssen. Die Ärztin schaut mich etwas belustigt an und kann meinen Wunsch wohl nicht so ganz nachvollziehen. Nichtsdestotrotz, ich will diese Plazenta. Als ich nach zwei Wochen immer noch nichts von ihrem Verbleib gehört habe, gehe ich auf die Wochenstation zur diensthabenden Ärztin und erkundige mich nach dem Aufbewahrungsort.

„Sie wollen was?", fragt sie mich entgeistert.

„Ja, ich möchte meine Plazenta zurück."

Zuerst versucht sie, mich von meinem Vorhaben abzubringen und will mir erklären, dass die Plazenta sicherlich schon entsorgt wurde. Nachdem ich aber einfach nicht nachgebe, ruft sie etwas peinlich berührt in der Pathologie an. Die Dame am anderen Ende des Telefons ist wohl auch etwas verwirrt, dass tatsächlich jemand eine in der Pathologie befindliche Plazenta zurückhaben möchte.

Nach dem Telefonat sieht mich die Ärztin fragend an und klärt mich auf, dass die Plazenta durch die Untersuchung nicht nur in Scheibchen geschnitten, sondern auch noch in ein Konservierungsmittel eingelegt wurde. Die Dame aus der Pathologie merkte während des Telefonats an, dass sie sich nicht sicher sei, ob das dem Bäumchen, das darüber gepflanzt werden soll, gefiele.

Mir egal, ich will diese Plazenta. Wenn ich mir etwas in den Kopf gesetzt habe, kann ich unheimlich stur sein.

Ich klammere mich an diese Plazenta. Sie stellt für mich ein Stück Normalität dar. Bei einer regulären Entbindung kann man nach Verlassen des Kreißsaals seine Plazenta einfach mitnehmen. Meine ist nun zerstückelt und eingelegt.

Ich bitte meine Mutter, die Plazenta für mich abzuholen. Ich selbst soll wegen der Gebärmutterentzündung noch nicht so viel laufen. Meine Mama holt die Plazenta also ab und nimmt sie dann mit nach Hause. Da wir mitten im Winter bei Frost schlecht einen Baum pflanzen können, wandert die Plazenta erstmal in unseren neuen Gefrierschrank.

Doch damit nicht genug, denn da wir im Januar umziehen, muss die Plazenta dies auch noch über sich ergehen lassen. Der Baum soll schließlich in unserem eigenen Garten gepflanzt werden und nicht irgendwo. Als meine Mutter das nächste Mal in unsere Heimat fährt, hat sie außer diversen mit Muttermilch gefüllten Fläschchen auch noch die in eine Plastiktüte verpackte, gut gekühlte Plazenta im Gepäck. Wäre sie während dieser Fahrt in eine Polizeikontrolle geraten, hätte ich die Gesichter der Polizisten beim Entdecken der ominösen Fracht gern gesehen.

In der Heimat wird die Plazenta kurzerhand in der Gefriertruhe meiner Großmutter, die ebenso in unserem zukünftigen Wohnort lebt, deponiert. Oma ist zwar nicht sonderlich begeistert, räumt aber ein Plätzchen frei. Ihre einzige Sorge liegt darin, dass mein Opa nicht aus Versehen einmal das falsche Päckchen auftauen würde, wenn sie ihn in den Keller schickt, um Fleisch aus der Gefriertruhe zu holen.

Die Geschichte ist ziemlich skurril, aber so haben wir aus dieser schwierigen Zeit doch noch eine lustige Anekdote zu erzählen.

Und heute?

Heute ist Elias 18 Monate alt. Wenn man die 4 Monate abzieht, die er zu früh zur Welt kam, wäre er jetzt also ziemlich genau 14 Monate alt. Und genauso entwickelt er sich auch.

Er krabbelt zwischenzeitlich schneller, als mir lieb ist, kann alleine sitzen, zieht sich überall an Möbeln etc. hoch und hangelt sich an ihnen herum, kann kurze Zeit frei stehen, läuft an der Hand und seit neuestem 3 – 4 Schritte ganz allein, isst seinen Brei vom Löffel, hat zwölf Zähnchen und schläft nachts zwischen 12 und 14 Stunden durch. Er öffnet alle Schubladen, räumt mir diese aus und gelegentlich auch wieder ein. Sofern eine Tür in unserem Haus verschlossen ist, klopft er an diese, in der Hoffnung, dass ihm jemand öffnet. Findet er hingegen eine offene Tür, muss diese geschlossen werden, damit er anschließend wieder klopfen kann.

Elias' geistige Entwicklung bereitet uns ebenfalls große Freude. So hat er zum Beispiel sehr viel Spaß daran, andere durch Interaktion zum Lachen zu bringen. Er zeigt durch Hochhalten seiner Ärmchen, wie groß er ist. Sobald sich jemand von ihm verabschiedet, winkt er. Wenn ihm ein Lied im Radio gefällt, oder wenn Mama singt, „tanzt" er, indem er mit den Händchen wackelt. Er applaudiert sich selbst, wenn wir seine Bemühungen nicht genügend honorieren und er „liest" sich selbst seine Bücher vor. Dazu sitzt er im Schneidersitz auf dem Fußboden, blättert die Seiten um und liest laut: „Gnaaa, gnaaa!" Scheinbar jeden Tag lernt Elias nun etwas Neues und es ist eine Freude, ihm dabei zuzusehen.

Insgesamt ist er ein sehr ausgeglichenes, zufriedenes, gesundes Baby. Seit seiner Entlassung vor gut einem Jahr war er nicht ein einziges Mal wirklich krank. Zum Kinderarzt gehen wir nur zu den regulären Vorsorgeuntersuchungen und zum Impfen.

Ich finde, dass man unserem Elias seinen frühen Start nicht mehr anmerkt. Nur wenn man ganz genau hinsieht, kann man die unzähligen kleinen Narben auf seinen Händchen entdecken, die von den vielen Zugängen sichtbar als kleine, weiße Pünktchen zurückgeblieben sind. Außerdem hat er natürlich die Narben von seiner Darm-Operation und von den beiden Leistenbrüchen. Aber außer uns bekommt diese niemand zu Gesicht.

Elias benötigt keine Krankengymnastik mehr, wir haben ihn, nach Rücksprache mit der zuständigen Physiotherapeutin, in der Frühförderung abgemeldet. Ich verlasse mich auf meinen Mutterinstinkt und meine Intuition. Bis dato hat das immer prima funktioniert. Sollte sich Elias in irgendeiner Art und Weise auffällig verhalten, können wir ihn jederzeit bei der Frühförderstelle wieder für einen Kontrolltermin anmelden.

Auch die audiologische Frühförderung kommt mittlerweile nicht mehr zu uns ins Haus. Trotzdem Elias sehr früh mit Hörgeräten versorgt wurde, fehlen ihm doch einige Monate, in denen er akustischen Reizen ausgesetzt war. Dadurch entwickelt sich seine Sprache etwas später, aber trotzdem völlig normal. Als er mich vor wenigen Wochen zum ersten Mal gezielt mit „Mama" angesprochen hat, kamen mir vor Rührung und beim Begreifen des Wunders, welches er vollbringt, die Tränen. Auch „Papa" hat seinen Namen, unser „Wauwau" und zu aller Belustigung kommentiert Elias sein großes Geschäft mit „Bäh!".

Ich bin mir mehr als sicher, dass sich in den nächsten Wochen oder Monaten auch die Sprachentwicklung vollständig normalisiert. Hören kann Elias mittlerweile besser als sein großer Bruder. Wer hätte das gedacht?

Unser Sonnenschein soll jetzt erst einmal in Ruhe wachsen und gedeihen können. Deswegen werden wir auch keine weitere Diagnostik oder Entwicklungsüberprüfungstermine mehr wahrnehmen. Diverse Anfragen von Kliniken, in denen sie Studien an und mit Elias durchführen möchten, weisen wir zurück. Unser Kind hat genug durchgemacht und hat sich seine Ruhe verdient.

Auch wir als Eltern. Auch hier verlasse ich mich auf mein Gefühl, und sollte ich keine Auffälligkeiten entdecken, wird kein Arzt ihm mehr zu nahe kommen.

Was ich allerdings immer wieder feststelle, ist, dass Elias' Schmerzempfinden scheinbar ein anderes ist als zum Beispiel bei Max. Wenn er stürzt, weint er, weil er sich ärgert oder erschrickt. Nicht wegen der Schmerzen. Beim Impfen weint er kurz, empört und durchdringend, aber nicht anhaltend.

Kürzlich hat er, als er während des Essens bei mir auf dem Schoß saß, auf eine Pizza gefasst. Diese kam frisch aus dem Ofen und war noch sehr heiß. Elias hat kurz geschrien und ich habe ihm auf die Fingerchen gepustet - schon war alles wieder in Ordnung. Erst sehr viel später habe ich bemerkt, dass er zwei kleine Brandblasen hatte.

Ob dieses Verhalten nun an seinen bisherigen Erfahrungen liegt oder an seinem Charakter, weiß ich nicht.

Außerdem ist unser kleiner Sonnenschein unglaublich ehrgeizig und willensstark. Wenn er sich etwas in den Kopf gesetzt hat, arbeitet er so lange daran, bis er dieses oder jenes auch erreicht. Das hat sowohl Vor- als auch Nachteile, aber ich bin sehr froh, dass er genau so ist, wie ist. Wäre dem nicht so, wäre er heute nicht hier.

Ich hoffe, dass er seine Willensstärke und sein Durchsetzungsvermögen sein ganzes Leben lang beibehält. Elias ist ein Kämpfer. Wir wussten es von Anfang an, allen anderen hat er es spätestens jetzt bewiesen.

Das gute Ende

Keine angeblich definitive Diagnose muss auch wirklich die Realität sein. Hoffnung gibt es immer.

Das haben wir in der langen, oftmals sehr schweren Zeit gelernt. Und merken es immer wieder. Zum Beispiel bei Elias' jüngstem Geschwisterkind.

Die Prognose für unser Baby lautete: „Sicher wieder eine Frühgeburt!" Tatsächlich erblickte unsere Lara am 17. Februar 2009 in der 41. Schwangerschaftswoche im heimischen Geburtspool das Licht der Welt. Lara hat von Anfang an voll gestillt. Sie ist kerngesund.

Unser Fotoalbum

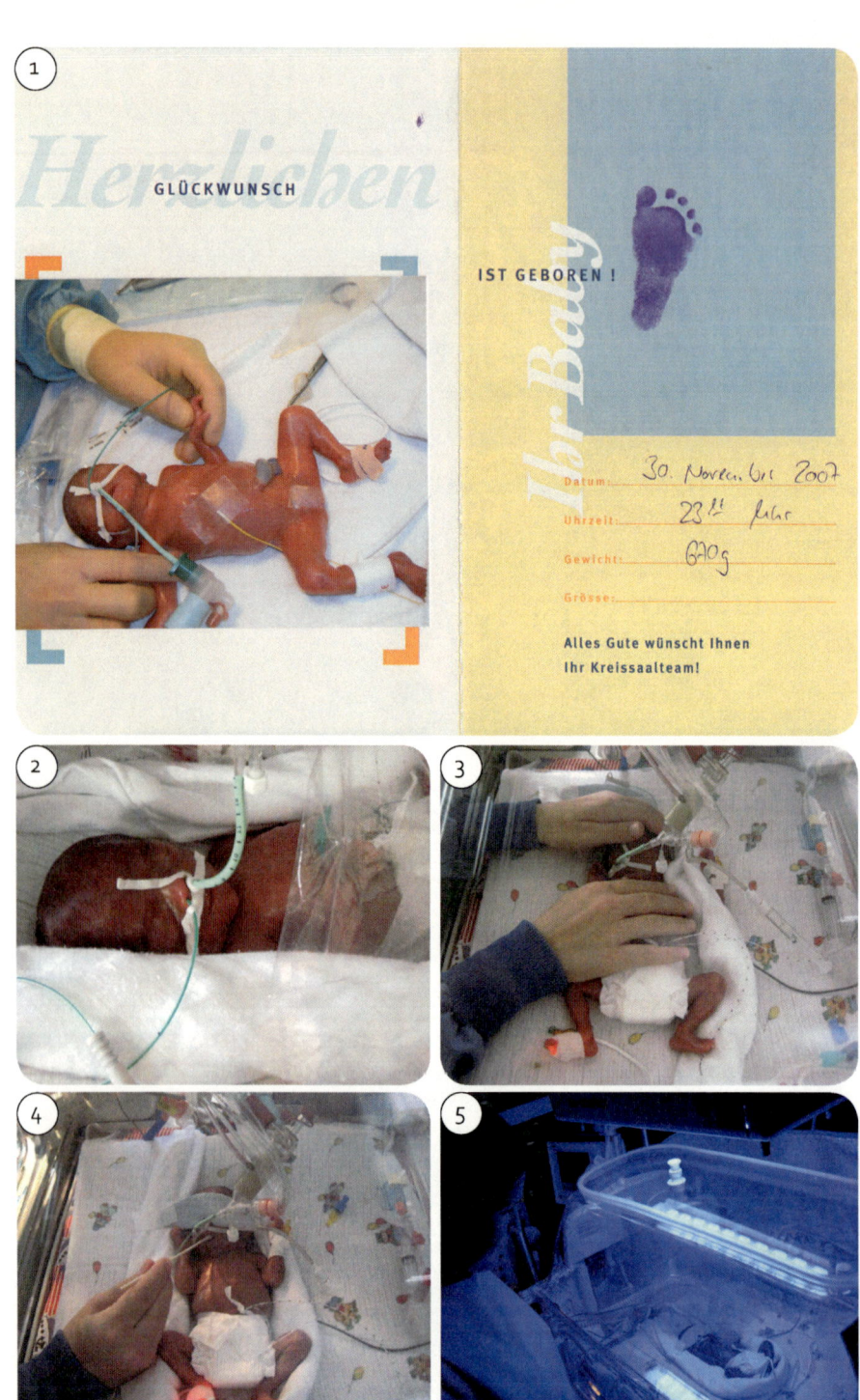

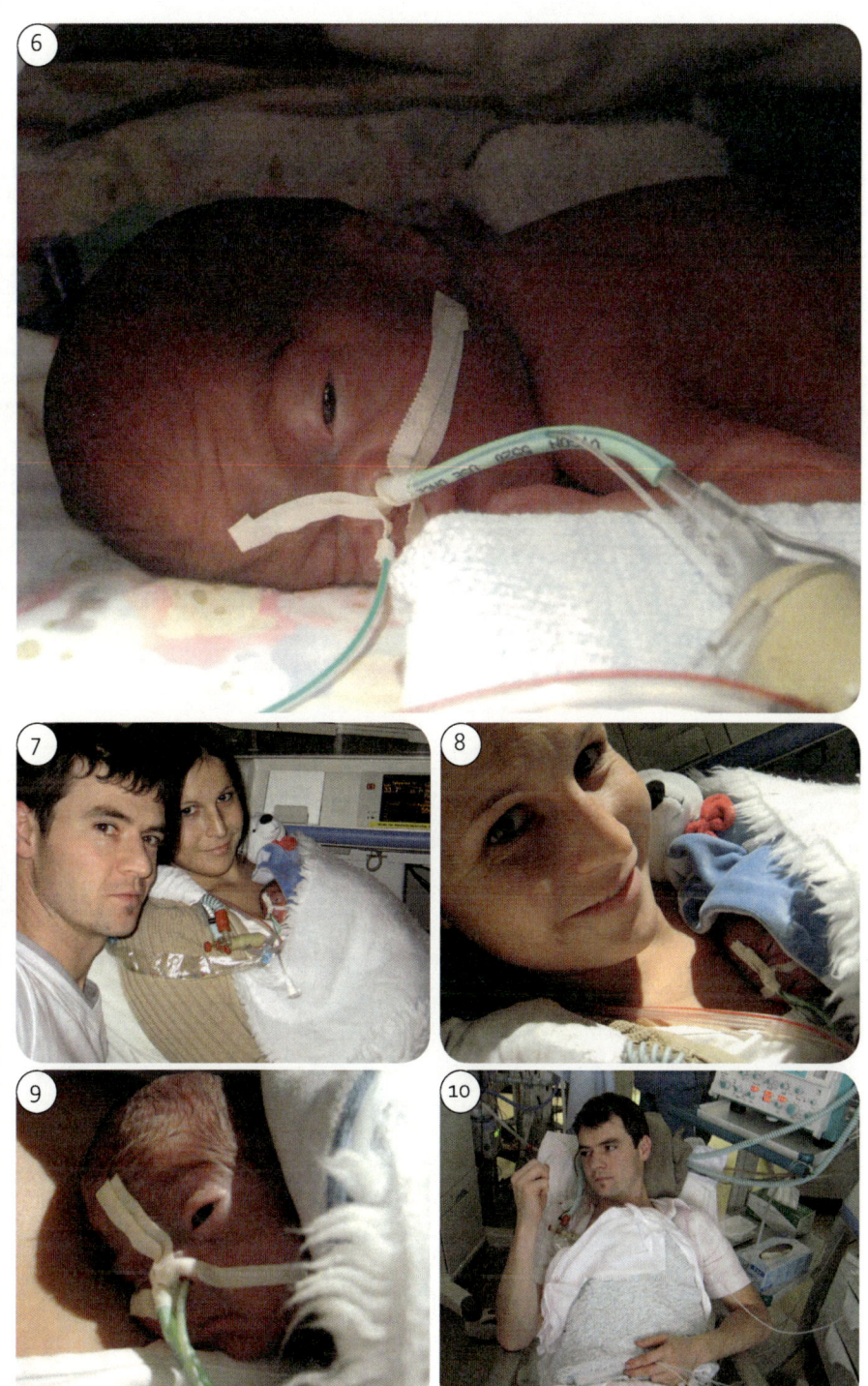

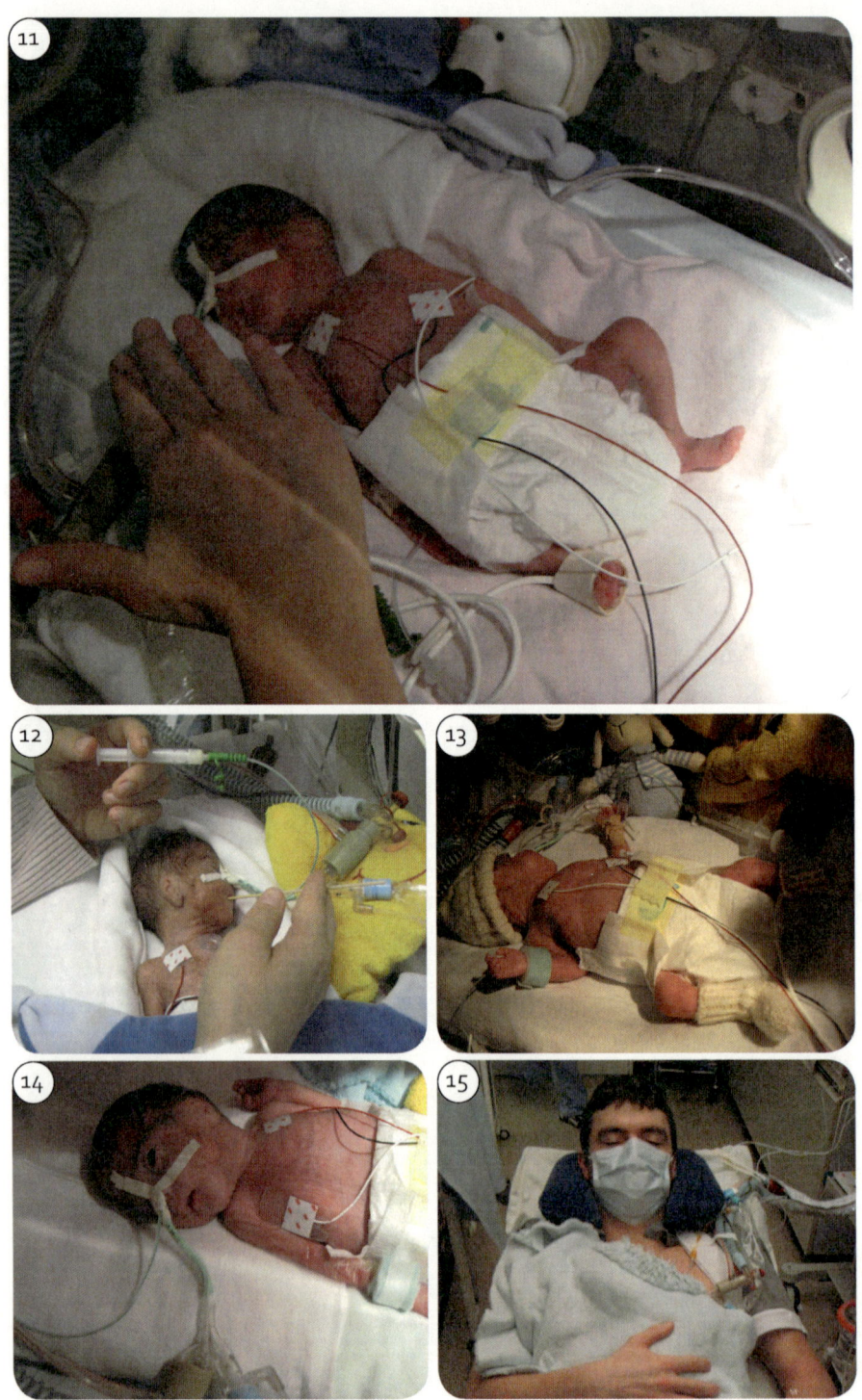

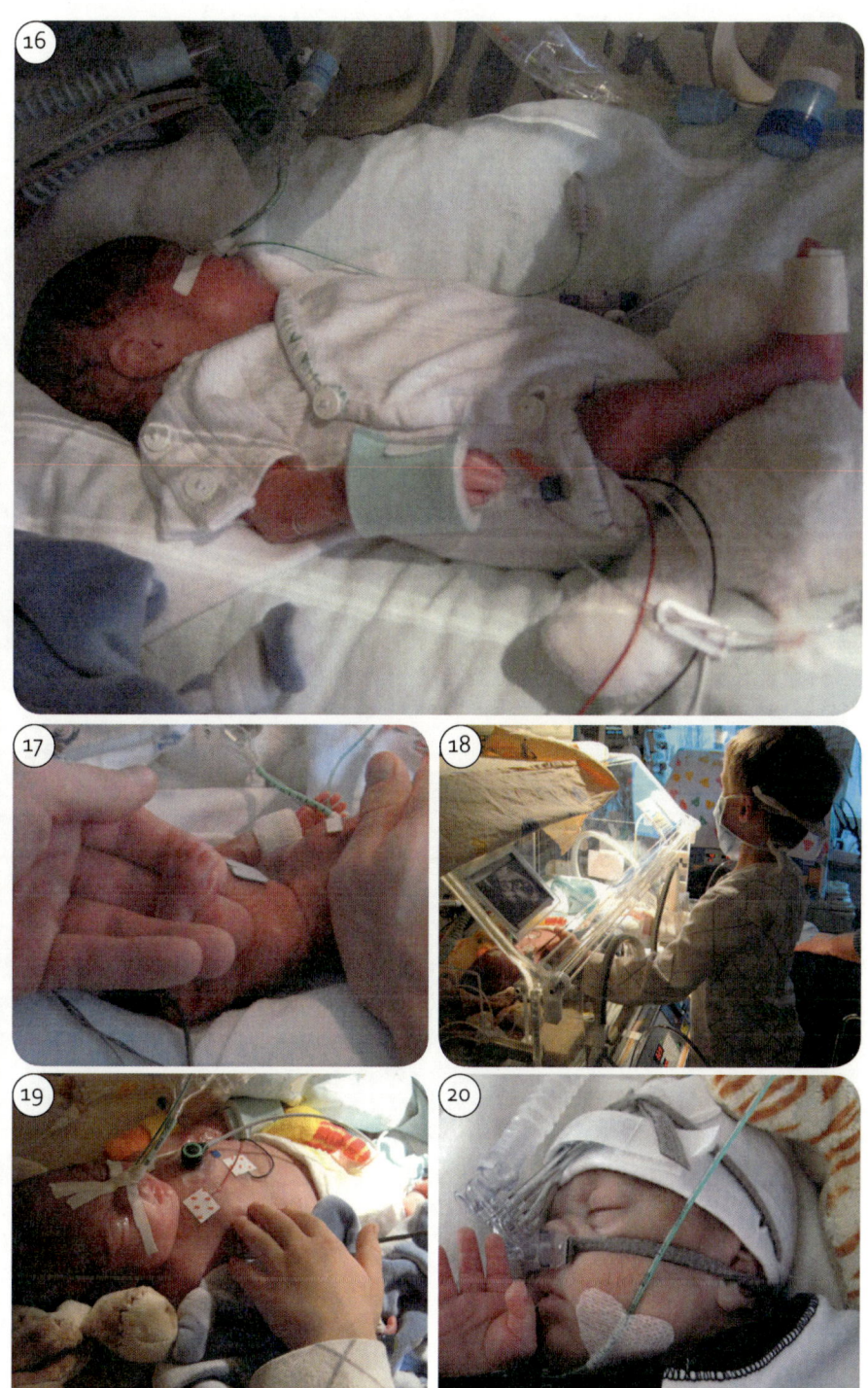

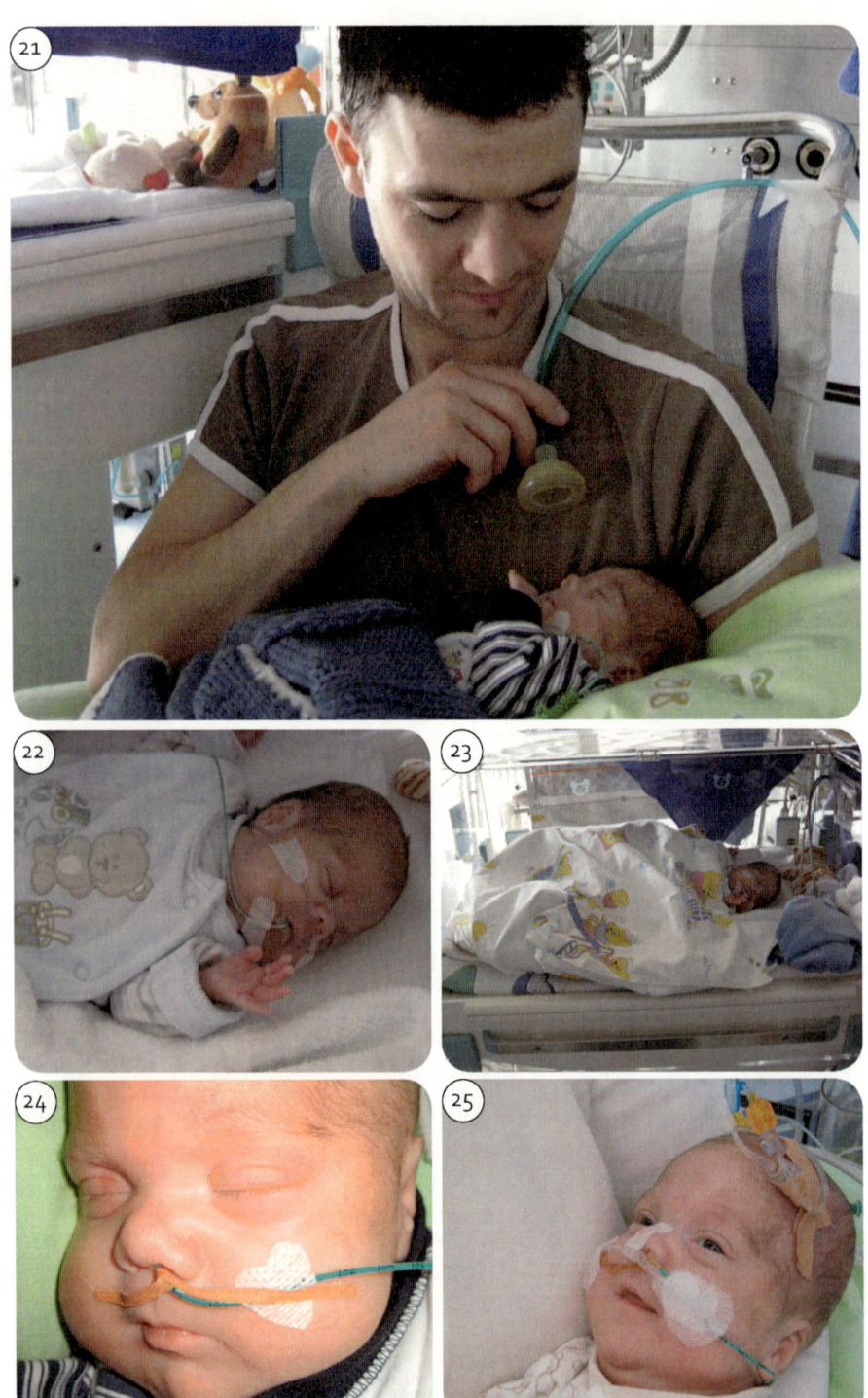

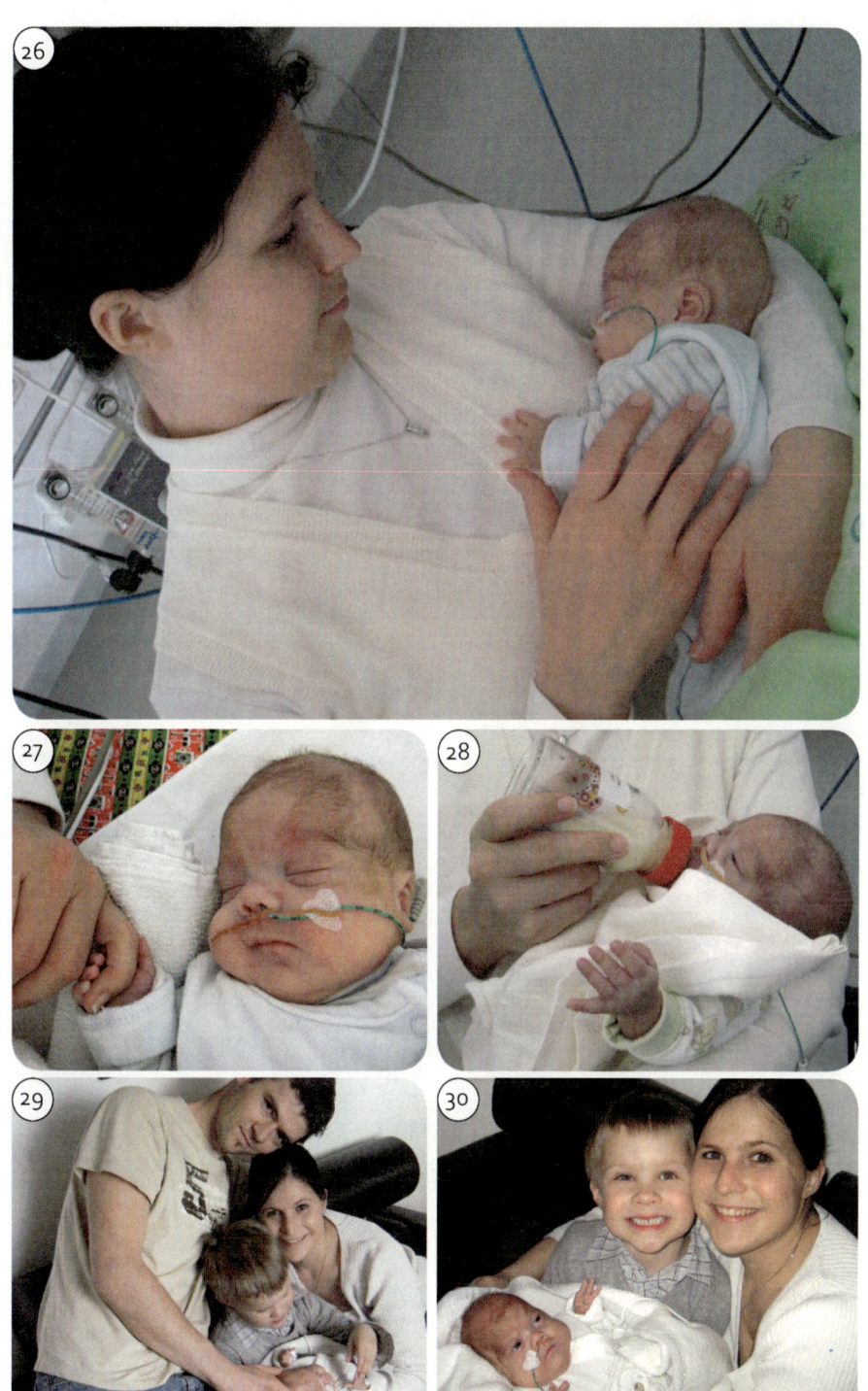

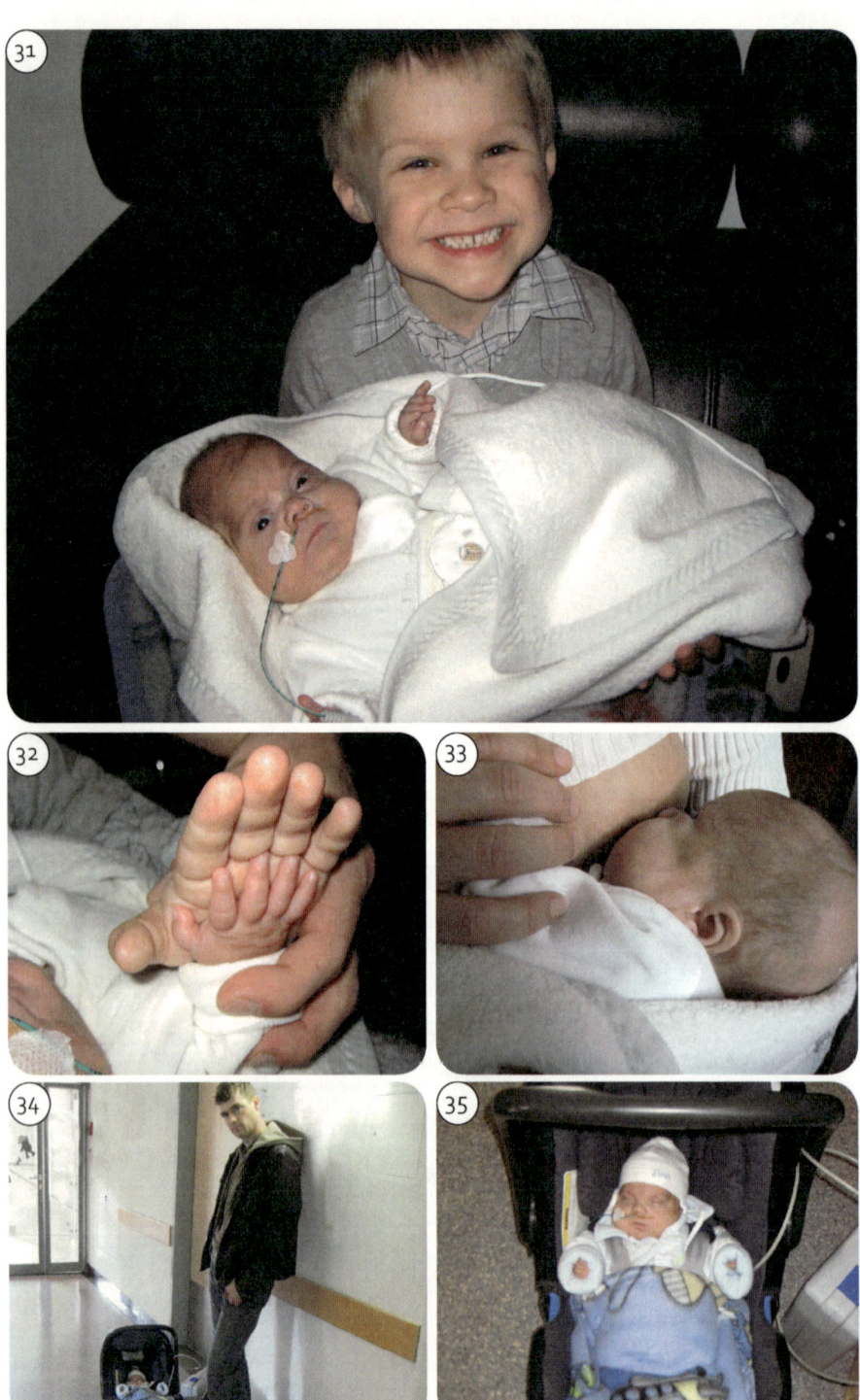

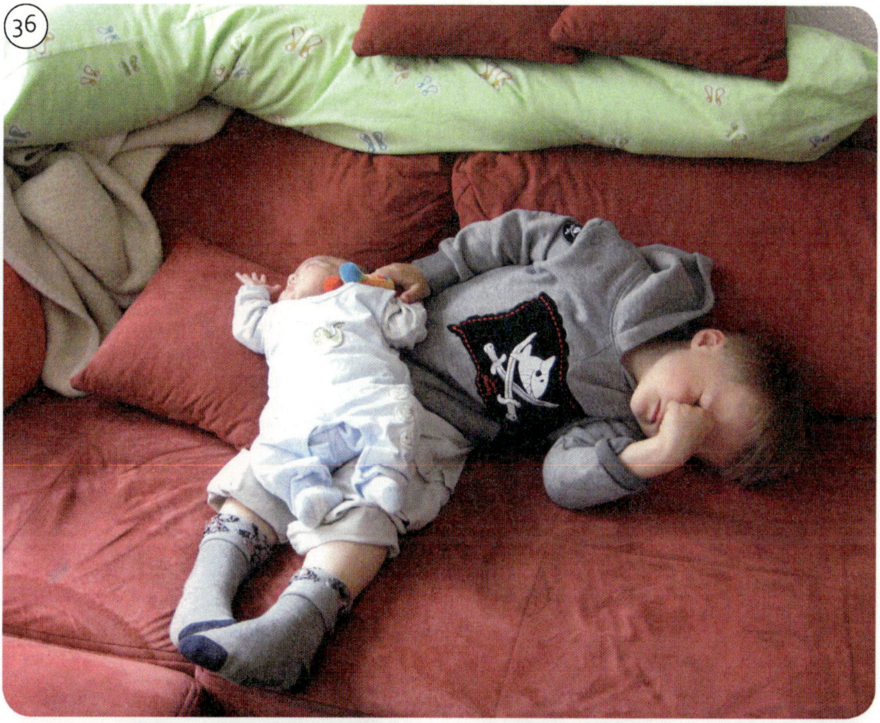

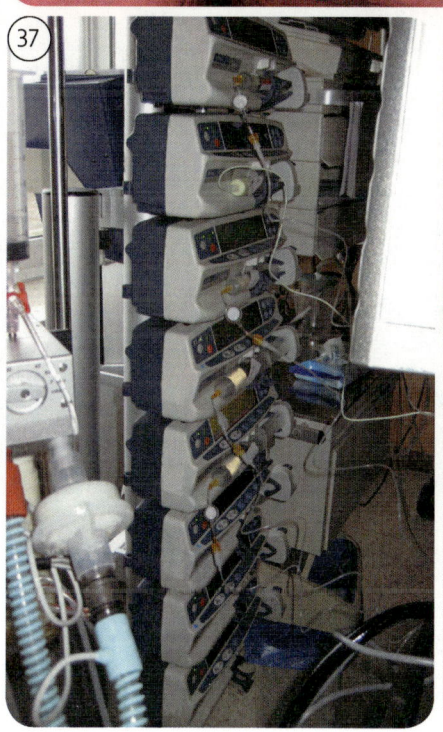

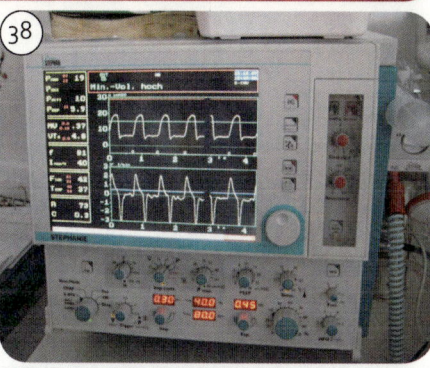

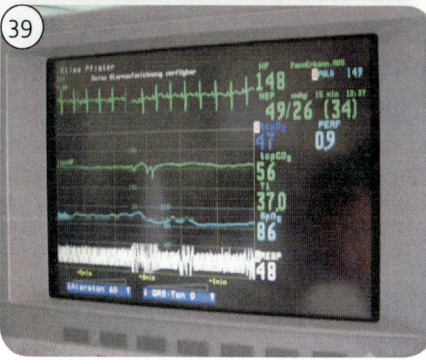

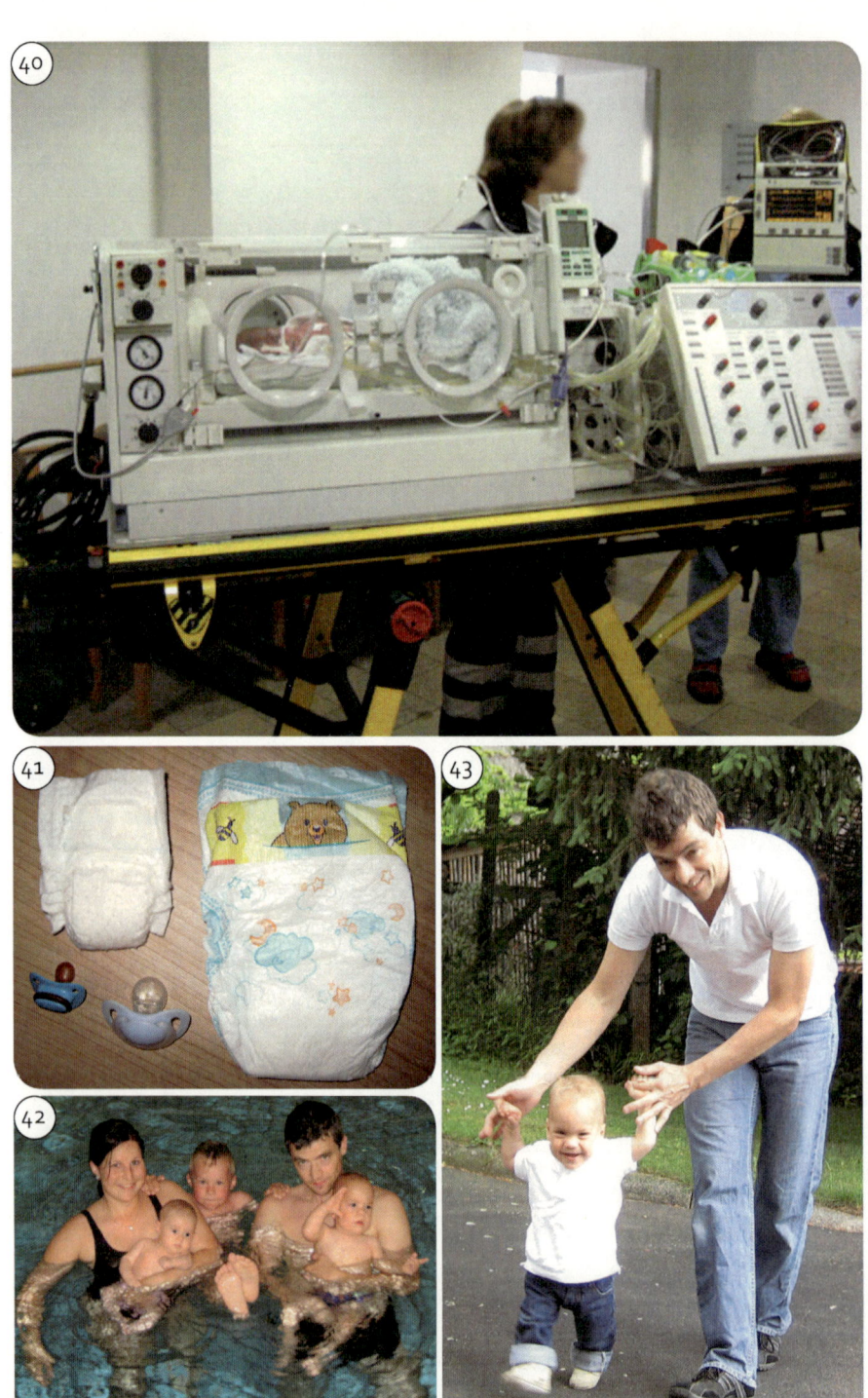

Bildbeschreibung

1. Das erste Foto von Elias (wenige Minuten alt).

2. Elias am 4. Lebenstag mit Beatmungsschlauch und Magensonde, abgedeckt mit einer dünnen Plastikfolie, damit er seine Körpertemperatur besser halten kann.

3. Größenvergleich mit Mamas Händen und Elias am 4. Lebenstag, am Füßchen ist der Pulsoxymeter zu sehen.

4. Elias am 4. Lebenstag während der Mundpflege, auch der Nabelkatheter ist gut zu sehen. Elias trägt eine kleine Stoffbrille zum Schutz der Augen bei der Phototherapie.

5. Elias am 4. Lebenstag bei der Phototherapie.

6. Elias öffnet nach 14 Tagen zum ersten Mal die Augen.

7. Nach 24 unendlich langen Tagen dürfen wir endlich kuscheln. Dabei entsteht das erste Foto mit Mama, Papa und Elias.

8. Die stolze Mama mit Elias am 24. Lebenstag beim ersten Kuscheln.

9. Elias, 24 Tage alt, warm eingekuschelt auf Mamas Brust.

10. Elias kuschelt am 26. Lebenstag das erste Mal mit seinem Papa.

11. Größenvergleich mit Mamas Hand am 27. Lebenstag.

12. Mama sondiert Elias am 28. Lebenstag und übernimmt die Mundpflege.

13. Elias ist einen Monat alt und trägt ein von der Uroma selbst gestricktes Mützchen und selbst gestrickte Söckchen im Miniaturformat.

14. Elias ist einen Monat alt und trotz Sedierung und Relaxierung hellwach und betrachtet sehr aufmerksam seine Umgebung.

15. Elias ist einen Monat alt und kuschelt mit Papa. Der muss einen Mundschutz tragen, weil er erkältet ist.

16. Elias trägt mit 1,5 Monaten zum ersten Mal einen Body, Größe 42.

17. Größenvergleich mit Papas Händen nach 1,5 Monaten.

18. Nach zwei Monaten darf Max seinen kleinen Bruder endlich zum ersten Mal besuchen.

19. Erste Kontaktaufnahme zwischen den Brüdern nach zwei Monaten.

20. Elias braucht mit knapp drei Monaten nur noch Atemunterstützung mit dem CPAP und hat die Magensonde im Mund.

21. Mit knapp drei Monaten auf Papas Arm ganz ohne Schläuche, nur noch eine Sauerstoff-Dusche und Magensonde.

22. Mit drei Monaten braucht Elias nur noch eine Sauerstoff-Brille und eine Magensonde.

23. Elias ist nach drei Monaten vom Inkubator ins Wärmebettchen umgezogen.

24. Elias mit 3,5 Monaten.

25. Elias ist mit 3,5 Monaten gut gelaunt, aber leider hat er einen Zugang am Köpfchen.

26. Elias mit 3,5 Monaten bei Mama auf dem Arm.

27. Elias nach 3,5 Monaten endlich nur noch mit Magensonde, er braucht keine Atemhilfe mehr.

28. Wir üben das Trinken, Elias ist 3,5 Monate alt.

29. Nach knapp vier Monaten ist die Familie endlich zum ersten Mal vereint, dabei entsteht das erste Familienfoto.

30. Die glückliche Mama mit ihren beiden Jungs.

31. Nach knapp vier Monaten ist Max unglaublich stolz darauf, seinen kleinen Bruder selbst halten zu dürfen.

32. Größenvergleich nach knapp vier Monaten mit den Händen von Max und Elias.

33. Ein Stillversuch nach knapp vier Monaten.

34. Nach 4,5 Monaten ist der Tag der Entlassung endlich gekommen, Papa kann es kaum erwarten.

35. Elias ist nach 4,5 Monaten stationärem Aufenthalt im Krankenhaus abmarschbereit.

36. Max und Elias (knapp 5 Monate alt) sind beide auf der Couch eingeschlafen.

37. Elias' Medikamente am 3. Tag.

38. Die Beatmungsmaschine.

39. Der Überwachungsmonitor.

40. Der Transportinkubator mit Elias (2 Monate alt).

41. Größenvergleich von Elias' erster Windel und normaler Neugeborenen-Windel; Elias' erster Schnuller und normale Neugeborenengröße.

42. Die komplette Familie im Mai 2009 mit dem jüngsten Geschwisterkind Lara. Elias ist mittlerweile 18 Monate alt.

43. Elias im Juni 2009, knapp 19 Monate alt, mit Papa.

Appendix

Gespräche und Informationsaustausch mit Eltern kranker Neugeborener

Univ.-Prof. Dr. med. Andreas Schulze

1. Die Situation der Eltern schwerkranker Neugeborener

Die Geburt eines kranken Kindes führt die Eltern in eine schwere akute Krisensituation, von der sie zumeist unverhofft und ohne vorherige vergleichbare Erfahrung betroffen werden. Das Ausmaß ihrer Belastung wird geprägt von der Schwere des Krankheitsbildes, dem Risiko einer langfristigen gesundheitlichen Beeinträchtigung des Kindes oder gar seines Todes, aber auch von Gegebenheiten wie dem Familienverbund und dem sozialen Rückhalt. Auf Ärzten, Schwestern und dem gesamten Pflegepersonal lastet das Wissen um die potenziell enormen und lebenslangen medizinischen, sozialen, emotionalen und finanziellen Probleme bei Kindern, die an der heutigen sog. „Grenze der Überlebensfähigkeit von Frühgeborenen" zur Welt kommen. Die medizinische Behandlung und die Gespräche mit den Eltern müssen unter den Bedingungen erheblicher prognostischer Ungewissheit und oftmals unter dem Zeitdruck einer Notfallsituation geführt werden.

Eltern formen bereits viele Wochen vor der Entbindung ein Bild ihres Kindes (Robinson, et al. 1999). Sie entwickeln normalerweise eine enge Beziehung zu diesem Bild und bereiten ihr Leben in freudiger Erwartung dieses Kindes vor. Die Vorstellungen über das Kind werden von Idealen und Wünschen der Eltern wesentlich mitgeprägt, so dass die Erwartungen an das Neugeborene nicht selten von einem sehr konkreten, idealisierten, wenn nicht perfekten Bild abgeleitet werden.

Die Konfrontation mit einem schwerkranken Neugeborenen beinhaltet wesentlich den Verlust des Wunschbildes und kann bei den Eltern das ganze Spektrum der Trauerreaktionen auslösen, die auch beim Tod einer realen Bezugsperson durchlitten werden. Dies sind insbesondere:

1. körperliche Symptome wie Appetitlosigkeit und Schlafstörungen
2. irrationale Schuldgefühle
3. Reizbarkeit, abweisend-feindliche Reaktionen gegenüber anderen Personen und „Rückzug auf sich selbst"
4. depressive Verstimmungen, Zwangsvorstellungen
5. Verlust üblicher Verhaltensmuster

Eine Mutter empfindet ihr Neugeborenes als Teil ihrer selbst, mehr und intensiver als bei älteren Kindern. Die Krankheit des Kindes, sei es seine Unreife infolge von Frühgeburtlichkeit, eine Fehlbildung oder angeborene Infektion, kann infolgedessen als Defizit und Versagen der eigenen Person erlebt werden. Das Selbstwertgefühl der Mutter wird durch die Erkrankung ihres Kindes somit traumatisiert. Den Eltern droht angesichts einer möglichen Behinderung des Kindes oder gar dessen

Tod ein Verlust der Zukunft, die sie sich erhofft hatten. Ihr normalerweise vorhandenes Grundvertrauen in die Logik der eigenen Existenz und das Konstrukt der Welt als verständliches, dem Menschen nützliches Erleben („sense of coherence") (Antonovsky 1993, Uren, Wastell 2002) wird erschüttert. Sie fragen sich z.B. typischerweise: Warum dieses Leiden gerade bei meinem Kind? Oder: Wie kann ein gütiger Gott Derartiges zulassen?

Angesichts einer schweren und lang dauernden Erkrankung des Neugeborenen durchleben die Eltern eine charakteristische Folge von psychischen Zuständen, wie sie auch von ganz andersartigen existentiellen Krisen und Traumatisierungen her bekannt sind. Am Ende der Verarbeitung des Erlebten wird normalerweise ein neues psychisches Gleichgewicht erlangt.

Für die Rückgewinnung dieser Balance spielt die Kommunikation bzw. der Austausch der Betroffenen mit verschiedenen Gesprächspartnern eine zentrale Rolle. Die Eltern nehmen sehr unterschiedliche Kommunikationspartner und Informationsquellen in Anspruch, die zumeist jeweils spezifischen Blickwinkeln gerecht werden können:

1. Verwandte, Freunde und Selbsthilfegruppen von Betroffenen
2. medizinisches Personal
3. Seelsorger und Religionsgemeinschaften
4. Diskussionsforen und Informationen im Internet

2. Die Rolle des Arztes und des Pflegepersonals in Gesprächen mit Eltern schwerkranker Neugeborener

2.1. Erwartungen der Eltern in Beratungsgesprächen über die Möglichkeiten der medizinischen Behandlung kranker Neugeborener

Glücklicherweise und zweifelsohne haben sich die Chancen, als Frühgeborenes gesund zu überleben, in wenigen Jahrzehnten dramatisch verbessert. Damit einhergegangen ist ein offenbar noch schnellerer Anstieg der Erwartungshaltung in der Bevölkerung an die medizinischen Möglichkeiten bei Frühgeburtlichkeit. Enttäuschungen überhöhter Erwartungen können nicht ausbleiben und legen die Suche nach Fehlern und vermeintlich Schuldigen nahe. Da die Medizin als Wissenschaft und insbesondere die Medizintechnik dabei als eigentlich unfehlbare Größen (miss-)verstanden werden, konzentriert sich das Misstrauen nach unglücklichen Krankheitsverläufen bei Frühgeborenen zunehmend häufiger auf das medizinische Personal. Damit befindet sich der behandelnde Arzt in einem Dilemma: Er will den Eltern Hoffnung vermitteln, muss aber auf derzeit unabwendbare Gesundheitsrisiken mit hinreichendem Nachdruck verweisen. Die realistische Benennung von tatsächlichen Risiken ist sicherlich das Recht der Eltern und liegt in ihrem eigenen Interesse. Problematisch wird allerdings, wenn Ärzte aus Furcht vor enttäuschten Erwartungen und Haftungsklagen Risiken überbetonen und so Eltern Zuversicht nehmen. Es ist belegt, dass Ärzte die Prognose Frühgeborener und auch die von Drillingskindern systematisch schlechter einschätzen, als sie aktuell tatsächlich ist, wobei Unterschiede zwischen einzelnen Berufsgruppen, z.B. zwischen Geburtshelfern und Kinderärzten, festgestellt wurden (Morse, et al. 2000, Kleinmann, et al. 2004).

Die Eltern schätzen seitens des medizinischen Personals insbesondere die Empathie und eine sachgerechte, spezifische medizinische Information. So hoch der Ausdruck von Mitgefühl geschätzt wird, so wissen Eltern doch meist intuitiv, dass das Pflegepersonal und die behandelnden Ärzte wie auch andere nahestehende Personen das tatsächliche Leid der unmittelbar Betroffenen niemals in gleicher Weise nachempfinden können. Äußerungen – wie etwa „Ich weiß genau, was Sie jetzt empfinden" – sind deshalb unzutreffend und können zu Recht von Eltern als unlauter aufgenommen werden. Ärzte und Schwestern auf Neugeborenen-Intensivstationen können durchaus davon ausgehen, dass die Eltern trotz ihrer akuten Belastung erfassen, dass das Personal gleichzeitig mehrere ähnlich betroffene Familien zu betreuen hat und unter dieser beruflichen Belastung über Jahre hinweg arbeitsfähig bleiben muss. Insofern besteht die eigentliche Herausforderung für Ärzte und Schwestern darin, immer wieder glaubwürdig und persönlich den Eltern gegenüber Empathie zu bekunden bei Wahrung eines angemessenen und notwendigen Abstandes gegenüber den tragischen individuellen Schicksalen im unmittelbaren beruflichen Umfeld.

2.2. Gesprächsinhalte in Abhängigkeit vom Stadium der Erkrankung

Die behandelnden Ärzte müssen nach Übernahme des Behandlungsauftrages für das Kind anfangs zunächst eine Vielzahl von Details der Erkrankung diagnostisch abklären und meist ein ganzes Spektrum spezifischer therapeutischer Maßnahmen planen und einleiten. Der Versuchung, zu viele dieser Details des ärztlichen Tagesgeschäfts den Eltern zu kommunizieren, wird in dieser frühen Phase zu oft nachgegeben. Die Eltern befinden sich anfangs in einer überwältigenden Stresssituation und können Gesprächsinhalte nur bedingt präzise erfassen, insbesondere die Wertigkeit einzelner Details nur schwer einordnen und gewichten. Viele für den behandelnden Arzt wichtige medizinische Details stehen für die Eltern nicht im Vordergrund, ihr Interesse ist fokussiert auf einige zentrale Grundfragen. Die Antworten auf diese Fragen müssen die Eltern verarbeiten und bewältigen (im Gegensatz zu Ärzten und Pflegepersonal).

Als Beispiel sei die Diagnose eines angeborenen Herzfehlers genannt: Bereits die Anatomie des gesunden Herzens ist komplex und Eltern nur selten genauer bekannt. Noch schwieriger verständlich sind die anatomischen Verhältnisse des fehlgebildeten Herzens und die daraus resultierenden veränderten Kreislaufverhältnisse. Die bereits anfangs extensive Erläuterung beider Bereiche überfordert die Eltern. Es bleibt dadurch oft zu wenig Raum für die den Eltern wichtigen Fragen, z.B. solche nach dem längerfristigen gesundheitlichen Zustand nach den Operationen, der konkreten Behandlungssituation des Kindes (ob Verlegungen in andere Einrichtungen notwendig werden, ob Stillen möglich ist etc.) und dem Ausmaß der familiären Belastung infolge der Herzoperationen (Menahem, Grimwade 2004, Menahem, Grimwade 2004). Es wurde daher vorgeschlagen, die Vielzahl der Arten angeborener Herzfehler für die Eltern auf einer Skala der Schweregrade von 1 bis 10 einzuordnen und zusammenzufassen, um so eine leichtere Erfassung der Gesamtsituation zu ermöglichen. Schweregrad 1 beinhaltet Fehlbildungen, die durch weniger aufwendige Operationen in einen anatomischen Normalzustand überführt werden können und dann keine Beeinträchtigung der langfristigen gesundheitlichen Lebensqualität verursachen, auch keine Verkürzung der durchschnittlichen Lebensdauer. Die Schweregrade 9 und 10 repräsentieren die schwierigsten kardiologischen

Situationen, die mittel- bis langfristig einer Herztransplantation bedürfen oder bisher wegen begleitender anderer Fehlbildungen kaum einer Therapie zugänglich sind (Allan, Huggon 2004).

In den späteren Wochen eines längerfristigen stationären Verlaufes, wie er in der Regel bei extrem unreifen Frühgeborenen notwendig ist, wird hingegen typischerweise eher zu wenig mit den Eltern seitens der behandelnden Ärzte gesprochen (King 1992).

2.3. Grundlegende Aufgaben von ärztlichen Beratungsgesprächen mit Eltern

Die grundlegenden Aufgaben der ärztlichen Beratung in der Perinatologie können zu Themengruppen zusammengefasst werden (Allan, Huggon 2004):

1. Es müssen die weitgehend gesicherten Diagnosen mitgeteilt werden. Diese Aussage beinhaltet auch, dass nicht alle denkbaren Verdachts- und Differentialdiagnosen besprochen werden sollen, denn das würde die Eltern in ihrer angespannten Situation unnötig belasten. Insbesondere sollten Ärzte und Schwestern der Versuchung widerstehen, über den Zustand des Kindes zu spekulieren, wenn noch nicht genügend Informationen vorliegen.
2. Es soll ein klares und realistisches Bild der Prognose vermittelt werden. Sofern dies auf Grund einer unzulänglichen Datenlage nicht oder nur sehr eingeschränkt möglich ist, muss dies den Eltern kommuniziert werden.
3. Sind angesichts prognostischer Unsicherheiten verschiedene Behandlungsoptionen gegeben, so sollten diese den Eltern in dem Bestreben dargelegt werden, eine solche Entscheidung zu finden, die für die Betroffenen selbst die beste Form der Vorgehensweise darstellt.

2.4. Gespräche zu Entscheidungen für oder gegen lebensverlängernde Maßnahmen bei schwerstkranken Neugeborenen

Schwerwiegende prognostische Unsicherheiten sind z.B. beim gegenwärtigen Stand der Frühgeborenen-Intensivmedizin bei lebend geborenen Kindern nach 22 oder 23 vollendeten Schwangerschaftswochen gegeben. In dieser Situation kann bei einem individuellen Kind aus medizinisch-wissenschaftlichen Daten nicht abgeleitet werden, ob die Belastung des Kindes durch wochenlange Intensivtherapie in einem angemessenen Verhältnis zu der Chance steht, ihm dadurch auch tatsächlich zum Überleben zu helfen. Anderenfalls würde durch Intensivmedizin lediglich ein Leidenszustand bis zum ohnehin frühen Tod verlängert. Bei reiferen Frühgeborenen kann eine gleichartig schwerwiegende prognostische Unsicherheit im Verlauf einer einmal begonnenen Intensivtherapie eintreten, wenn eine schwere Organkomplikation zusätzlich auftritt. Dabei besteht neben der Einleitung bzw. der Fortführung der Intensivtherapie die Option der palliativen Behandlung: Intensivtherapeutische Maßnahmen mit dem Ziel der Lebensverlängerung wie beispielsweise die künstliche Beatmung werden dann nicht eingeleitet („withholding") oder eingestellt („withdrawing"). Das primäre Ziel der medizinischen Behandlung ist nach einer Entscheidung zu palliativem Vorgehen nicht mehr die Lebensverlängerung und der (aussichtslos erscheinende) Versuch einer Heilung, sondern vielmehr die bestmögliche Leidensminderung während des natürlichen Verlaufes der Erkrankung. In einer solchen Situation steht den Betroffenen selbst in erster Linie Einfluss auf die Entscheidung über den weiteren therapeutischen Weg zu. Die Entscheidung der Eltern an Stelle ihres Kindes, d.h. stellvertretend für ihr Kind, wird dann in aller Regel zu respektieren sein. Sie erfolgt im Kontext ihrer eigenen sozialen, kulturellen und religiösen Wertevorstellungen und kann somit unterschiedlich ausfallen, trotzdem jeweils aber vollkommen angemessen sein. Der individuell beste Weg einer einzelnen Familie kann und darf somit nicht als Muster für andere gelten. Insbesondere bei nachträglicher Betrachtung und im Vergleich zu anderen Verläufen muss Eltern immer wieder versichert werden, dass der von ihnen gewählte Weg für ihr Kind der richtige war.

Die Beteiligung und Einbeziehung der Eltern in Entscheidungen zur Beendigung intensivtherapeutischer Maßnahmen bei schwerstkranken Neugeborenen hat keinen ungünstigen Einfluss auf die spätere psychologische Situation der Eltern oder den Trauerverlauf (Schulze, Wermuth 2005, Wermuth 2009).

Wenn auch die Beratung der Eltern durch den Arzt in solcher Situation nicht-direktiv (non-directive medical counselling) sein soll, so bedeutet dieses Prinzip nicht, dass der behandelnde Arzt die Eltern mit der Entscheidungssituation allein lassen müsste. Er kann und sollte durchaus einen Vorschlag für das weitere Vorgehen aus seiner Sicht einbringen. Bei drohender Frühgeburtlichkeit an der Grenze der Überlebensmöglichkeit für kleinste Frühgeborene bedeutet dies zum Beispiel, dass wir zumeist den Eltern vorschlagen, bei einem lebend geborenen extrem kleinen Kind zwar initial einen Versuch der uneingeschränkten intensivtherapeutischen Behandlung zu unternehmen, bei bestimmten zusätzlichen Komplikationen diese lebensverlängernden Maßnahmen aber später in Absprache mit den Eltern einzustellen. Bei ungünstigem Verlauf werden dann die Eltern sich im Nachhinein immer sagen können, dass zumindest der Versuch unternommen wurde, ihrem Kind auch intensivmedizinisch zu helfen.

Der Respekt des Arztes gegenüber der Autonomie der Betroffenen in ihrer Entscheidung beinhaltet auch, dass er sich einer Wertung dieser Entscheidungen enthält (non-judgemental medical counselling). Es ist allerdings schwierig und gelingt nicht immer, Beratungsgespräche tatsächlich nicht-direktiv und nicht wertend zu führen (Bartels, et al. 1997, Kaempf, et al. 2006). Direktive Hinweise entnehmen die Eltern non-verbalen Äußerungen durch Gestik, Tonfall, die Art der Gesprächsführung u.Ä. (Kunze J 1999). Das medizinische Personal sollte sich bestimmte Reaktionsmuster, die bei dem Beratenden selbst auftreten können und mit typischen Gefahren verbunden sind, bewusst vergegenwärtigen (Peters, et al. 2004).

Dazu zählen folgende Kategorien:

- *assoziative Reaktionen*: Die Situation des Patienten löst beim Berater Assoziationen zu eigenem Erleben aus.
- *projektive Identifikation*: Der Berater identifiziert sich mit dem Patienten auf Grund von Analogien zu eigenem Erleben.
- *„Selbstoffenbarungs-Bedürfnis" des Beraters gegenüber dem Patienten*: Der Berater projiziert eigene Gedanken / Emotionen auf den Patienten und erwartet von diesem bewusst oder unbewusst ein ähnliches Verhalten wie von sich selbst. Er läuft dabei Gefahr, seine volle Aufnahmefähigkeit für die individuelle tatsächliche Situation des Patienten einzubüßen, und tendiert so eher zu direktiver Beratung.

2.5. Der Stellenwert individueller außergewöhnlicher Krankheitsverläufe und die Angabe durchschnittlicher statistischer Wahrscheinlichkeiten

Die Beratung der Eltern seitens des medizinischen Personals kann und darf nicht auf statistisch außergewöhnlich seltenen Verläufen basieren. So gab es beispielsweise bereits in den 1950er Jahren Einzelfallberichte zum Überleben von Kindern mit Geburtsgewichten unter 500 Gramm (Fakim 1950). Es wäre trotzdem damals Eltern gegenüber unverantwortlich gewesen, bei bevorstehender Geburt eines 500 g schweren Frühgeborenen der Mutter zu empfehlen, sich dem Risiko eines Kaiserschnittes zu unterziehen mit dem Ziel, das Kind so schonend wie möglich zur Welt zu bringen. In dieser Situation wäre das (zwar geringe) Risiko des Kaiserschnittes in Abwägung zu der verschwindend geringen Überlebenswahrscheinlichkeit des Kindes nicht zu rechtfertigen, obwohl der Tod des Kindes nicht mit letzter Sicherheit vorherzusagen war.

Auch wenn Vorhersagen zu bestimmten anderen Krankheitsbildern oft statistisch mit höherer Sicherheit möglich sind, so können in aller Regel trotzdem nur Wahrscheinlichkeiten angegeben werden. Wenn z.B. das Risiko einer bestimmten Komplikation „nur" bei 5% liegt, so wird ein – wenn auch „geringer" – Teil der Patienten diese erleiden. Deshalb ist von zentraler Bedeutung, dass der Arzt bei allen Vorhersagen den Eltern den Grad der Unsicherheit realistisch benennt.

Überlebensraten wie auch prozentuale Angaben zur Häufigkeit bestimmter Organkomplikationen bei Frühgeborenen werden heute in Deutschland von einzelnen Kliniken im Internet publiziert und sind so Eltern unmittelbar klinikspezifisch zugängig (Abb. 1 und 2). Unterschiede bezüglich der Behandlungsqualität (Versorgungsqualität) zwischen verschiedenen Kliniken lassen sich aber nur dann tatsächlich beweisen, wenn die Zahl der behandelten Kinder einer bestimmten Gewichtsgruppe nicht so klein ist, dass die Behandlungsergebnisse (z.B. die Überlebensrate oder der Prozentsatz bestimmter Komplikationen) rein zufällig besonders gut oder schlecht ausfallen können (Fehler der kleinen Zahl). Aus rein mathematischen Gründen kann deshalb eine zuverlässige Statistik zur Qualität der medizinischen Betreuung gar nicht erstellt werden in Kliniken, die nur eine geringe Zahl von Frühgeborenen einer bestimmten Risikogruppe betreuen. Für eine statistisch korrekte Bewertung wird die Angabe eines sog. Vertrauensintervalls (95% Konfidenzintervall) gefordert. Bei einer Überlebensrate von 70% in einer bestimmten Patientengruppe könnte das Vertrauensintervall beispielsweise 50% – 90% lauten. Dies besagt, dass mit 95%iger Sicherheit die tatsächliche Überlebensrate (unabhängig von zufällig besonders guten oder schlechten Episoden) nicht geringer als 50%, aber auch nicht besser als 90% ist. Nur wenn die Vertrauensintervalle der prozentualen Überlebensraten sich nicht überlappen, ist ein Unterschied tatsächlich anzunehmen. Tatsächliche Unterschiede zwischen einzelnen Kliniken müssen aber nicht unbedingt durch eine andere Qualität der medizinischen Versorgung bedingt sein. Diejenige Klinik, die die schwierigsten Patienten zugewiesen bekommt, wird u.U. eine schlechtere Überlebensrate ausweisen, ohne dass etwa die Qualität der Versorgung schlechter sein muss. Deshalb sollen klinikspezifische Daten zur Ergebnisqualität bezüglich des Schweregrades der Ausgangserkrankungen angepasst werden. Für eine realistische Beratung der Eltern sind somit neben klinikspezifischen Daten diejenigen bedeutsam, die von der Gesamtbevölkerung einer ganzen geographischen Region stammen. Bei jedem einzelnen frühgeborenen Kind liegen aber meist individuell besondere Risiken vor oder einzelne Risiken sind bereits individuell gänzlich auszuschließen, so dass die

Durchschnittswerte der Risiken an Bedeutung verlieren. Die Vielfalt und Komplexität der hier genannten Aspekte verdeutlicht, wie wichtig eine auf das einzelne Kind und seine individuellen Befunde ausgerichtete direkte medizinische Beratung durch den behandelnden Arzt für betroffene Eltern ist.

Trotz der Fortschritte in der Diagnostik für Kinder vor und nach der Geburt bleibt ein Teil der Krankheitsgründe und -zustände ursächlich ungeklärt. Bestimmte Krankheiten können zurzeit erst anhand des langfristigen Verlaufes diagnostisch eingeordnet werden, andere bleiben gänzlich unklar. Ebenso herrscht über bestimmte Behandlungsmethoden Unsicherheit bezüglich des Verhältnisses von erwünschten Wirkungen gegenüber unerwünschten Nebenwirkungen, oftmals trotz einer Vielzahl bereits durchgeführter Studien. Die Häufigkeit solcher Situationen in der Praxis der Versorgung unserer Patienten wird von Eltern infolge eines oft unrealistischen Bildes von den Möglichkeiten der modernen Medizin weit unterschätzt. Die ehrliche Aussage „Ich weiß das nicht" muss ein Kinderarzt in Gesprächen mit Eltern häufig treffen. Das fällt aus verschiedenen Gründen schwer, nicht nur wegen des Eingeständnisses der Unwissenheit, sondern auch, weil damit der üblichen Erwartungshaltung der Eltern nicht entsprochen wird und die ärztliche Kompetenz wahrscheinlich in der Folge hinterfragt werden wird. Es ist ungeachtet dieser Schwierigkeiten wichtig, den Eltern den jeweiligen Grad der Ungewissheit zu kommunizieren, da ansonsten der Boden für Unverständnis und späteres Missverständnis besonders bei unglücklichem Ausgang der Erkrankung gelegt wird.

Als Beispiel sei die Virusinfektion Zytomegalie genannt: Seit Jahrzehnten werden wissenschaftliche Studien zur Übertragung dieser Infektion von der Mutter auf das Kind durchgeführt. Die Vielzahl der vorhandenen Daten erlaubt trotzdem nicht eindeutig zu schlussfolgern, ob das Risiko der Übertragung der Infektion über die rohe Muttermilch auf ein frühgeborenes Kind so groß ist, dass die Milch mit dem Ziel der vollständigen Virusinaktivierung pasteurisiert werden sollte bei Müttern, die potenziell Viren in die Muttermilch ausscheiden. Die Pasteurisierung verschlechtert bestimmte Schutzeigenschaften der Muttermilch und könnte so z.B. andere Infektionen wiederum begünstigen. Im Jahr 2009 wurde eine neue Empfehlung der Österreichischen Gesellschaft für Kinder- und Jugendmedizin veröffentlicht, wonach bei Frühgeborenen < 1500 g und einem Schwangerschaftsalter < 32 Wochen die Muttermilch seropositiver Frauen für 12 – 24 Stunden bei -20 Grad vor dem Verfüttern eingefroren werden soll (Österreichische Gesellschaft für Kinder- und Jugendmedizin 2009). Dieses Vorgehen erhält die Abwehreigenschaften der Milch besser. Es inaktiviert das Virus ebenfalls, allerdings nicht zu 100% wie bei einer Pasteurisierung. Deshalb wird ein Restrisiko der Übertragung angenommen, über das die Mütter aufgeklärt werden sollen. Noch in derselben Ausgabe der Fachzeitschrift geben andere Ernährungsexperten einen Kommentar zu der neuen Empfehlung ab, in dem es heißt: „Unseres Erachtens lässt die derzeitige Datenlage auch andere Schlussfolgerungen zu als die von der Ernährungskommission der Österreichischen Gesellschaft für Kinder- und Jugendmedizin ausgesprochene Empfehlung" (Mihatsch, Koletzko 2009).

Vergleichbare Situationen sind durchaus nicht selten in der Neonatologie. Wenn die Unsicherheit der Datenlage den Eltern nicht erläutert wird, muss unverständlich bleiben, dass Ärzte bei sehr ähnlichen Patienten mitunter unterschiedlich vorgehen. Der Prozess der Entscheidungsfindung angesichts einer unklaren Datenlage und komplexer Situationen verläuft im menschlichen Gehirn anders als in einem Computer: Risiken und Vorteile werden im Computer auf dem Weg zur Entscheidung nach Algorithmen und Entscheidungsbäumen (decision tree analysis) ausgewertet. Die Wertung von Risiken und potenziellem Nutzen durch das menschliche Gehirn unterliegt demgegenüber zusätzlich und wesentlich bestimmten Reaktionsmustern, die statistische Daten nicht allein auf Basis der eigentlichen Zahlenwerte berücksichtigen („conditioning of perception"). Beispielsweise werden negative Ereignisse von extrem niedriger Wahrscheinlichkeit von uns häufiger erwartet, als sie tatsächlich auftreten. Die Bedeutung sehr seltener negativer Ereignisse überschätzen wir umso mehr, je dramatischer sie ablaufen und je sichtbarer sie „vor Augen geführt" werden. Die Zytomegalieerkrankung eines Frühgeborenen kann hochdramatisch mit äußerlich sichtbaren schweren Krankheitssymptomen verlaufen und bei kleinen Frühgeborenen auch rasch zum Tode führen (Rieger-Fackeldey, et al. 2001). Obwohl derartige Verläufe selten sind, werden diejenigen Ärzte, die selbst ein solches Kind erlebt haben, eher eine Empfehlung zur Pasteurisierung der Muttermilch abgeben als Ärzte, die „lediglich" die Statistik der Erkrankung kennen. Durchschnittlich ist deshalb zu erwarten, dass ältere Ärzte eher zur Pasteurisierung raten, da sie in vielen Berufsjahren auch solch seltene Verläufe aus eigenem Erleben kennen. Bei unterschiedlichen Behandlungsempfehlungen für zwei sehr ähnliche Situationen muss deshalb nicht notwendigerweise eine schlichtweg unrichtig sein. (Tversky, Kahnemann 1974, Kong, et al. 1986, Thornton, et al. 1996, Bogardus, et al. 1999)

3. Das Internet als Informationsquelle und Kommunikationsplattform für Eltern kranker Neugeborener

Unter den Eltern von Kindern mit pränatal identifizierten oder im späteren Kindesalter erstmalig aufgetretenen Erkrankungen nutzen mehr als 70% das Internet als Informationsquelle. Die Mehrheit der Eltern bewertet die dort gewonnene medizinische Information als nützlich. Allerdings ist die Information im Internet für Eltern oft überwältigend vielfältig und verwirrend. Sie ist nicht gefiltert für die individuelle Problematik der Betroffenen. Es kommt häufig zu Missverständnissen, da in der Regel keine Möglichkeit für Rückfragen gegeben ist. Demgegenüber ist offenbar der Anteil der Eltern, die das Internet als Kommunikationsplattform für ähnlich betroffene Familien nutzen, sehr viel geringer (Christian, et al. 2001).

Die große Mehrzahl der Webseiten unterliegt keiner Qualitätskontrolle der vermittelten Informationen, insbesondere sind die Darlegungen von Betroffenen selbst auf den Kommunikationsplattformen nicht selten fachlich unrichtig und irreführend. In Anbetracht dieser Gegebenheiten kann das Internet die individuelle Kommunikation mit den behandelnden Ärzten keineswegs ersetzen, allenfalls ergänzen. Die Präsenz des Internets nimmt aber Einfluss auf Inhalt und Art der Gespräche. Das medizinische Fachpersonal sollte deshalb relevante Internetseiten kennen und in der Lage sein, fachlich korrekte und geeignete Internetseiten als Informationsquelle zu empfehlen.

4. Spirituelle Bedürfnisse der Eltern

Eine schwere Erkrankung ihres neugeborenen Kindes führt die Eltern in eine Grenzsituation extremer Belastung, die einer eigenen existentiellen Krise gleichkommt. Die Betreuung sollte deshalb auf Wunsch der Eltern die Sozialdienste, eine psychologische Betreuung und die Seelsorge einbeziehen (McIntosh, et al. 1993, Sommerauer, Roser 2005). Ein solches holistisches Behandlungskonzept wurde auch in der Definition des Begriffes Palliativmedizin durch die WHO (2002) verankert: „... dient der Verbesserung der Lebensqualität von Patienten und ihren Angehörigen, die mit einer lebensbedrohlichen Erkrankung konfrontiert sind. Dies geschieht durch Vorbeugung und Linderung von Leiden mittels frühzeitiger Erkennung, Beurteilung und Behandlung von Schmerzen und anderen Problemen physischer, psychosozialer und spiritueller Natur". Spiritualität im Sinne der Seelsorge bezeichnet „das Gründen des Lebens in einem innersten geistigen Grund und Antrieb, dem Denken und Handeln eines Menschen entspringen". Ein Angebot zur Betreuung spiritueller Bedürfnisse der Eltern wird durch die Klinikseelsorge vorgenommen. Die Intensivstationen sollten auf Wunsch der Eltern auch einem Seelsorger vom Heimatort Zugang zu dem Kind und der Familie auf der Intensivstation gewähren.

5. Nachuntersuchungen frühgeborener Kinder im späteren Lebensalter

Die Kenntnis der langfristigen späteren Entwicklung ehemaliger Frühgeborener ist grundsätzlich von zentraler Bedeutung für alle Ärzte wie auch für das Pflegepersonal. Erst nach frühestens zwei bis sechs Jahren können die entscheidenden Ergebnisse medizinischer Behandlungsverfahren bei Frühgeborenen abschließend beurteilt werden (Abb. 3). Weiterhin sind allein langfristige Behandlungsergebnisse an größeren Gruppen der Kinder wichtig für die Beratung neu betroffener Eltern. Da sich die Therapieverfahren in den letzten Jahren immer wieder verändert haben, können nur aktuell erhobene Nachuntersuchungsbefunde zutreffende Aussagen liefern. *Den Eltern kann deshalb nicht eindrücklich genug die Bitte nahegelegt werden, diese Nachuntersuchungen trotz der vielfältigen damit verbundenen Ängste und Belastungen wahrzunehmen.* Die regelmäßigen Nachuntersuchungen dienen nicht „nur" der Erhebung von Ergebnisstatistiken. Mitunter ergeben sich dabei Befunde, die einer neuen Behandlung bedürfen. Nicht selten aber werden in bestimmten Bereichen der kindlichen Entwicklung überraschende Fortschritte durch die Entwicklungsneurologen aufgedeckt, die den Eltern bis dahin gar nicht bewusst waren. Die Nachuntersuchung tatsächlich aller Frühgeborenen ergibt häufig bessere durchschnittliche Ergebnisse als erwartet, da ansonsten vorwiegend gesundheitlich beeinträchtigte Kinder wieder in die Betreuung der Entwicklungsneurologen gelangen, so dass infolgedessen ein zu ungünstigem Ausgang hin verfälschtes Bild entsteht.

Univ.-Prof. Dr. med. Andreas Schulze leitet seit 1997 die Neugeborenen-Intensivtherapiestation des Dr. von Haunerschen Kinderspitals im Perinatalzentrum am Klinikum Großhadern der Ludwig-Maximilians-Universität in München.

Er studierte Humanmedizin in Leipzig. Die Habilitation im Fach Kinderheilkunde wurde für seine Arbeiten zur künstlichen Beatmung und Unterstützung der Spontanatmung bei Frühgeborenen erteilt.

Seit insgesamt 30 Jahren ist er als Kinderarzt für Neugeborene (Neonatologe) klinisch und wissenschaftlich tätig, u. a. über 10 Jahre an der Universität Dresden und über 6 Jahre in Nordamerika (McMaster University und University of Miami).

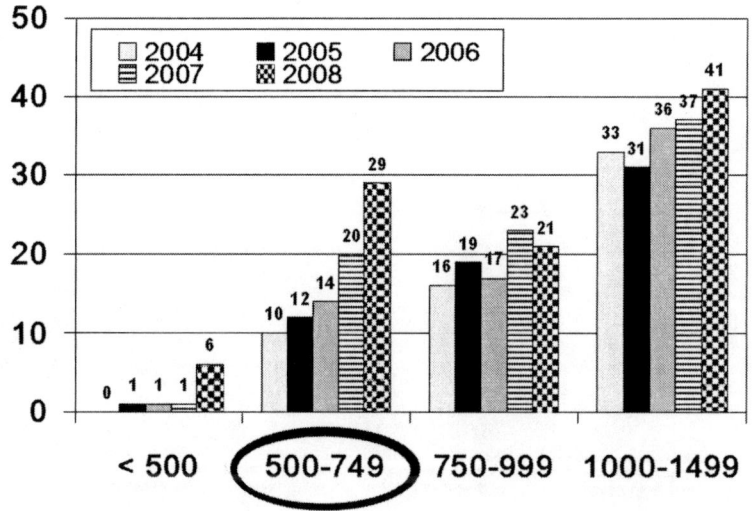

Abbildung 1: Anzahl der jährlich behandelten Frühgeborenen mit Geburtsgewichten < 1500 g, Frühgeborenen-Intensivstation des Perinatalzentrums im Klinikum Großhadern der Universität München.

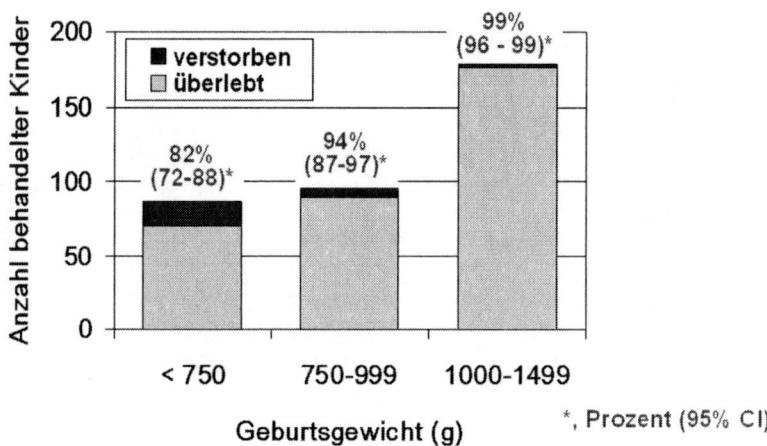

Abbildung 2: Überlebensrate Frühgeborener mit Geburtsgewichten < 1500 g bis zur Entlassung nach Hause: Jüngste Fünfjahresperiode (2004 – 2008), Frühgeborenen-Intensivstation am Perinatalzentrum München-Großhadern. CI = Konfidenzintervall

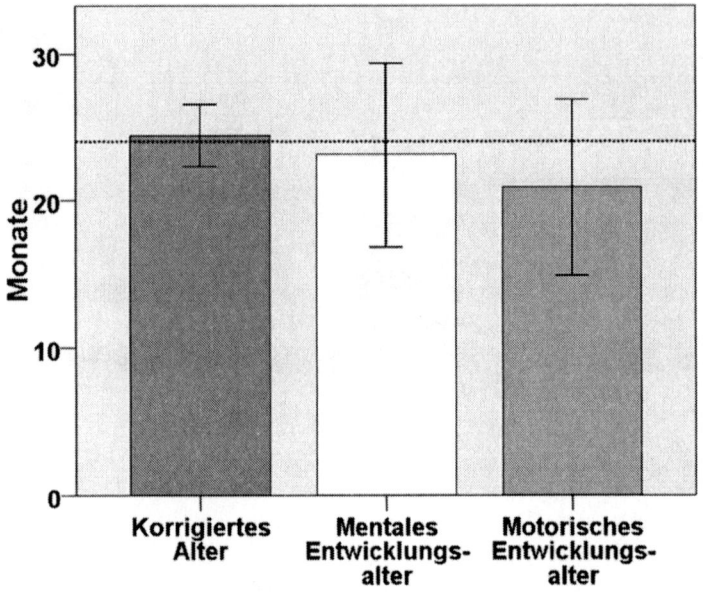

Abbildung 3: Ergebnisse der Nachuntersuchungen von 153 Kindern, die zwischen 23 und 33 Schwangerschaftswochen geboren wurden oder weniger als 1500 g Geburtsgewicht aufwiesen. Die Gruppe ist repräsentativ für alle in einem Zeitraum von 16 Monaten am Perinatalzentrum München-Großhadern betreuten Kinder dieses Grades der Unreife. Die Abbildung zeigt das geistige und motorische Entwicklungsalter bei der Nachuntersuchung (nach Bayley II) im Alter von 2 Jahren („korrigiert entsprechend der Frühgeburtlichkeit", d.h. bezogen auf den eigentlich erwarteten Geburtstermin nach normaler Schwangerschaftsdauer). Die Nachuntersuchungen konnten nicht immer wie geplant genau am „2. Geburtstag" erfolgen, deshalb der Abweichungsbereich bei der Säule „Korrigiertes Alter". Die Abbildung zeigt, dass auch bei sehr unreifen Frühgeborenen im Alter von zwei Jahren der Entwicklungsrückstand im Durchschnitt nur wenige Wochen bis Monate beträgt im Vergleich zur geistigen und motorischen Entwicklung zeitgerecht geborener Kinder.

Literatur

1. Allan LD, Huggon IC. Counselling following a diagnosis of congenital heart disease. Prenat Diagn 2004; 24:1136-1142.
2. Antonovsky A. The structure and properties of the sense of coherence scale. Soc Sci Med 1993; 36:725-733.
3. Bartels DM, LeRoy BS, McCarthy P, Caplan AL. Nondirectiveness in genetic counseling: a survey of practitioners. Am J Med Genet 1997; 72:172-179.
4. Bogardus ST, Holmboe E, Jekel JF. Perils, pitfalls, and possibilities in talking about medical risk. JAMA 1999; 281:1037-1041.
5. Christian SM, Kieffer SA, Leonard NJ. Medical genetics and patient use of the Internet. Clin Genet 2001; 60:232-236.
6. Fakim H. Survival of a 16-oz (384g) baby. Br Med Assoc J 1950; 2:445.
7. Österreichische Gesellschaft für Kinder- und Jugendmedizin. Prävention von CMV-Infektionen bei Frühgeborenen durch Muttermilch. Update 2008 - Empfehlung. Monatsschr Kinderheilkd 2009; 157:795-797.
8. Kaempf JW, Tomlinson M, Arduza C, Anderson S, Campbell B, Ferguson LA, Zabari M, Stewart VT. Medical staff guidelines for periviability pregnancy counseling and medical treatment of extremely premature infants. Pediatrics 2006; 117:22-29.
9. King NMP. Transparency in neonatal intensive care. Hastings Center Report 1992; 22:1-11.
10. Kleinmann A, Mair M, Strauss A, Hepp H, Schulze A. Drillinge im Alter von 3 Jahren - Entwicklungsstand der Kinder und Zufriedenheit der Eltern mit dem Familienleben. Eine Follow-up Case-Control-Studie eines Perinatalzentrums. Geburtsh Frauenheilk 2004; 64:1072-1079.
11. Kong A, Barnett GO, Mosteller F, Youtz C. How medical professionals evaluate expressions of probability. N Eng J Med 1986; 315:740-744.
12. Kunze J. Praxis der „nichtdirektiven genetischen Beratung". In: Schwinger E, Dudenhausen JW, eds. Nichtdirektive humangenetische Beratung: Molekulare Medizin und genetische Beratung. Ein Leitfaden der Stiftung für das behinderte Kind. Frankfurt / Main: Medizinische Verlagsgesellschaft Umwelt & Medizin 1999:20-28.
13. McIntosh DN, Silver RC, Wortman CB. Religion's role in adjustment to a negative life event: Coping with the loss of a child. J Pers Soc Psychol 1993; 65:812-821.
14. Menahem S, Grimwade J. Counselling strategies in the prenatal diagnosis of major heart abnormality. Heart Lung Circ 2004; 13:261-265.
15. Menahem S, Grimwade J. Effective counselling of pre-natal diagnosis of serious heart disease--an aid to maternal bonding? Fetal Diagn Ther 2004; 19:470-474.
16. Mihatsch WA, Koletzko B. Kommentar zur Stellungnahme der Ernährungskommission der Österreichischen Gesellschaft für Kinder- und Jugendmedizin. Prävention von CMV-Infektionen bei Frühgeborenen durch Muttermilch - Update 2008. Monatsschr Kinderheilkd 2009; 157:798-800.
17. Morse SB, Haywood JL, Goldenberg RL, Bronstein J, Nelson KG, Carlo WA. Estimation of neonatal outcome and perinatal therapy use. Pediatrics 2000; 105:1046-1050.
18. Peters E, McCarthy Veach P, Ward EE, LeRoy BS. Does receiving genetic counseling impact genetic counselor practice? J Genet Couns 2004; 13:387-402.
19. Rieger-Fackeldey E, Genzel-Boroviczény O, Schulze A. Schwere systemische Zytomegalie-Virusinfektion Frühgeborener über die Muttermilch. Monatsschr Kinderheilkd 2001; 149:1059-1062.
20. Robinson M, Baker L, Nackerud L. The relationship of attachment theory and perinatal loss. Death Studies 1999; 23:257-270.
21. Schulze A, Wermuth I. Betreuung Früh- und Reifgeborener bei infauster Prognose. Monatsschr Kinderheilkd 2005; 153:1157-1164.
22. Sommerauer C, Roser T. Spiritual care bei sterbenden und verstorbenen Kindern, ihren Familien und den sie begleitenden Personen. Monatsschr Kinderheilkd 2005; 153:545-551.
23. Thornton JG, van den Borne MP, de Bruijn AJ. Risk communication; the patient's view. Early Hum Dev 1996; 47:S13-17.
24. Tversky A, Kahnemann D. Judgement under uncertainty: heuristics and biases. Science 1974; 185:1124-1131.
25. Uren TH, Wastell CA. Attachment and meaning-making in perinatal bereavement. Death Studies 2002; 26:279-308.
26. Wermuth I. Palliative Behandlung und Sterben auf einer Neugeborenen-Intensivstation. Interviews mit Eltern. Dissertation. Abt. Neonatologie, Dr. von Haunersches Kinderspital. München: Ludwig-Maximilians-Universität, 2009.

Glossar

500-Gramm-Grenze: Das Risiko, nach der Geburt zu versterben oder mit schweren Beeinträchtigungen zu überleben, steigt bei einem Geburtsgewicht unter 500 g steil an.

Abstrich: Mit Hilfe eines Watteträgers werden Keime aus der Scheiden- und Muttermundsregion gewonnen, die dann im bakteriologischen Labor analysiert werden können. Abstriche werden nach der Geburt vom Kind und / oder der Placenta abgenommen.

Ambubeutel: Beatmungsbeutel

Antibiose: Gezielte oder breite Therapie gegen bakterielle oder virale Erreger bzw. gegen Pilzinfektionen.

audiologische Frühförderung: Frühförderung bei Hörstörung.

audiologische Untersuchung: Spezielle Hörprüfung, die nur in Test-Labors durchgeführt wird.

Blutgaswerte: Ergebnisse der Blutgasmessung aus kindlichem Blut. Dient der Überwachung der Atmung und des Säure-Basenstatus.

Bobath-Richtlinien: Richtlinien für die spezielle Physiotherapie nach Bobath.

Brusternährungsset: Behälter für Muttermilch mit angeklebtem kleinen Schlauch, der bis zur mütterlichen Brustwarze führt, um das Kind an das Trinken an der Brust zu gewöhnen.

Bryophyllum (10 Prozent auf Milchzucker): Pflanzliches Hormon, zur Schwangerschaftserhaltung meist von Hebammen oral verabreicht.

Cerclage: Operativer Muttermundsverschluss bei drohender Frühgeburt. Nur noch selten angewendet.

Cervix: Gebärmutterhals

Click-BERA-Untersuchung: Prüfung der Schallwahrnehmung in der Hirnrinde (Teil der audiologischen Untersuchung).

Cochlea-Implantat: Wird in den Knochen hinter der Ohrmuschel eingepflanzt.

Coffein: Medikament zur Stimulation der Eigenatmung bei Frühgeborenen.

CPAP: „Continuous Positive Airway Pressure", steht für einen Blähdruck, der durch Tubus, Nasenbrillen oder Masken der Lunge vorgeschaltet wird. Dadurch werden Gasaustausch und Lungenfunktion verbessert.

CTG: „Cardiotokogramm", Aufzeichnung von Wehen und kindlichen Herztönen.

Ductus arteriosus: Siehe pDa

EEG: „Elektroencephalogramm", Untersuchung zur Aufzeichnung der elektrischen Hirnströme, die einen Anhalt über die Hirnaktivität gibt.

Endorphine: Körpereigene Schmerzmittel, die mit Morphium verwandt sind.

Extrem-frühgeborenes Baby: Kinder, die mit einem Geburtsgewicht unter 1.000 g geboren wurden.

Extubiert: Entfernung des Beatmungstubus, was einen Meilenstein der Entwicklung eines Frühgeborenen darstellt.

Feuchtraum-Bakterien: Bakterien, die sich vornehmlich im feuchten Milieu vermehren können.

Frühgeborenenstation: Spezialisierte Station für die Betreuung Frühgeborener, meist an einer Entbindungsklinik im Perinatalzentrum zusammengefasst. Die Station wird geleitet von einem Neonatologen und dessen Stellvertreter.

Frühgeburt: Entbindung vor der vollendeten 37. Schwangerschaftswoche.

Gebärmutterentzündung: Meist durch Bakterien bedingte, schmerzhafte und oft hochfiebrige Entzündung der Schleimhautschicht im Inneren der Gebärmutter.

Gehirnblutung: Komplikation des Neugeborenen mit Übertritt von Blut aus hirnversorgenden Gefäßen in den Hohlraum des Gehirns (Ventrikel) oder ins Hirngewebe.

Gehirnventrikel: Flüssigkeitsgefüllte Räume im Gehirn.

Gelbkörperhormon (Progesteron): Eierstockhormon, das nach dem Eisprung vom zurückbleibenden Gelbkörper gebildet wird und für den Erhalt der Schwangerschaft wichtig ist.

Gestationsalter: Schwangerschaftsdauer bis zum Zeitpunkt der Geburt, normalerweise 37–41 Wochen.

Handschuhpflege: Bei einer Besiedelung eines Kindes mit potentiell gefährlichen Keimen wird zur Vermeidung der Keimverschleppung die Pflege des Kindes mit Einmalhandschuhen durchgeführt.

Haushaltshilfe: Von der Krankenkasse finanzierte Hilfe für zu Hause.

Heparin: Medikament, das die Gerinnung des Blutes hemmt und damit die Fließeigenschaften des Blutes verbessert.

Hochfrequenz-Oszillationsbeatmung: Spezielles Beatmungsverfahren, welches den Gasaustausch mit sehr hohen Frequenzen und niedrigen Atemzugvolumina erreicht.

Hörgeräteakustiker: Techniker, der sich speziell mit der Anpassung von Hörgeräten befasst.

Hörscreening: Horprufung für Neugeborene.

Intubation / Intubiert: Um einen Patienten mit schwerer Lungenerkrankung (z.B. Atemnotsyndrom des Frühgeborenen) mit einer Beatmungsmaschine unterstützen zu können, ist ein „Schlauch" (Tubus) erforderlich, der über Mund oder Nase über die Stimmritze in die Luftröhre eingeführt wird.

Känguruh-Methode; Känguruhen: Entwicklungs- und bindungsfördernde Haltemethode / Tragemethode für Frühgeborene. Dabei liegt das Kind auf dem Oberkörper der Mutter oder des Vaters und hat so direkten Kontakt zu den Eltern.

Kolostrum: Vormilch

Kontraktionen: Meist gebraucht für schmerzlose Wehen.

Laktationsberaterin: Speziell ausgebildete Stillberaterin.

Leistenbruch: Öffnung im Leistenkanal, durch die Dünndarmanteile unter die Haut, in den Hodensack oder in die Schamlippen austreten können.

Lungenreifung: Intramuskuläre Gabe von Betamethason (Kortison-Abkömmling) zum vorgeburtlichen Versuch der Lungenreifungsförderung. Bislang ungeklärter Wirkmechanismus.

Magensonde: Kleiner Schlauch, über welchen den Kindern Nahrung und Medikamente direkt in den Magen eingebracht werden können, wenn sie noch nicht in der Lage sind, alles selbständig zu trinken.

Magnesium: Elektrolyt, welches für die Zellfunktion erforderlich ist. Kann oft für kurze Zeit Wehen hemmen, aber auch den mütterlichen Blutdruck senken.

Mekonium: Erster Stuhl, der vom Neugeborenen abgesetzt wird. Normalerweise dunkelgrün verfärbt. Umgangssprachlich auch „Kindspech" genannt.

Milchpumpe: Elektrisch oder manuell betriebenes Gerät zum Absaugen von Muttermilch.

Mund-zu-Mund-und-Nase-Beatmung: Wiederbelebungsverfahren, besonders für Kleinkinder geeignet.

Mundpflege: Pflege des Mundes mit durch Muttermilch / Nahrung angefeuchtete Wattestäbchen zur oralen Stimulation des Kindes.

Nabelkatheter: In die Nabelgefäße nach der Geburt eingelegte Katheter. Über den Nabelvenenkatheter ist eine hochkalorische Versorgung des Kindes möglich. Der Nabelarterienkatheter dient der Überwachung das kindlichen Blutdruckes sowie des Gasaustausches.

Nährstoffinfusion: Infusion zur Überbrückung der Zeit bis zum vollen Nahrungsaufbau bei Neugeborenen.

Nasen-CPAP: Siehe CPAP

NEC: „Nekrotisierende Enterokolitis", Darmerkrankung Neu- und Frühgeborener, die mit einer Gewebszerstörung bis hin zum Durchbruch des Darms führen kann.

Neonatologe: Kinderarzt, der eine spezialisierte Zusatzausbildung in Frühgeborenenmedizin über mindestens 2 Jahre und eine entsprechende Prüfung absolviert hat.

Neugeborenen-Intensivstation: Spezialisierte Station für Frühgeborene und kranke Neugeborene.

Offener Ductus arteriosus (pDa): Verbindung zwischen Körper und Lungenschlagader, die vor der Geburt physiologisch ist, sich nach der Geburt aber verschließen soll. Bei Frühgeborenen kann der Verschluss mit Hilfe von Medikamenten unterstützt werden, manchmal muss er aber auch durch eine Operation (Ligatur) erfolgen.

Oral-Tubus: Beatmungsschlauch, der über den Mund eingelegt wurde (im Gegensatz zum Nasal-Tubus).

Organscreening: Ultraschall zur Früherkennung von Fehlbildungen.

pDa: „persistierender Ductus arteriosus", in der Kinderheilkunde gebräuchlicher Ausdruck für einen noch nicht geschlossenen vorgeburtlichen „Umweg". Reagiert auf wechselnde Sauerstoffspannung im Blut und beeinflusst die Kreislaufstabilität von Frühgeborenen. Medikamente (Indometacin oder Ibuprofen) oder OP werden eingesetzt, sobald der Zustand eines Frühgeborenen nicht mehr steuerbar erscheint.

PDA: Periduralanästhesie

Perinatalzentrum: Spezialisiertes Zentrum zur Versorgung von Frühgeborenen und Risikoneugeborenen. Man unterscheidet in Deutschland 3 Level. Level 1 versorgt alle Kinder, insbesondere Kinder unter 1.500 g Geburtsgewicht, und muss dementsprechende Strukturen vorhalten.

Plazenta Praevia: Mutterkuchen, der entweder komplett (totalis) oder teilweise (partialis) den Gebärmutterhals verlegt und damit eine vaginale Entbindung erschwert oder unmöglich macht.

Plazenta: Mutterkuchen

Prolaps, Prolabiert: Vorfall, vorfallen (z.B. der Fruchtblase oder der Nabelschnur).

Pulsoxymeter: Gerät, welches über eine Lichtsonde durch die Haut die Sauerstoffbeladung des roten Blutfarbstoffes (Hämoglobin) bestimmt.

Rachen-CPAP: Weniger invasive Beatmungshilfe, Überdruck.

Re-Intubation / Reintubation: Wiederbeginn einer künstlichen Beatmung.

Relaxierung: Gabe von Medikamenten, die die Muskulatur entspannen, insbesondere, wenn Kinder durch Unruhe nicht mehr gut beatembar sind. Muss immer mit Sedierung gegeben werden.

Retinopathie: Augenerkrankung ehemaliger Frühgeborener, bei der durch Einwachsen von Gefäßen von außen in die Netzhaut die Gefahr einer Beeinträchtigung der Sehfähigkeit besteht.

Risikoschwangerschaft: Auf Grund von Vorbefunden besteht ein statistisch erhöhtes Erkrankungsrisiko für die Schwangere selbst u./o. das ungeborene Kind. Eine spezialisierte Betreuung ist empfehlenswert.

RSV-Schnelltest: Schnelltest zur Untersuchung, ob eine Infektion mit einem für Frühgeborene potentiell gefährlichen Schnupfenvirus-Infektion vorliegt.

Sauerstoffbrille: Kleiner Schlauch, der mit zwei Öffnungen an der Nase vorbeigeführt wird und welcher mit Sauerstoff unterschiedlicher Konzentration durchströmt wird.

Sauerstoffsättigung: Prozentualer Anteil der Sauerstoffbeladung des roten Blutfarbstoffes (Hämoglobins).

Sedierung: Gabe von Beruhigungsmitteln.

Sekret: Flüssigkeit in der Luftröhre und der Lunge, welche die Atemwege oder den Beatmungstubus verlegen kann.

Sepsis: Schwere Bakterielle Infektion („Blutvergiftung").

SIDS: „Sudden Infant Death Syndrome", Plötzlicher Säuglingstod.

Spekulum: Untersuchungsinstrument für die Vaginaluntersuchung.

Stoma: Künstlicher Darmausgang durch die Bauchdecke. Z.B. nach nekrotisierender Enterokolitis (NEC) oder bei angeborenen Fehlbildungen des Darms.

Surfactant: Vorstellung eines speziellen Stoffes, der die Lungenbläschen offen hält und der von Frühgeborenen noch nicht gebildet werden kann.

Thrombose: Blutgerinnsel in einem Blutgefäß.

Tokolyse: Wehenhemmung

Transportinkubator: Spezieller Brutkasten zur Verlegung von Neugeborenen.

Trichterbildung: Trichterförmige Eröffnung des Muttermunds von der Seite des Muttermundes.

Trisomie 21: Statt eines normalen doppelten Chromosoms kommt das Chromosom 21 bei den betroffenen Kinder in jeder Körperzelle gleich dreimal vor. Kinder mit Trisomie 21 haben ein charakteristisches Gesicht, ein höheres Risiko für angeborene Herzfehler und andere Organfehlbildungen sowie eine geistige Beeinträchtigung unterschiedlicher Ausprägung.

Tubus: Beatmungsschlauch

Überlebensgrenze: Unscharfe Grenze der Lebensfähigkeit Frühgeborener, derzeit bei 23–24 vollendeten Schwangerschaftswochen.

Überwachungsmonitor: Misst Atembewegungen und Herzfrequenz und gibt Alarm im Fall von Auffälligkeiten.

Vaporisator (vapor, lat. „Dampf"): Heimgerät zur Keimverminderung von Milchflaschen oder Saugern (nicht sterilisierend!); zur häuslichen Pflege eines Frühgeborenen reicht in der Regel allerdings einfaches Auskochen.

Verlegung: Transport in andere Klinik.

Vollbeatmung: Künstliche Beatmung über einen Schlauch (Tubus) in der Luftröhre.

Wärmelampe: Heizgerät für die Versorgung von Neugeborenen, welches in der Regel über der Wickelablage angebracht wird.

Wehen: Muskelanspannung der Gebärmutterwand, die entweder mit oder ohne Wirkung auf den Muttermund sein können.

Wehenhemmer: Medikamente, die Wehen unterdrücken sollen.

zentraler Venenkatheter (ZVK): Schlauch, der über eine Vene im Arm oder Bein bis vor das rechte Herz platziert werden kann.

Ausgewählte Kontaktadressen

Ninas Forum

Kinderwunsch, Schwangerschaft, Baby und Kind
* **www.9monate.de**

Frühgeburt und Förderung frühgeborener Kinder

Bundesverband „Das frühgeborene Kind" e.V.
* **www.fruehgeborene.de**

FrühStart ins Leben e.V.
* **www.fruehstartinsleben.de**

Entwicklungsfördernde Begleitung für Familien mit Frühgeborenen u. kranken Neugeborenen
* **www.neonatalbegleitung.de**

Interessengemeinschaft zur Förderung der Kinder der Würzburger Intensivstation e.V.
* **www.kiwiev.de**

Die virtuelle Selbsthilfegruppe für die Eltern frühgeborener Kinder
* **www.fruehchen-netz.de**

Informationen für Eltern von Frühgeborenen und kranken Neugeborenen
* **www.fruehchen.de**

Informationen u.a. zu Frühgeburt, Intensivstation, Stillen, Betreuung im Krankenhaus
* **www.fruehchen-finden-zusammen.de**

Hört mein Kind? Modellprojekt zum Neugeborenenhörscreening
* **www.neugeborenenhoerscreening.de**

Musik für frühgeborene Kinder
* **www.fruehchenmusik.de**

Kinder und Medizin

Deutsche Gesellschaft für Kinder- und Jugendmedizin e.V.
* **www.dgkj.de**

Berufsverband Kinderkrankenpflege
* **www.kinderkrankenpflege.at**

Übersicht zu Pflege in der Neonatologie
* **www.kinderkrankenpflege-netz.de/neonatologie.shtml**

Förderkreis Neonatologie für das frühgeborene und kranke neugeborene Kind
* **www.neonatologie-foerderkreis.de**

Gesellschaft für Neonatologie und Pädiatrische Intensivmedizin
* **www.gnpi.de**

Missionsärztliche Klinik Würzburg
* **www.missioklinik.de**

Eltern werden, Eltern sein

Verlag für Kindersachbücher und Gesundheitswissen
* **www.editionriedenburg.at**

Stiftung Folsäure Offensive Schweiz
* **www.folsaeure.ch**

Deutsche Liga für das Kind in Familie und Gesellschaft e.V.
- **www.liga-kind.de**

Wirbelwind – Die andere Elternzeitschrift
- **www.elternzeitschrift.org**

Elternnetzwerk „Rabeneltern"
- **www.rabeneltern.org**

Die Website für Mehrlingseltern
- **www.twins.de**

Beratungsstellen

Gesellschaft für Geburtsvorbereitung (GfG)
- **www.gfg-bv.de**

Geburtsallianz Österreich
- **www.geburtsallianz.at**

Donum Vitae e.V.
- **www.donumvitae.org**

Lichtzeichen e.V. – Hilfe für schwangere Frauen
- **www.lichtzeichen.org**

Hebammen und Hausgeburt

Das große Hausgeburts-Forum mit Hebammensuche
- **www.privatgeburt.de**

Bund freiberuflicher Hebammen Deutschlands e.V. (BFHD)
- **www.bfhd.de**

Deutscher Hebammenverband e.V. (DHV)
- **www.hebammenverband.de**

Österreichisches Hebammen-Gremium (ÖHG)
- **www.hebammen.at**

Schweizerischer Hebammenverband
- **www.sage-femme.ch**

Die Hausgeburt e.V.
- **www.die-hausgeburt.de**

Stillen und Tragen

La Leche League International
- **www.llli.org**

La Leche Liga Deutschland e.V.
- **www.lalecheliga.de**

La Leche Liga Österreich
- **www.lalecheliga.at**

La Leche League Schweiz
- **www.stillberatung.ch**

Arbeitsgemeinschaft Freier Stillgruppen (AFS)
- **www.afs-stillen.de**

Ausbildungszentrum für Laktation und Stillen
- **www.stillen.de**

Verband Europäischer Laktationsberaterinnen IBCLC e.V.
- **www.stillen.org**

Berufsverband Deutscher Laktationsberaterinnen IBCLC e.V.
- **www.bdl-stillen.de**

Verband der Still- und Laktationsberaterinnen Österreichs
- **www.stillen.at**

Berufsverband Schweizerischer Stillberaterinnen IBCLC
- **www.stillen.ch**

Stillen bei Lippen-, Kiefer-, Gaumenspalte
- **www.stillenbeispalte.org**

Stillen und Tragen
- **www.stillen-und-tragen.de**

Probleme nach der Geburt

Nach Kaiserschnitt
- **www.kaiserschnittbuch.de**
- **www.kaiserschnitt-netzwerk.de**

Selbsthilfe für Schreibabys
- **www.trostreich.de**

Schatten & Licht - Krise nach der Geburt e.V.
- **www.schatten-und-licht.de**

Verein Postnatale Depression Schweiz
- **www.postnatale-depression.ch**

Trauer und Hoffnung

Bundesverband Verwaiste Eltern in Deutschland e.V.
- **www.veid.de**

Fachstelle Fehlgeburt und perinataler Kindstod
- **www.fpk.ch**

Gemeinsame Elterninitiative Plötzlicher Säuglingstod e.V.
- **www.geps.de**

Initiative Regenbogen ‚Glücklose Schwangerschaft' e.V.
- **www.initiative-regenbogen.de**

Verein verwaiste Eltern
- **www.verwaisteeltern.at**

Verein Regenbogen Schweiz
- **www.verein-regenbogen.ch**

Wenn Geburt und Tod zusammen kommen
- **www.kindergrab.de**

Buchprojekt ‚Sternenkindmütter'
- **www.sternenkindmuetter.de**

Buchprojekt ‚Im Strom des Lebens'
- **www.folgeschwangerschaft.de**

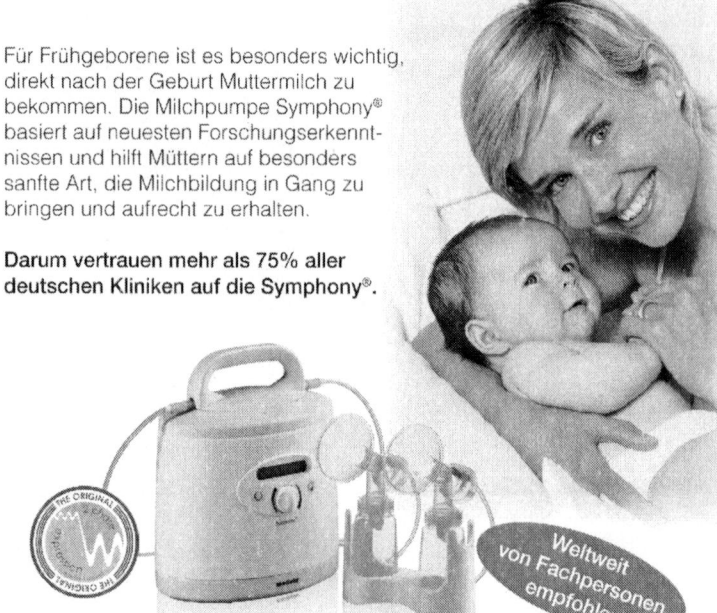

das Original seit 1972

DIDYMOS ®

Erika Hoffmann

Das Babytragetuch.

• **100% kbA-Qualität** •

mit Zertifikat

ÖKO·TEST
RICHTIG GUT LEBEN
Didymos Babytragetuch
Martin 6
sehr gut
Ausgabe 02/2004 und
Jahrbuch Kleinkinder 2006

• **Das Qualitätsprodukt mit der speziellen Webart für rundum sicheren Halt**

• **besondere Tücher für Früh- und Neugeborene**

• **empfohlen von Hebammen und Ärzten**

• **die Tragehilfe genau nach Maß von Geburt bis zu 3 Jahren**

• **Längen von 270 cm* bis 570 cm *ab 45 Euro**

• **in unserer kostenlosen Farbbroschüre steht alles ganz ausführlich**

DIDYMOS®• Alleenstr. 8 D-71638 Ludwigsburg Tel.: +49 (0)71 41/92 10 25 Fax: +49 (0)71 41/92 10 26

www.didymos.com

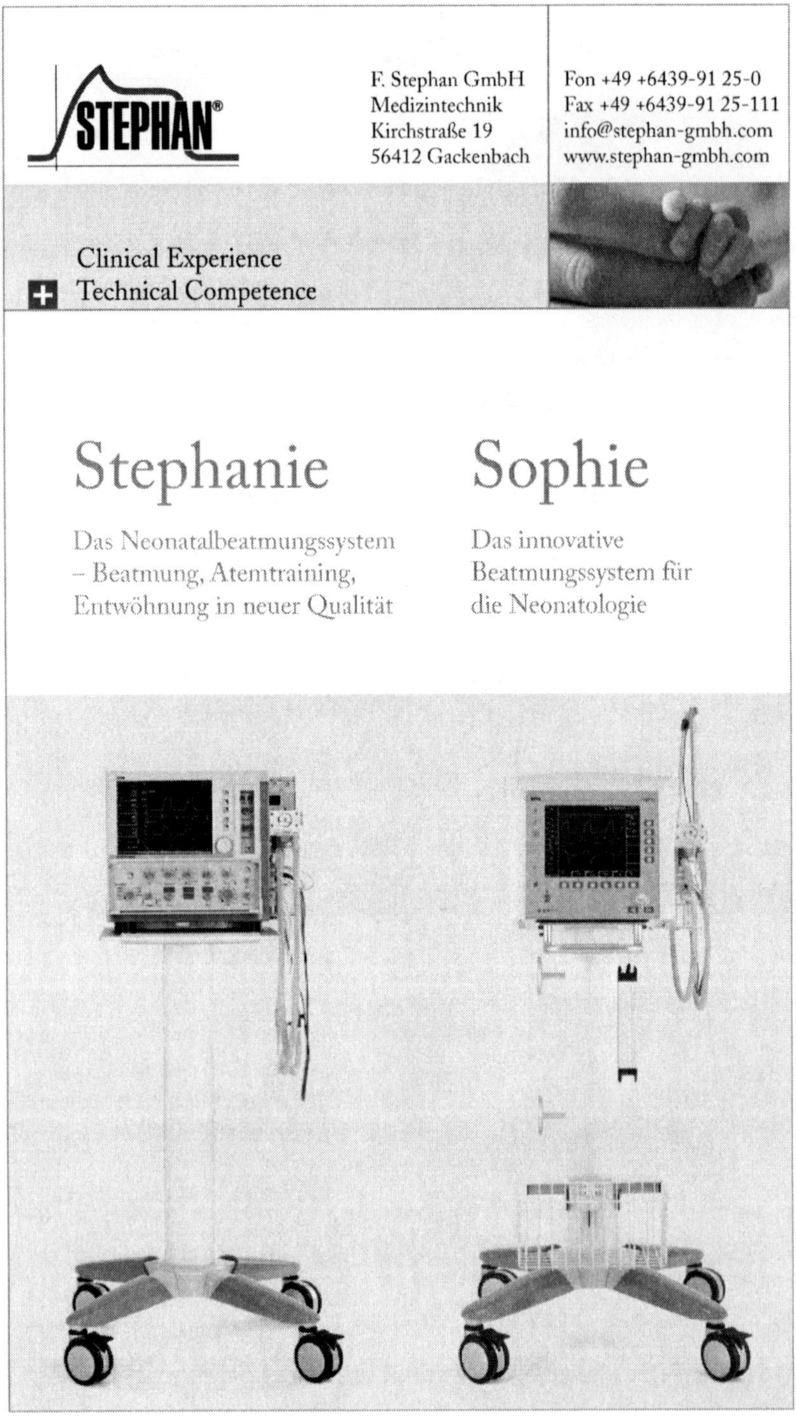

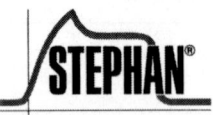

F. Stephan GmbH
Medizintechnik
Kirchstraße 19
56412 Gackenbach

Fon +49 +6439-91 25-0
Fax +49 +6439-91 25-111
info@stephan-gmbh.com
www.stephan-gmbh.com

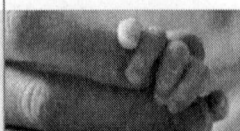

Clinical Experience
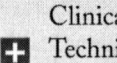 Technical Competence

Stephanie

Das Neonatalbeatmungssystem
– Beatmung, Atemtraining,
Entwöhnung in neuer Qualität

Sophie

Das innovative
Beatmungssystem für
die Neonatologie

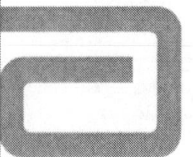
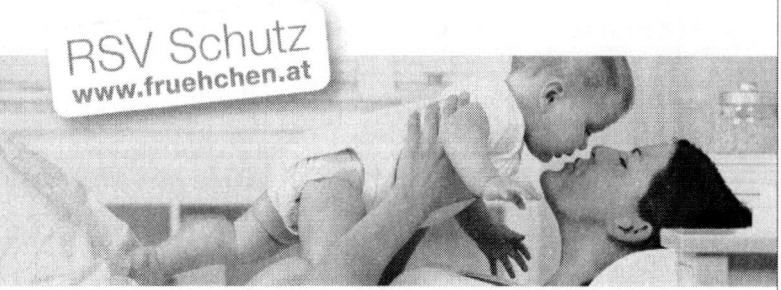
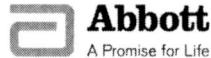

Frühgeborene sind stärker als wir denken ...
aber auch Frühcheneltern müssen stark sein!

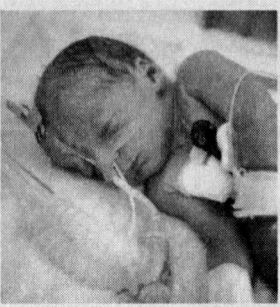

Die eigene Erfahrung mit zu früh geborenen Zwillingen und das Wissen darüber, wieviel Trost Frühcheneltern auch im Gespräch mit anderen Betroffenen finden, haben uns dazu gebracht, viele Erfahrungen und Lebensgeschichten in einem Buch zusammen zu fassen:

Conny von Gratkowski - 2 Stunden alt

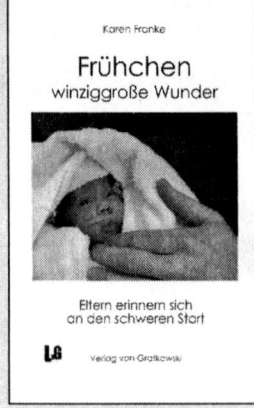

Karen Franke

Frühchen
winziggroße Wunder

Eltern erinnern sich
an den schweren Start

L8   verlag von Gratkowski

Dr. Karen Franke, „Frühchen winziggroße Wunder - Eltern erinnern sich an einen schweren Start", Verlag von Gratkowski, 320 S., viele Abbildungen, 14,90 €, im Buchhandel oder unter www.twins.de

Unter www.twins.de erhalten Sie auch die Zeitschrift ZWILLINGE und zahlreiche andere Bücher für Eltern und solche, die's werden wollen.

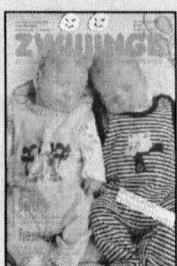
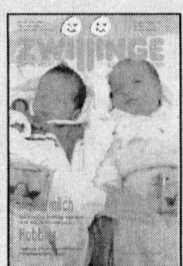
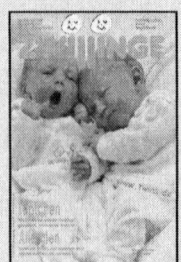

9monate.de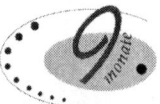

Ihre Freundin vor, während und nach der Schwangerschaft

Nina fand Unterstützung durch
andere werdende Mütter – denn
sie tauschte sich auf **9monate.de**
mit anderen werdenden Mamis aus.
Dort treffen sich viele Frauen
über Jahre – vom Kinderwunsch,
durch die Schwangerschaft bis ins
Schulalter der Kinder.

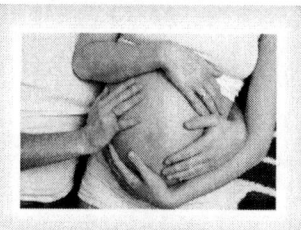

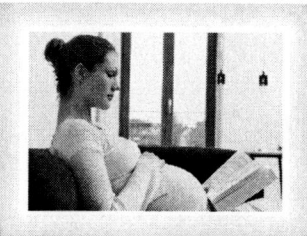

9monate.de bietet alle Informationen rund um Kinderwunsch, Schwangerschaft, Geburt und Baby. Nach Themen geordnete Foren bieten Austausch für jede Frau – egal, ob sie sich ein Kind wünscht, gerade schwanger ist oder eine Fehlgeburt erlebt hat.

Auf **9monate.de** heißen die Foren **Wartezimmer**, alle wichtigen Informationen finden Sie in der **Bibliothek**. Zu Themen wie Ultraschall in der Schwangerschaft, Risikoschwangerschaft, Probleme beim Schwanger werden, Reproduktionsmedizin und Kindergesundheit beantworten kompetente Fachärzte persönliche Fragen in den **Sprechstunden**. Interaktiv steht u.a. der **Eisprung-kalender** zur Berechnung der fruchtbaren Tage sowie der **Schwangerschaftsrundbrief** zur Verfügung.

9monate.de bietet Austausch & Infos zu folgenden Themen:

Kinderwunsch & Reproduktionsmedizin
Schwangerschaft & Geburt
Neugeborene, Babys & Kinder
Frühgeburt & Krankheiten bei Kindern
Fehl- & Totgeburt

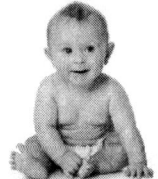

Schauen Sie auf 9monate.de vorbei – es lohnt sich!

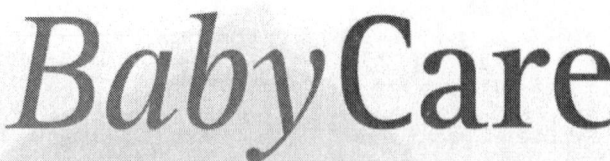

BabyCare

Das Vorsorgeprogramm
für eine gesunde Schwangerschaft

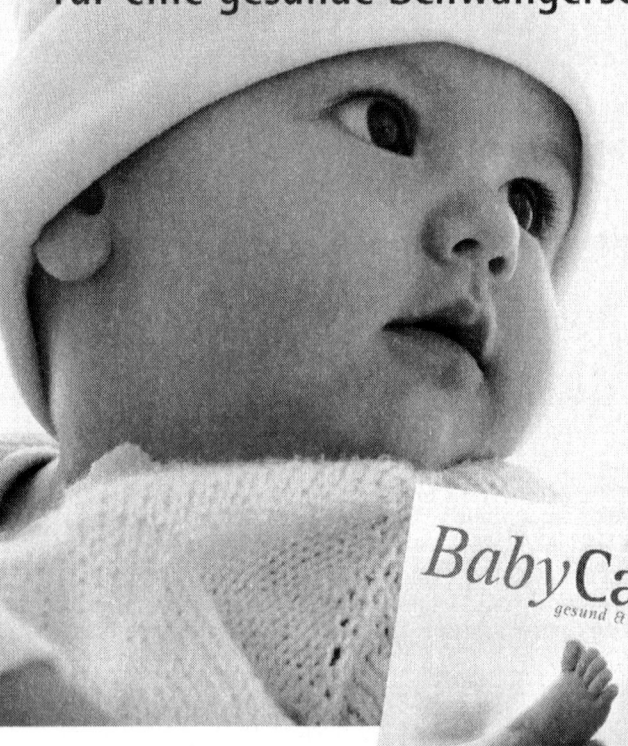

Alle wichtigen Infos
zum Programm finden
Sie im Internet unter
www.baby-care.de
oder rufen Sie uns an:
Infotelefon +49 (0) 30 4 50 57 80 32

Literatur-Empfehlungen

Es geht auch anders, nämlich meistens ohne medizinische Eingriffe. Lesen Sie, wozu professionelle Hausgeburtsbegleitung von Schwangerschaftsbeginn an fähig ist:
* **Martina Eirich, „Praktisch bewährte Hebammenkniffe", Hippokrates Verlag**

Lust auf Hausgeburt? 268 begeisterte Hausgeburtsmütter berichten:
* **Martina Eirich & Caroline Oblasser, „Luxus Privatgeburt", edition riedenburg**

Dieses Buch sollte jede Frau VOR ihrer ersten Geburt gelesen haben – wertvolle Sammlung an Erfahrungsberichten von Frauen nach Kaiserschnitt nebst zahlreichen Narbenbildern:
* **Caroline Oblasser, „Der Kaiserschnitt hat kein Gesicht", edition riedenburg**

Wie Stillen klappt – nachzulesen im Klassiker:
* **Hannah Lothrop, „Das Stillbuch", Kösel Verlag**

Die Kindersachbuchreihe, die Kinder anspricht und über das Wichtigste informiert: „Ich weiß jetzt wie!", für Kinder von 2 bis 7 Jahren:

* **Band 1: „Mamas Bauch wird kugelrund"** (Das Kindersachbuch zum Thema Aufklärung, Schwangerschaft, Geburt, Stillen und Tragen)

* **Band 2: „Ein Baby in unserer Mitte"** (Das Kindersachbuch zum Thema Hausgeburt, Stillen, Pflegen, Schlafen, Tragen und Wohlfühlen)

* **Band 3: „Unsere kleine Nina"** (Das Kindersachbuch zum Thema Wachsen, Stillen, Beikost, Zahnen und Spielen)

* **Band 4: „Besonders wenn sie lacht"** (Das Kindersachbuch zum Thema Lippen-Kiefer-Gaumenspalte)

* **Band 5: „Das doppelte Mäxchen"** (Das Kindersachbuch zum Thema Zwillinge)

* **Band 6: „Das große Babymalbuch mit Hebamme Maja"** (Das Kindersachbuch zum Thema Babys machen, kriegen, haben)

* **Band 7: „Tragekinder"** (Das Kindersachbuch zum Thema Tragen und Getragenwerden)

* **Band 8: „Kaiserschnittchen"** (Das Kindersachbuch zum Thema Kaiserschnitt)

* **Band 9: „Mini ist zu früh geboren"** (Das Kindersachbuch zum Thema Frühgeburt)

* **Band 10: „Klara weint so viel"** (Das Kindersachbuch zum Thema Schreibaby)

* **Band 11: „Lilly ist ein Sternenkind"** (Das Kindersachbuch zum Thema verwaiste Geschwister)

* **Band 12: „Oma braucht uns"** (Das Kindersachbuch zum Thema Pflege alter Familienmitglieder)

* **Band 13: „Oma war die Beste"** (Das Kindersachbuch zum Thema Sterben, Trösten und Leben)

* **Band 14: „Unser Baby kommt zu Hause!"** (Luxus Privatgeburt für Kinder! Das Kindersachbuch zum Thema Hausgeburt)

* **Band 15: „Baby Lulu kann es schon!"** (Das Kindersachbuch zum Thema natürliche Säuglingspflege und windelfreies Baby)

... Fortsetzung folgt!

Alle Bände der Kindersachbuchreihe „Ich weiß jetzt wie!" finden Sie beim Verlag edition riedenburg

www.editionriedenburg.at

edition riedenburg

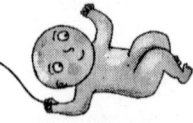
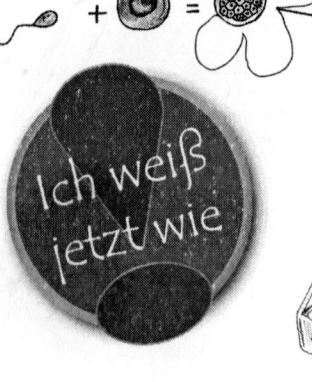
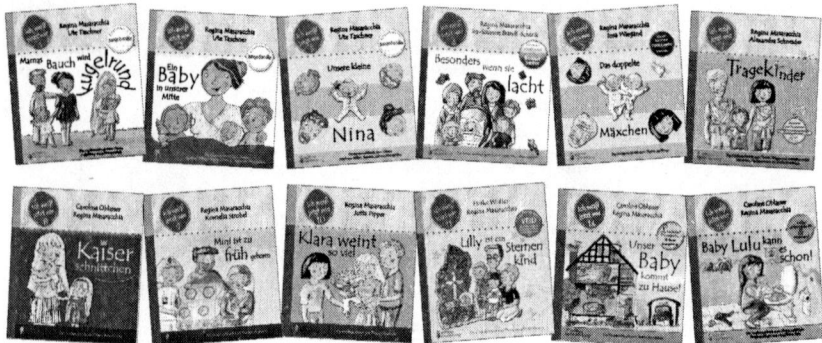
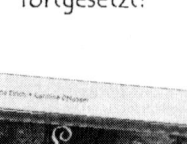
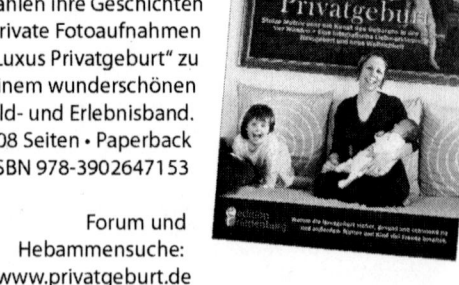